알기쉬운

간호연구방법론

Reading, Understanding and Applying

Nursing Research

Fifth Edition

탁영란 외 공역

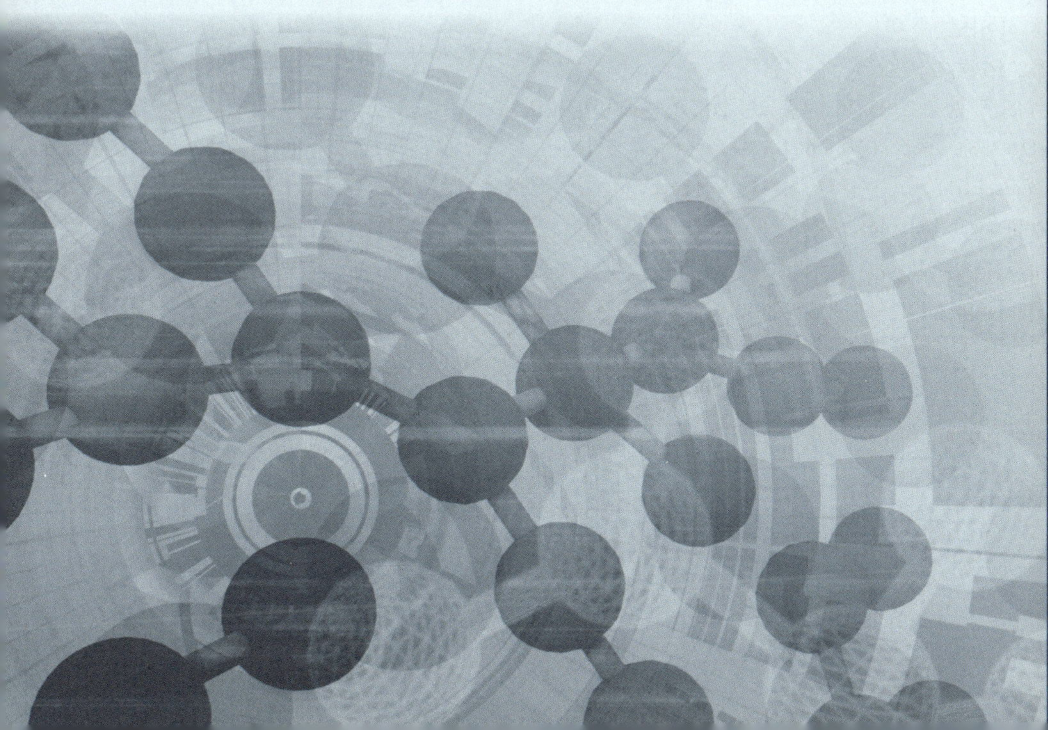

메디컬사이언스
MEDICAL SCIENCE

Reading, Understanding and Applying

Nursing Research, Fifth edition

By James A, Fain

알기쉬운 **간호연구방법론**

Reading, Understanding and Applying Nursing Research FIFTH EDITION

초판 1쇄 2020년 2월 29일 발행
초판 2쇄 2021년 8월 31일 발행

저　　자	탁영란 외 공역
발 행 인	하재용
발 행 처	메디컬사이언스
등　　록	등록 제 2016-000295 호
주　　소	서울시 마포구 동교로 23길 21 (동교동 205-8) 윤호빌딩 402호
전　　화	(02) 6091-7584　팩스 (070) 7664-5776
이 메 일	mspub@mspub.kr
홈페이지	medicalscience.imweb.me

* 파본은 교환해 드립니다.
* 인지는 역자와의 합의하에 생략합니다.

ISBN 979-11-90217-29-3 (93510)
정가 25,000원

TRANSLATORS 역자진

대표역자

탁영란	한양대학교

편집위원

탁영란	한양대학교
이여진	한양대학교
안지연	경인여자대학교

공역자

김송이	동의과학대학교
김향동	계명문화대학교
김현주	제주한라대학교
민신홍	백석대학교
박경옥	강릉원주대학교
서민희	인하대학교
서희경	영남외국어대학교
성지현	고신대학교
안지연	경인여자대학교
이영신	극동대학교
이한이	한양대학교
장현정	꽃동네대학교
장혜영	한양대학교
최미영	충북대학교

Preface

간호연구는 간호사의 역할과 책임을 결정하는 데 있어 주요한 통합적 부분입니다.

간호연구의 범위는 독립적인 연구를 수행하는 것에서부터 연구문헌을 비판적으로 평가하는 것까지 포함합니다. 연구지식을 강화하고 연구수행능력을 강화하는 것은 간호의 질 향상에 연구가 얼마나 기여하고 있는가를 성찰하는 데 도움이 됩니다.

5판은 이전 버전이 다룬 주요한 내용은 물론, 연구에 요구되는 최근의 내용이 새롭게 추가되었습니다. 특히 학생들에게 근거기반의 실무 수행을 보다 잘 이해하도록 안내하기 위해 수정 보완되었습니다.

이 책은 학부생에게 도움이 되도록 구성되었지만, 실무현장에 있는 간호사들에게도 도움이 될 것입니다.

이번 책에서는 논문을 어떻게 이해할 것인지, 무엇을 비판적으로 평가할 것인지, 연구결과를 실무에서 어떻게 적용할 것인지를 해당하는 예시를 통해 이해하도록 하는 데 역점을 두었습니다.

5판의 주요 구성은 세 개의 파트로 나뉘어 있습니다.

파트 1은 연구의 본질과 연구과정, 간호연구의 중요성을 제시하고 있습니다. 간호사에게 연구활동을 고무하는 주요 문헌을 제시하였습니다. 특히 파트 1은 명확한 연구방법 이해와 적용을 통해 타당한 결과를 획득해야 함과, 근거기반간호로서 간호연구가 간호실무의 가장 합리적인 기초가 됨을 강조하였습니다.

파트 2는 연구의 계획과 관련하여, 연구의 과정과 관련한 내용, 연역적 그리고 귀납적 추론에 대한 이해를 다루며, 이와 관련하여 연구문제와 가설설정이 가설적 모형과 이론적 틀로부터 설정되는 과정을 연역과 귀납적 추론 관련 정보로 제공하였습니다.

파트 3은 간호연구의 활용 부분으로 연구결과의 활용을 위한 가이드라인에 따라 연구보고서를 비평하고 평가할 수 있도록 전략을 제공하고 소개합니다.

이번 간호연구방법론 출판의 주요 목표는 1) 연구과정의 단계를 이해하고, 2) 명확한 윤리적 지식에 기반하여 연구를 수행하며, 3) 연구문제와 연구목적 진술을 비판적으로 평가할 수 있는 기술을 습득하고, 4) 다양한 연구 문제와 가설에 대한 답을 도출하기 위해 어떤 통계기술을 활용하는지에 대한 지식을 습득하며, 5) RCT(Randomized Clinical Trials: 무작위임상시험)의 지식, 일명 방법론적 "황금 표준(Gold Standard)"이 왜 필요한지를 확인하고, 6) 연구보고서를 읽기 위한 자신감을 제공하기 위함입니다.

학습목표는 각 장의 앞에 제시되어 있고, 용어의 설명, 주요 핵심주제에 대한 요약은 각 장의 마지막 부분에 제시되었습니다. 이 교과서의 유용한 형식은 최근 발표된 연구논문에서 발췌한 내용을 제시함으로써 연구논문에 대한 학습자의 이해를 실제 연구논문에서 직접 이해하고 연구를 확인하는 기술을 향상시키고자 합니다.

환자의 안전과 간호의 질은 간호연구의 질과 매우 깊은 관련이 있습니다. 간호는 간호연구의 질에 의해 크게 좌우됩니다. 연구과정의 구성요소를 이해할 수 있는 능력과 과학적 지식과 실무의 통합적 이해를 통한 임상적 판단의 타당성과 근거 제공은 매우 중요하게 다루어야 합니다. 이번 간호연구방법론은 학습자에게 간호연구자가 연구논문을 통해 무엇을 제시하고 소통하고자 하는가를 이해하는 데 도움이 되는 기술을 제공하고자 합니다. 또한 간호연구의 소비자로서, 학습자로 하여금 논의의 장으로 간호연구를 이해하고 평가하는 데 도움을 주는 데 역점을 두었습니다. 이 책이 간호연구에 대한 통합적 이해와 연구수행에의 적용, 근거기반을 간호를 위한 평가의 기술을 키울 수 있는 명확하고 실무적인 활용에 도움이 되었으면 합니다.

James A. Fain

CONTENTS

PART I

간호연구의 본질과 연구과정

Nature of Research and the Research Process

CHAPTER 1

간호연구에 대한 소개

Introduction to Nursing Research

학습 목표

이 장을 마치면 다음을 수행할 수 있다.

1. 간호사를 위한 간호연구의 중요성을 설명한다.
2. 과학적 방법이 간호연구에 어떻게 적용되는지 설명한다.
3. 연구의 소비자로서 간호사의 역할을 설명한다.
4. 연구책임을 수행하기 위한 전략을 식별한다.

핵심 용어 해설

- 간호과학(nursing science). 간호학 분야의 고유한 지식체계
- 간호연구(nursing research). 간호사가 제공하는 돌봄증진에 관한 지식을 얻기 위하여 문제를 조사하는 체계적인 과정
- 경험적 자료 혹은 실증적 자료(empirical data). 연구자의 주관적인 믿음보다는 직접적인 관찰을 통해 수집된 문서화된 실증적 증거(자료)
- 과학적 방법(scientific method). 문제를 선택하고 정의하며 연구문제에 관한 가설을 세우고 자료를 수집 및 분석한 뒤 결과를 보고하는 체계적인 연구과정
- 과학적 탐구(scientific inquiry). 특정 현상에 대해 체계적으로 수집된 자료를 비판적으로 분석하는 과정
- 삼각법, 트라이앵귤레이션(triangulation). 양적 방법과 질적 방법을 사용하여 특정 현상에 대한 자료를 수집하는 것
- 앎의 방법(ways of knowing). 전통, 권위, 시행착오, 직감 등 새로운 지식을 습득하기 위해 사용되는 여러 가지 방법.
- 양적연구(quantitative research). 알고자 하는 행동, 특성 또는 현상이 얼마나 많이 존재하는지를 밝혀내며 지식을 생성하는 접근법
- 엄정성(rigor). 연구의 우수성을 위해 세부 사항에 대한 규율의 철저한 준수 및 엄격한 정확성을 지키려 노력하는 것
- 연구소비자(research consumer). 객관적으로 간호연구를 읽는 독자로서, 간호실무에 연구결과를 적용하거나 추가 연구를 수행할 목적으로 연구를 읽는 사람
- 연구팀(research team). 초기 연구문제 결정에서부터 결과 도출까지 서로 소통하며 과제 수행을 위해 협력하는 그룹

- 재현가능성(replication). 연구자가 선행연구의 동일한 변수와 방법 또는 약간 변형하여 연구를 반복할 수 있는 정도
- 질적연구(qualitative research). 주관과 개인의 경험의 의미를 강조하는 조사방법을 사용하여 지식을 생성하는 접근법

간호연구를 이해하는 것은 탐구하는 방법을 배우는 것 이상으로 중요하다. 무엇보다도 **간호연구**는 간호사가 환자 돌봄의 질을 향상하도록 하기 위해 새로운 지식을 습득하기 위한 질문을 할 수 있게 하는 과정이다. 급성기 치료 시설, 장기 재활 시설 또는 지역사회기관에서 양질의 간호를 위해 지식을 실무에 반영해야 한다. 또한 간호사는 간호지식을 개발하는 데 적극적인 역할을 담당해야 할 책임이 있다. 간호사는 매일 이뤄지고 있는 실무에 어떻게 하면 연구가 가장 잘 적용될 수 있는지 탐구해야 한다. 이 장에서는 간호연구의 가치에 대해 논의하고 간호학에서의 과학적 방법의 적용에 대해 설명하며 연구소비자의 역할과 연구 참여지침도 다룰 예정이다.

간호연구의 중요성

의료시스템 안에서는 모든 분야의 전문가들은 임상 의사결정을 정당하게 내려야 하기 때문에 어려움이 따른다. 간호 분야도 마찬가지이다. 간호사는 간호지식의 고유한 지식체인 **간호과학**을 개발, 보완 및 확장하기 위한 연구 활동에 참여하고 있다. 간호연구는 간호에 중요한 문제에 대한 지식을 개발하도록 고안된 체계적인 탐구이다.[1] 학문 및 전문 분야로서 임상실무는 간호활동, 교육, 간호서비스 관리 등을 통합하는 것을 말한다. 따라서 간호연구는 이들 각 분야에 대한 체계적인 탐구를 포함한다. 과학적인 정보 기록에 근거하여 임상 의사결정을 내리는 간호사는 전문적으로 책 임있는 방식으로 행동하고 간호의 정체성을 파악하며 지식개발을 함으로써 우수성을 향상하는 데 도움을 준다.

근거기반실무

간호사가 수행하는 근거기반실무(evidence-based practice, EBP)에는 '임상 의사결정'과 '연구결과에 기반한 실무'가 포함된다. 근거기반실무(EBP)는 환자 돌봄과 관련된 유용한 실무이다. 또한 근거기반실무(EBP)는 연구에서 얻은 증거에 의존하며, 연구결과를 임상적 사고와 의사결정에 적용하기 위해 노력하는 간호를 말한다.[2,3]

최신의 가장 좋은 연구 결과를 임상에 적용함으로써 간호사는 임상실무를 개선할 수 있다. '적용하고자 하는 중재방법에 대해 연구한 논문 중 가장 좋은 연구는 무엇인가?'와 '간호사가 최상의 임상실무를 제공하는 방법은 무엇인가?', '환자, 가족 및 간호사에게 있어 가장 이로운 결과를 도출할 수 있는 연구결과는 무엇인가?'와 같은 질문을 하며 실무를 발전시킬 수 있는 연구결과를 팀 구성원들과 협력하며 이용한다. 즉, 간호사는 현재의 간호실무에 대해 의문을 제기하고 더 효과적인 돌봄과 그것을 위한 적절한 변화를 주기 위해 연구결과를 이용한다. 3장에서 EBP에 대한 더 자세한 설명이 제시될 것이다.

간호는 개인과 그들의 건강 경험을 알고 이해하는 데 중점을 둔 고유한 지식체계를 갖춘 학문이다. 간호학은 한 개인과 그의 건 강관련 경험에 초점이 맞춰져 있다. 간호 관련 연구를 설계함으로써 간호연구자는 환자의 간

호 문제 해결을 돕는 특정 간호지식의 개발에 기여한다.

간호연구의 중요성은 현실성이다. 연구에 현실성이 있다면 더 이상 가치를 정당 할 필요가 없다. 그 대신 간호사는 연구과정에 대한 이해를 높이고, 간호실무를 설명, 변경, 확장하는 데 필요한 정보를 제공하는 연구설계 개발을 촉진하는 것에 집중해야 한다.

연구란 무엇인가?

연구는 질문에 대답하고 문제를 해결하기 위해 다양한 접근법(양적 및 질적 방법)을 사용하는 체계적인 탐구이다. 연구의 목표는 새로운 지식과 관계를 탐구하고, 문제 또는 질문에 대한 해결책을 찾는 것이다.[2] 연구는 때때로 문제 해결과 동의어로 언급된다. 연구는 새로운 지식을 발견하거나 생성하는 반면, 문제 해결은 현재의 지식을 사용하는 것을 말하기 때문에 동의어로 사용하는 것은 잘못된 것이다. 이전의 연구는 문제 해결에 사용하는 지식을 제공한다. 기존 지식의 사용이 불충분한 것으로 판명되면, 문제는 과학적 조사가 필요한 연구질문으로 제기할 수 있다. 이로써 새로운 지식은 미래의 문제를 다루기 위해 적용한다.

지식이란 무엇인가? 지식은 다양한 방법으로 습득되는 정보를 말한다. **앎의 방법**은 새로운 지식을 얻는 데 사용하는 다양한 방법이다. 예를 들어, 여러분은 친구 다현을 알고, 지구가 태양 주위를 돈다는 것을 알며, 주사를 놓는 법을 알고, 약학을 안다고 말할지도 모른다. 이것은 모두 아는 것의 예인데, 이를 알기 위해서는 사람과 친숙해질 줄 알고, 사실을 이해할 줄 알아야 하며, 심리운동 기술과 훈련이 필요하다.[4] 지식은 전통, 전문가의 권위, 시행착오, 개인적인 경험, 직감, 논리적인 추론 및 과학적 방법의 사용과 같은 다양한 출처에서 얻을 수 있다.[1] 간호는 과학으로 간호학에서 과학적 사용은 가장 중요한 관심사이다. 연구 소비자로서 간호사는 연구 또는 과학적 맥락에서 정보를 수집하고 조직하는 방법을 알아야 한다.

과학적 방법

새로운 지식과 관계를 발견하는 연구목표를 달성하려면 과학적 방법을 이해해야 한다. 과학이라는 단어를 듣는 학생들은 종종 실험실, 실험, 지적 능력, 수학을 생각한다. 그들은 과학자들이 수년간의 경험을 바탕으로 엄청난 양의 지식을 가진 개인이라고 믿는다. 이것이 어느 정도 사실일지 모르지만 과학은 새로운 지식을 알고 습득하는 방법이다.

과학적 탐구는 사건을 기술, 설명 또는 예측하기 위해 우리의 감각을 통해 관찰 가능하고 검정 가능한 자료가 우리 주변에서 체계적으로 수집되는 과정이다.[1] 과학적 방법에는 문제를 선택하고 해결하는 방법, 연구 질문이나 가설 또는 둘 다 작성하는 방법, 자료수집, 자료분석 및 결과 보고 등이 포함된다. **과학적 방법**의 고유한 두 가지 특성은 객관성과 경험적 자료의 사용이다.[1,2] 객관성은 연구과정과 과학자의 개인적 신념, 가치관, 태도와의 거리를 가능한 한 멀리 두는 능력으로 정의된다. 과학적 접근법은 다른 과학자들이 같은 연구과정을 거쳤을 때 같은 결론에 도달할 것이라는 확신을 갖게 해 준다. **경험적 자료**라는 용어는 직접 관찰을 통해 객관적인 자료를 문서화하는 것을 말한다. 연구자의 개인적 편견이나 주관적 신념보다는 현실에 기초하고 있는 발견이다.

과학적 방법은 아이디어, 육감 또는 추측을 포함한다. 예를 들어, 간호사는 수술 전 교육을 받은 환자들이 수술 후 더 건강하고 회복기간이 짧아질 것이라고 생각할 있을 수 있다. 의사는 내적으로 통제된 사람이 외적으로 통제된 사람보다 체중을 더 많이 감량할 것이라고 추측할 수 있다. 두 가지 예는 모두 추측일 뿐이다. 그러한 추측이나 직감이 맞는지 알기 위해서는 자료 수집, 분석 및 평가에 대한 체계적이고 계획된 접근이 필요하다. 과학적 방법을 사용하는 것의 가치는 이 방법이 다른 연구자들에 의해 재현될 수 있다는 것이다.

재현 가능성(replication)은 연구자가 동일한 변수와 방법 또는 약간의 변형을 사용하여 연구를 반복할 수 있는 능력이다. 재현 가능성은 연구에서 중요한 개념이다. 연구조사의 본질적인 특성은 연구조사가 입증될 수 있도록 재현이 가능해야 한다는 것이다. 연구를 반복하면 조사결과가 일반화될 수 있는 범위가 증가하여 타당성에 대한 추가적인 증거를 제공한다.

간호연구는 간호 전문 분야에 관심이 있는 현상을 연구하는 데 과학적 방법을 체계적으로 적용하는 것이다. 예를 들어, 환자 및 그들의 건강 필요성에 대한 체계적인 조사는 간호학의 주요 관심사이다. 조사의 결과는 고유한 간호지식체계에 본질을 더한다. 과학적 연구와 간호연구의 주요 차이점은 조사된 자료의 성격이다. 간호학 연구는 주로 사람들을 연구하게 되는데, 사람들은 실험실의 화학약품처럼 일관성 있게 행동하지 않는다. 실험실 환경에서는 상황을 설명, 예측 및 통제하는 것이 훨씬 쉽다. 실험실 환경에서 설정되고 유지되는 엄격한 통제는 실제 상황에서는 불가능하다. 마찬가지로 윤리적 고려도 사람에 대한 실험의 범위를 쉽게 허용하지 않는다.

과학적 탐구는 종종 **양적연구**라고 한다. 객관적 관찰의 개념은 다른 모집단으로부터 얻은 연구결과를 일반화하고 과학적 접근을 함으로써 연구자로부터 만들어진다. 양적 방법은 잘 개발되어 간호연구에서 광범위하고 효과적으로 사용되어 왔다. 양적연구 방법은 측정, 가설 검증 및 자료의 통계분석을 강조한다.[1,2] 양적 간호연구는 간호과학을 발전시키기 위해 실험, 설문조사 및 조사와 같은 전통적인 양적 접근법을 사용한다. 그러나 연구질문이 개인의 주관적 경험을 다룰 때는, 그러한 유형의 현상을 연구하기 위해 다른 방법을 사용해야 한다.

질적연구는 개인의 언어적 설명과 경험의 의미를 강조하는 탐구방법을 사용하는 지식의 구조화 접근법이다.[5] 질적연구 방법은 개인 관점에서의 현상에 대한 이해를 강조한다. 참가자의 관찰, 심층 인터뷰, 사례 연구, 인종 및 내러티브 분석은 질적연구에 새로운 지식을 얻기 위한 도구이다. 사용되는 방법과 상관없이, 연구원들은 엄격하고 능숙하게 연구를 수행할 책임이 있다. **엄정성**은 규율, 세부사항에 대한 세심한 집착, 정확성을 포함하는 연구의 우수성을 위한 노력이다.[4]

삼각법 또는 트라이앵귤레이션(triangulation)은 특정 현상에 대한 자료를 수집하기 위해 양적 방법과 질적 방법을 모두 사용하는 것을 말한다.[5] 이 용어는 또한 동일한 연구에서 사용된 다양한 연구 설계 또는 도구들의 조합을 나타낸다. 특히 복잡한 현상을 묘사하기 위해 정신사회적 측정도구, 인터뷰, 관찰의 조합을 사용할 수 있다. 두 가지 접근법은 상호보완적이며 현상을 정확하게 표현한다.

표 1.1	다양한 교육 수준의 간호사를 대상으로 한 연구 교육의 초점

학사학위 수준

1. 간호 및 기타 분야의 연구 결과를 읽고, 이해하고, 해석하고, 임상 실습에 적용한다.
2. 근거기반간호 실무의 기본요소를 이해한다.
3. 다른 사람들과 협력하여 조사가 필요한 잠재적인 간호연구 문제를 확인한다.
4. 다른 연구 팀들과 협력한다.
5. 동료와 연구결과를 공유한다.

석사학위 수준

1. 연구결과를 평가한다.
2. 근거기반간호 실무지침을 개발하고 구현한다.
3. 연구가 필요한 실무 및 시스템의 문제를 확인한다.
4. 연구를 시작할 때 다른 사람들을 협력하고 돕는다.

실무박사학위 수준

1. 개인, 가족, 지역사회의 건강과 질병 요구를 충족시키기 위해 과학적 지식을 복합적 임상중재로 풀어낸다.
2. 진보된 리더십 지식과 기술을 사용하여 연구를 평가하고 새로운 보건정책연구 기회에 대해 새로운 연구자 및 과학자와 협력해야 한다.
3. 연구를 수행하는 것보다는 연구의 평가와 사용에 초점을 둔다.

박사학위 수준

1. 지적 탐구를 추구하고 간호지식을 확장할 목적으로 독립적인 연구를 수행한다.
2. 독립적인 연구 프로그램을 계획하고 실행한다.

박사 후 프로그램

1. 고위 연구원 및 과학자의 공식적인 멘토링을 통해 연구 프로그램을 확립할 수 있는 기회가 있다.

Source: American Association of Colleges of Nursing: Position Statement on Nursing Research. American Association of Colleges of Nursing, Washington, DC, 2006.[6]

연구와 간호사

간호사가 담당하는 연구활동의 범위는 미국간호대학협회, 간호연구에 관한 간행물,[6] 미국간호사회가 발간한 간호연구 참여교육에 관한 간행물에 명확하게 명시되어 있다.[7] 그곳에는 간호교육의 각 수준에서 기대되는 간호대학 졸업생의 연구역량이 논의되어 있다. 다양한 교육 수준에서 간호사의 제안된 연구활동은 표 1.1에 제시되어 있다. 이 지침은 간호사들이 개별적으로 또는 다른 간호전문가들과 협력하여 수행할 수 있는 연구활동의 시작방향을 제시한다.

연구자의 역할은 연구의 수행에 참여하는 정도에 따라 연속체로 분류된다. 연속체의 한쪽 끝에는 연구의 소비자인 간호사들이 있다. **연구소비자**의 역할은 연구보고서를 읽고 평가할 수 있는 능력이다. 간호사들은 적어도 이 정도의 연구 참여는 유지할 것으로 점점 더 기대되고 있다. 연구를 비판적으로 읽고 이해하는 기술을 개발하는 데는 시간과 반복적인 연습이 필요하며, 연구과정에 대한 지식이 필요하다. 연속체의 다른 끝에는 연구를 수행하고 연구의 설계와 실행에 적극적으로 참여하는 간호사들이 있다. **연구팀**의 일원으로서 간호사들은 아이디어 개발에 협력할 수 있으며, 실제로 연구의 설계와 진행에 참여할 수 있다. 오늘날, 임상환경에서 일하고 있는 상급 학위를 가진 많은 간호사가 간호연구를 수행하고 있다. 연구에 대한 근본적인 이해를 얻기 위해 간호사가 참여할 수 있는 몇 가지 연구 관련 활동[2]은 표 1.2에 열거되어 있다.

연구활동의 참여는 모든 교육 수준의 간호사들이 공유할 수 있으며, 연구과정에 대한 지식과 무엇이 좋은 연구를 구성하는지를 결정하는 능력이 필요하다. 연구보고서를 읽고 평가하는 기술을 개발하는 것은 간호사들의 연구결과가 정확하다는 자신감을 갖게 해주고, 간호실무를 개선할 수 있으며, 자신의 직장생활에서 의미를 가지게 해준다.

표 1.2 연구에 대한 지식 확대 – 확장 활동

- 실무현장에서 간호사 동료들이 연구논문을 토론하기 위해 정기적으로 회의에 참여하거나 저널 클럽을 설립한다.
- 관심 있는 전문학회에서 연구 발표를 한다.
- 연구조사를 위한 아이디어 개발을 돕는다.
- 완료된 연구제안서를 검토하고 가능한 경우 임상 전문지식과 조언을 제공한다.
- 환자들에게 설문지를 배포하거나 환자의 행동을 관찰/기록하는 등 자료수집 연구를 지원한다.
- 자신의 분야에 해당하는 연구 프로젝트를 위한 아이디어 개발에 협력한다.
- 제안된 연구의 윤리적 측면을 조사하는 병원 또는 대학기관의 기관생명윤리위원회(IRB)에 참여한다.

표 1.3 과학적 통합을 위한 지침

자료 접근

1. 팀의 모든 공동 연구자는 연구 프로젝트 초기에 합의된 대로 자료에 접근할 수 있으며 모든 사람은 자료 기밀 유지 보호의 책임을 가지고 있다.
2. 주제의 정보의 기밀성을 침해하지 않고, 과학자들은 요청될 경우 저널 편집자에게 자료를 제공하여 원고를 보다 완전하게 평가할 수 있도록 해야 한다.
3. 연구결과 발표 후, 과학자들은 다른 자격을 갖춘 과학자들이 이 연구를 재현할 수 있도록 충분한 정보를 제공할 수 있다.
4. 연구자료는 공식적으로 배포될 때까지 기밀로 간주한다. 간행을 하기 전이나 동료 간 검토 시 자료의 공개 또는 공유는 기밀유지를 위반할 수 있다.
5. 뉴스 매체와의 결과 공유는 동료 간 검토가 완료된 후에만 이루어져야 한다.
6. 특허로 이어지는 연구의 발견 및 발명은 해당 기관의 정책에 의해 관리된다.
7. 연구책임자는 대학원생을 포함한 다른 연구자에게 이차 분석을 목적으로 한 자료에 대한 접근권한을 제공할 수 있다.

자료 관리

1. 프로젝트에 적합한 절차를 개발하고 합의하기 위해 팀을 구성한다.
2. 명시된 프로토콜에 따라 자료를 수집한다.
3. 연구자는 연구 설계 및 구성에서 잠재적인 편향을 확인하고 최소화한다.
4. 연구자들은 자료 수집 및 분석에 사용된 의사결정 규칙을 포함하여 자료가 정확하게 보고되었는지 확인해야 할 책임이 있다.
5. 오류를 발견하면 수정하여 공개한다.
6. 연구책임자는 양질의 자료를 수집하고, 조사자의 기대에 어긋날 수 있는 자료의 의도적인 보류나 선택적 보고를 방지하기 위한 조치를 취할 책임이 있다.
7. 원본 자료가 계속 진행 중인 연구, 출판 또는 둘 모두의 기초가 될 것이라는 합리적 기대가 있으므로 5년에서 7년 이상의 기간 동안 원본 자료를 보존하는 것이 좋다. 인간 연구대상자에 대한 고려와 관련된 예외는 기관생명윤리위원회(IRB)와 협의할 수 있다.

Source: Reprinted with permission of the Midwest Nursing Research Society.Guidelines for Scientifi c Integrity, ed 2. Midwest Nursing Research Society, Wheat Ridge, CO, 2002.[8]

과학적 통합을 위한 지침

모든 간호과학자는 간호과학의 완전성을 증진할 책임이 있다. 간호과학자는 지식, 협동력, 정직, 신뢰, 객관성 및 개방성의 통합을 존중하는 원칙에 따라 이를 추구한다. 이러한 원칙은 보편적이며 연구과정의 각 단계에 적용된다. 간호문제를 조사하는 데 적절한 다양한 방법을 사용하는 것은 간호의 본질과 간호과학자의 호기심에 의해 가능하다.

여러 가지 방법으로 특정 문제와 질문을 강조할 수 있지만 과학적 통합의 기본원칙은 그대로 유지된다. 미국 중서부간호연구회는 자료 접근 및 관리,[8] 출판 실무를 다루는 과학적 통합을 위한 지침을 개발했다. 자료 접근 및 관리와 관련하여 연구자의 행동원칙은 표 1.3에 제시되어 있다.

학술 출판물 및 관행

연구결과를 보급하는 것은 연구과정에서 없어서는 안 될 부분이다. 학술 출판물이란 학술 연구 및 연구 조사에 사용된 방법 및 업적을 다른 전문가에게 알리는 문서이다. 간호연구의 성장과 지원은 간호연구의 출판에 관한 많은 수의 저널에 의해 이루어진 것이다. 이러한 연구학술지에는 Advances in Nursing Science(Adv Nurs Sci), Applied Nursing Research(Appl Nurs Res), Journal of Nursing Scholarship(J Nurs Scholarship), Nursing Science Quarterly(Nurs Science Q), Nursing Research(Nurs Res), Research in Nursing and Health(Res Nurs Health), Scholarly Inquiry for Nursing Practice(Scholarly Inquiry Nurs Pract), Western Journal of Nursing Research(West J Nurs Res)가 있다.

연구학술지 외에도, 연구의 소비자는 많은 전문적 분야 학술지에서 관련된 풍부한 관련 지식을 얻을 수 있다. 많이 활용되는 전문 학술지로는 American Journal of Maternal Child Nursing(Am J Maternal Child Nurs), Association of Operating Room Nurses Journal(AORN J), The Diabetes Educator(Diabetes Educ), Heart & Lung(Heart Lung), Oncology Nursing Forum(Oncol Nurs Forum) 등이 있다. 저널에서 저자는 출판된 저작물에 대한 책임과 논문의 구상 및 실행에 대해 중요한 기여를 하게 된다. 출판 실무에서 지적 정직과 책임을 나타내는 지침[8]이 표 1.4에 제시되어 있다.

간호연구 활성화

간호사 단체들은 연구활동 지원의 필요성에 대응해 왔다. 1986년에는 건강연구연장법과 미국간호협회 후원으로 국립간호연구센터(National Center for Nursing Research, NCNR)가 설립되었다. NCNR의 목적은 간호연구와 훈련을 지원하는 보조금 및 보상 프로그램을 시행하고, 건강을 증진하며, 질병의 영향의 예방과 완화를 촉진하기 위한 것이었다. 1993년, NCNR은 미국국립보건원(National Institutes of Health, NIH)의 산하기관의 지위를 부여받았으며, 국립간호연구소(National Institutes of Nursing Research, NINR)로 재지정되었다.

National Nursing Research Agenda는 1987년에 시책을 선정하고 간호실무에 대한 지식기반을 개발하기 위한 구조를 제공하기 위해 발족되었다. 1988년 미국 워싱턴에서 열린 간호연구 우선순위에 관한 1차 회의에 전국의 고위 간호연구자들이 초청되어 연구 우선순위 파악에 도움을 주었다. 이후 간호실무의 모든 분야의 주요 간호과학자들이 워싱턴에서 열린 2차 회의에서 연구 우선순위를 확인하였다. 이 회의의 의제는 간호연구자들이 자신과 다른

표 1.4 **출판논문 작성지침**

1. 저자는 출판물에 실질적으로 기여한다. 연구 아이디어의 구상 및 설계, 연구의 실행, 자료 분석과 해석, 원고 작성과 수정의 두 가지 이상 영역에 대한 책임을 가지고 있다. 자본 또는 기술 정보 또는 여타 종류의 지원을 제공하는 다른 사람들의 연구에 대한 공로를 인정할 수 있지만 저자로 간주하지 않을 수 있다.
2. 앞에서 언급한 고려사항에 근거하여 저작권 부여에 관한 결정을 미리 내릴 필요가 있다. 기여도가 변경되면 저작권을 부여한 연구자의 순서를 재평가할 수 있다.
3. 학생과 연수생 같은 개인의 지위나 계급이 저자 결정의 결정적인 요소가 되어서는 안 된다.
4. 연구책임자는 후원받은 프로젝트 팀을 지휘할 때, 프로젝트에서 비롯되는 모든 간행물에 대해 자신의 저자 신분에 관계없이 전반적인 책임을 져야 하는 것을 인식하는 것이 중요하다.
5. 모든 저자는 최종 원고를 검토하고 작업에 대한 책임을 져야 한다.
6. 중복되거나 한 논문을 나누어 출판하는 것은 피해야 한다. 동일하거나 실질적으로 유사한 내용이 두 개 이상의 출판물에 보고되는 경우, 저자는 검토자인 편집자에게 이를 알려야 한다.
7. 저자는 편집자가 요청한 추가정보(예: 원시 자료, 저자의 기여 설명, 연구 수행 시 지침 준수 여부 확인)를 제공해야 한다.
8. 당사자들이 저자 문제에 동의하지 않을 때, 동료들과 협의를 하도록 권장한다.

Source: Reprinted with permission of the Midwest Nursing Research Society.Guidelines for Scientifi c Integrity, ed 2. Midwest Nursing Research Society, WheatRidge, CO, 2002.[8]

분야의 연구자들과 상호작용을 할 수 있는 기회를 제공하는 것과 함께 연구와 실천의 연관성을 강조했다. NINR 연구 우선순위는 두 개의 회의와 '21세기 연구 기회'에서 선택되었으며 이는 표1.5에 제시되어 있다.

NINR은 2011년 생명과학발전전략 계획을 발표했다.[9] Patricia Grady 박사(NINR director)는 질병을 예방하고 건강한 삶을 증진하기 위한 과학적 기반을 만들고자 새로운 전략 계획을 다음과 같이 구상하였다. 연구 우선순위의 초점은 건강 증진 및 질병 예방이다. 즉, 삶의 질 향상, 증상 관리, 증상 완화 및 말기 치료, 혁신에 대한 투자, 간호과학자에 대한 투자 등이다.

NINR의 사명은 개인, 가족, 지역사회 및 인구의 건강을 증진하고 향상하게 하는 것이다. 이 기관은 임상 및 기초 연구, 건강 관련 연구 교육, 임상실무를 위한 과학적 기반 구축, 질병 및 장애 예방, 질병으로 인한 증상 관리 및 제거, 증상 완화 및 말기 치료를 개선을 위해 지원하고 활동한다. NINR의 목표는 생물과학과 행동과학을 통합하고, 새로운 기술을 적용하며, 건강평등을 촉진하고, 미래의 과학자를 양성함으로써 간호과학을 향상하게 하는 것이다.[9]

NINR은 메릴랜드주 베데스다(Bethesda)에서 연구를 수행함과 동시에 대학 및 기타 연구 기관에 보조금을 지원함으로써 사명을 완수한다. 또한 NINR은 간호연구를 수행하기 위한 연구 훈련과 경력 개발을 지원한다. NINR 지원 연구의 예는 다음과 같다.[9]

- 암. 항암치료 중 어떤 암환자가 메스꺼움을 경험할 가능성이 있는지 예측하고 이 불쾌한 부작용을 예방하거나 완화하며 생명을 구하는 치료법을 향상할 수 있다.
- 생의 말기. 환자에 대한 생명 연장을 중단하는 결정에 관여하는 가족구성원들은 극도로 높은 스트레스 수준을 경험한다.
- 위관영양튜브. 위관영양튜브의 위치 확인은 비용이 저렴하면서도, 영양식 제공을 위한 영양보급관의 잘못된 삽입 또는 이탈을 정확하게 결정하기 위해 비용이 많이 드는 X선과 같은 기능을 한다.
- 병원에서의 에이즈환자 관리. 환자당 간호사의 비율이 높고 전문적인 에이즈 관리 경험이 있는 간호사와 의사가 에이즈환자 전용 치료실에서 치료하는 경우 사망률이 크게 낮아지고 치료에 대한 만족도가 크게 높아졌다.
- 당뇨. 전형적으로 당뇨병을 통제하는 데 어려움을 겪는 10대들은 특히 다른 사회 상황에서 대처기술을 훈련한 후에 통제력을 향상할 수 있다.
- 심혈관질환. 영양과 운동에 관한 매우 효과적인 심혈관 위험 감소 프로그램은 재미있고 따라하기 쉽고 긍정적인 건강습관을 확립하는 데 도움을 주는지 확인하기 위해 초등학교 아동들을 대상으로 효과를 확인하였다.
- 통증. 급성 통증에 대한 특정 진통제는 남성보다 여성에게 더 효과적이어서 진통제를 고려함에 있어 성별의 중요성을 강조한다.
- 과도기 진료. 연구자는 다양한 환자 모집단에게 적용하여 병원에서 재택간호로의 전환 모델을 개발하였다. 산전 및 유아 보호에 적용된 이 모델은 유아 입원 및 사망을 줄여 전반적인 건강비용을 낮추었다.

표 1.5 미국 국립간호연구소(NINR)이 정의한 간호연구 우선순위

제1차 간호연구 우선순위 회의(1988)

- 저출산율: 산모와 유아
- HIV 감염: 예방 및 관리
- 노인들을 위한 장기 관리
- 증상 관리: 통증
- 간호정보학: 환자 관리 향상
- 노인 및 청소년 건강 증진
- 인생 전반에 걸친 기술 의존성

제2차 간호연구 우선순위 회의(1992년)

- 지역사회 기반 간호 모델
- HIV/AIDS에서의 간호중재의 효과
- 인지장애
- 만성 질환자의 생활
- 면역체계에 관련된 생물행동적 요인

NINR 연구 우선순위(2000~2002)

- 만성 질환
- 품질 및 비용 효과 관리
- 건강 증진 및 질병 예방
- 증상 관리 신기술 적응
- 건강 불균형
- 임종 시 완화치료

NINR 연구 우선순위(2004~2006)

말기환자 연구를 위한 방향 설정

- 삶의 마지막 단계에서 의사결정과 치료를 향상하게 하는 전략 개발
- 말기환자 연구문제의 복잡한 문제를 해결하기 위한 계측기 검정 및 새로운 방법론 검토
- 죽어가는 환자의 완화치료 개선 및 삶의 질 향상을 위한 중재를 개발하고 가족 및 비공식 간병인 지원

계속

표 1.5 미국 국립간호연구소(NINR)이 정의한 간호연구 우선순위

- 소외계층의 삶의 끝과 관련된 요인 설명
- 말기환자 연구자료의 통합 및 분석을 용이하게 하는 정보 도구 개발 지원
- 연구교육, 학제 간 프로그램, 추가 지급액, 소액 보조금 및 센터 보조금을 통해 말기환자 연구 확대 노력 증대

연구 분야(2006~2010)

- 건강 증진 및 질병 예방
- 삶의 질 향상(예 : 자기 관리, 증상 관리, 간병)
- 건강 불균형 해소
- 말기환자 연구를 위한 방향 설정

간호연구의 새로운 방향(2011~2015)[10]

- 증상 과학 : 맞춤형 건강전략 추진
- 건강 : 건강 증진 및 질병 예방
- 자기 관리 : 만성 질환자의 삶의 질 향상
- 말기 및 완화 치료 : 과학 및 공감
- 혁신 촉진 : 건강 증진 기술

링크

다음 웹사이트는 학생들에게 연구, 자금 지원 가능성 및 네트워크 기회에 대한 유용한 정보를 제공한다.

- Agency for Healthcare Research and Quality
  http://www.ahrq.gov
- Centers for Disease Control and Prevention
  http://www.cdc.gov/
- Eastern Nursing Research Society
  http://www.enrs-go.org/
- Midwest Nursing Research Society
  http://www.mnrs.org/
- National Institutes of Health

http://www.nih.gov/

- National Institutes of Nursing Research

  http://www.ninr.nih.gov

- Sigma Theta Tau International

  http://www.nursingsociety.org/

- Southern Nursing Research Society

  http://www.snrs.org/

핵심요약

1. 간호사는 간호지식을 개발하는 데 적극적인 역할을 담당할 책임이 있다.
2. 간호사는 근거기반실무(EBP)를 통해 임상 의사결정을 내릴 때, 이용할 수 있는 최고의 연구증거를 사용할 수 있도록 해준다.
3. 간호에는 환자 진료 제공과 관련된 현상의 지식, 경험, 이해를 나타내는 고유의 지식체가 있다.
4. 과학적인 방법은 경험적 자료의 체계적인 수집과 같은 새로운 지식을 얻는 접근법이다.
5. 연구를 재현하는 것은 연구결과의 타당성에 대한 추가 증거를 제공함으로써 연구결과가 검정되는 정도를 증가시킨다.
6. 연구 소비자의 역할에는 연구보고서를 읽고 비평하는 능력이 포함된다.
7. 간호과학, 간호연구 분야의 주요 간호연구 저널로는 Journal of Nursing Scholarship, Nursing Research, Nursing Science Quarterly, Research in Nursing and Health, Scholarship Inquiry for Nursing Practice, and Western Journal of Nursing Research 등이 있다.
8. 간호사는 연구를 실시할 때 지식의 통합, 협력, 정직성, 신뢰성, 객관성, 개방성 존중에 의하여 간호과학의 통합을 촉진할 책임이 있다.

학습활동

1. 연구저널의 주제를 선택하고 몇 가지 양적 및 질적 연구를 확인하시오. 각 연구가 이 장에서 언급한 '연구'의 정의를 만족시켰는가? 그 이유는 무엇인가? 혹은 왜 그렇지 않은가?

2. 확인한 연구 중 양적 및 질적 접근을 모두 결합한 연구가 있었는가? 만약 그렇다면, 두 가지 접근법이 모두 필요했는가? 그 이유는 무엇인가? 혹은 왜 그렇지 않은가?

REFERENCES

1. Gillis, A, and Jackson, W: Research for Nurses: Methods and Interpretation. FA Davis, Philadelphia, 2002, pp 7 – 10, 23 – 28.
2. Polit, DF, and Beck, CT: Introduction to Nursing Research in an Evidenced-Based Practice Environment. In Polit, DF, and Beck, CT(eds). Nursing Research: Generating and Assessing Evidence for Nursing Practice, ed 9. Lippincott Williams & Wilkins, Philadelphia, 2012, pp 3 – 24.
3. Brown, SJ: Knowledge for Health Care Practice: A Guide to Using Research Evidence. WB Saunders, Philadelphia, 1999, pp 3 – 4.
4. Burns, N, and Groves, SK: The Practice of Nursing Research: Conduct, Critique, and Utilization, ed 4. WB Saunders, Philadelphia, 2001, pp 11 – 14, 38 – 39.
5. Morse, JM, and Field, PA: Qualitative Research Methods for Health Professionals, ed 2. Sage Publications, Thousand Oaks, CA, 1995, pp 16 – 19.
6. American Association of Colleges of Nursing: Position Statement on Nursing Research. American Association of Colleges of Nursing, Washington, DC, 2006.
7. American Nurses Association: Position Statement: Education for Participation in Nursing Research. American Nurses Association, Washington, DC, 1994.
8. Scientifi c Integrity Committee of the Midwest Nursing Research Society: Guidelines for Scientifi c Integrity, ed 2. Midwest Nursing Research Society, Wheat Ridge, CO, 2002.
9. National Institute of Nursing Research. Strategic Plan 2011: Bringing Science to Life. National Institues of Health, US Department of Health and Human Services, Bethesda, MD, 2011. Retrieved from https://www.ninr.nih.gov/sites/ www.ninr.nih.gov/files/ninr-strategicplan-2011.pdf
10. Grady, PA: Charting future directions in nursing research: NINR's innovative questions initiative. J Nurs Schol 46:143, 2014.

CHAPTER 2

간호연구 과정과 윤리적 문제

Understanding the Research Process and Ethical Issues in Nursing Research

학습 목표

이 장을 마치면 다음을 수행할 수 있다.

1. 연구 과정의 기본 구성요소를 확인한다.
2. 기초연구와 응용연구, 실험연구와 비실험연구를 구분한다.
3. 연구대상자와 관련된 권리를 이해한다.
4. 사전동의(informed consent)와 사전동의의 주요 요소를 정의한다.
5. 연구에 참여하는 연구대상자의 권리를 보호하는 기관생명윤리위원회의 역할을 설명한다.
6. 연구보고서의 윤리적 문제를 평가하는 방법을 설명한다.

핵심 용어 해설

- 기밀유지(confidentiality). 연구대상자의 동의 없이 정보를 공개하지 않음으로써 환자로부터 수집되거나 도출된 자료 보호
- 기초연구(basic research). 직접적으로 임상에 적용하지 않지만 지식의 기반을 개발하고 이론을 확장하기 위해 고안된 연구 유형
- 비실험연구(nonexperimental research). 변수들에 대한 통제가 많지 않은 서술적 연구
- 상관관계연구(correlational research). 변수 간의 관계를 조사하기 위해 설계된 비실험연구 유형
- 서술적 연구(descriptive research). 현상에 대해 거의 알려져 있지 않을 때 지식의 기반을 제공하기 위해 설계된 비실험연구의 유형으로, 예측된 관계를 테스트하기보다는 변수를 설명하기 위한 연구
- 실험연구(experimental research). 연구자가 하나 이상의 변수를 실험 및 제어하고 다른 변수에 미치는 영향을 관찰하는 연구
- 위험-이익비(risk-benefit ratio). 연구에 참여하는 연구대상자에 대한 잠재적 위험과 연구 참여로 인한 긍정적 결과 사이의 관계. 자발적 사전동의를 하기 위해 연구대상자가 하게 되는 평가
- 응용연구(applied research). 임상에 적용이 가능한 지식을 수집하기 위해 고안된 연구 유형
- 익명성(anonymity). 연구에 참여한 연구대상자를 보호하고 객관적인 결과를 촉진하기 위해 연구자를 포함한 누구도 연구대상자의 신원을 알 수 없도록 한 상태
- 인권(human rights). 연구에 참여하는 연구대상자 보호. 상해를 입지 않을 권리, 사생활보호와 존엄성에 대한 권리, 익명성과

기밀유지에 대한 권리 포함

- 전향적 연구(prospective research). 현재 시점에서부터 자료를 추적 조사하는 연구
- 종단연구(longitudinal research). 연구대상자 집단을 추적하고 시간의 경과에 따라 자료를 수집하는 연구
- 취약한 연구대상자(vulnerable research participant). 상대적 혹은 절대적으로 자신의 이익을 보호할 수 없는 사람으로 유의미한 사전동의를 할 수 없는 자
- 횡단연구(cross-sectional research). 특정 시점에 자료를 수집하고 후속 조치가 필요없는 연구
- 후향적 연구(retrospective research). 과거 시점에 대해 조사한 자료를 대상으로 하는 연구

간호사에게 연구결과를 읽고 평가하는 능력은 근거기반실무를 위해 중요하다. 연구 과정의 구성요소에 대해 학습하면 간호사는 연구를 소비자로서 이용할 뿐만 아니라 연구보고서(연구논문)의 질과 가치를 알아낼 수 있는 능력을 기를 수 있다. 이 장의 목적은 연구 과정 및 다양한 연구 유형과 방법에 대한 개요를 제공하는 것이다. 연구 과정의 특정 구성요소에 대해서는 이후의 다른 장에서 검토한다. 또한 연구 과정의 모든 단계에서의 윤리적 기준을 유지하기 위한 연구자의 책임에 대한 논의도 포함한다.

연구 과정

연구 과정은 특정 연구문제나 연구가설에 대해 해답을 찾기 위한 방법을 결정하거나 대안을 고려하기 위한 의사결정 과정이다. 연구(research)란 용어는, 주변을 돌아다니고 탐험하고 빙빙 돈다는 의미에서 파생된 단어이다. 연구자들이 하는 많은 주요 결정은 개념적이다. 선택된 방법론은 논리적이며 일관되게 개념적 결정을 따르게 된다. 또한 연구 과정의 순서는 융통성이 있어 정답이 있기보다 오히려 연구자가 선택해야 하는 다양한 가능성이 있으며 각각의 방법들 모두 장단점이 있다.

Polit과 Beck[1]은 연구 과정을 18단계로 설명하고 있고 Gillis와 Jackson[2]은 7단계로 설명한다. 다만, 단계라는 단어는 오해의 소지가 있다. 단계라는 단어는 다음 활동으로 넘어가기 전 작업이 완료되는 것을 의미한다. 그러나 연구 과정에서의 단계는 연구의 목적이나 연구자의 방식에 따라 그 순서와 단계의 수가 다양해질 수 있다. 따라서 단계에 대한 설명은 단지 참고 정도로 생각하는 것이 유용하다.

실제 연구의 과정은 순환적이다. 연구를 진행할 때 연구자들은 연구문제에 대해 재고하고 재개념화하기 위해 연구 단계를 여러 번 반복할 필요가 있다. 예를 들어, 연구자들은 최신 정보를 유지하기 위해 문헌을 지속적으로 검토하고 표집, 조작적 정의, 연구설계에서의 아이디어를 얻기 위해 다른 연구보고서를 참고한다. 연구 개념화 단계에서 측정을 위한 방법이 선정되었다고 하더라도 측정을 위한 도구가 사용가능한지는 연구자들이 문제를 생각하는 방식에 영향을 미친다. 연구의 순환적 본질의 다른 예는 한 연구의 결과가 다른 연구를 위한 질문을 만드는 것이다. 연구자들은 연구의 마지막에 질문 자체가 잘못되었다는 사실을 발견할 수 있다. 이러한 발견

은 반연구에 투입된 시간과 에너지가 낭비되었다는 것을 의미하지만은 않는다. 질문을 다듬는 것은 연구 과정의 중요한 부분이다. 때때로 연구자들은 잘못된 질문을 먼저 다시 탐색하지 않으면 올바른 질문을 결정할 수 없다.

연구 과정에 대한 설명은 일련의 규칙을 제시하는 것이 아니라 연구를 계획하는 연구자의 일반적인 사고 과정을 기술하는 것이다. 다양한 연구 모형이 존재하지만 연구 과정은 실제로 표준적인 요소로 구성된다(그림 2.1). 다양한 연구 상황에서 연구순서는 다양할 수 있고 단계가 중복될 수 있다. 일반적인 연구 단계는 다음과 같다.

1. 문제 선택 및 정의
2. 연구설계 선택
3. 자료수집
4. 자료분석
5. 연구결과 활용

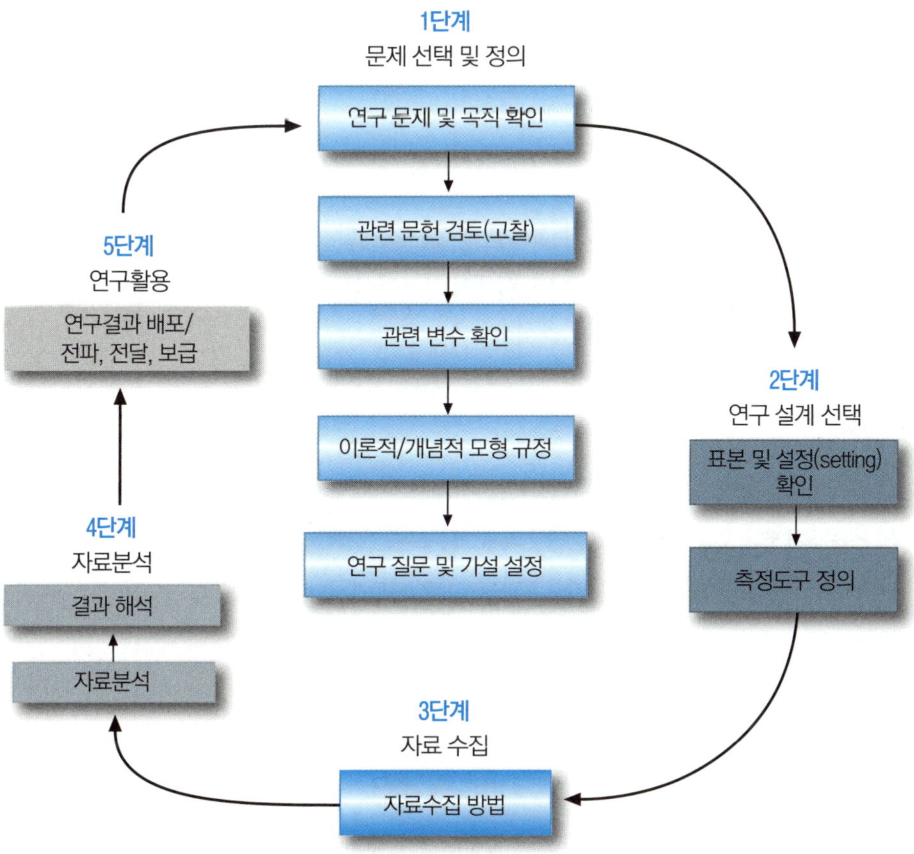

그림 2.1 연구과정 모형

각 단계는 다음 장에서 자세히 설명하며 간략한 개요는 다음과 같다.

1단계

1 단계는 간호지식을 발전시킬 수 있는 기회를 제공하는 연구영역을 선택하고 정의하는 단계이다. 관련 문헌(4장)을 검토함으로써 연구자는 연구수행의 근거, 문제를 연구할 필요성의 정당성 및 결과 해석을 위한 이론적 틀을 정한다(5장). 연구 질문과 가설은 1단계에서 제안된다(6장).

2단계

2단계에서 연구자는 절차를 명확하게 하기 위해, 연구를 설계하고 연구대상자 선택, 수행, 측정방법에 대해 계획한다. 연구설계의 선택은(8장과 9장) 연구문제를 어떻게 개념화하는가에 달려 있다. 이러한 계획은 자료분석을 위한 적절한 방법을 선택하는 데 도움이 되는 지침이 되기도 한다.

3단계

3단계에서 연구자는 1단계와 2단계에서 설계된 계획을 실행한다. 자료수집은 일반적으로 이 단계에서 가장 많은 시간이 걸린다(10장). 자료를 수집하고 기록한 후 연구자는 분석을 위해 정보를 적절한 형태로 체계화해야 한다.

4단계

4단계는 자료에 대한 분석, 해석 및 유효한 결론을 내리는 것이다. 정량적 자료를 의미 있는 방식으로 요약하기 위해서는 통계적 절차가 적용된다(12장). 이 단계에서 연구가설은 지지되거나 기각될 것이다. 결과 분석은 앞으로의 연구를 자극하기 위한 새로운 질문으로 이어진다.

5단계

연구의 마지막인 이 단계에서 연구자는 다른 사람들과 자신의 연구결과를 나눠야 할 책임이 있다. 발표하지 않은 연구결과는 누구에게나 별 가치가 없다. 연구의 보고는 논문, 초록, 구두 발표나 포스터 발표의 다양한 형태로 이루어질 수 있다. 이러한 연구 과정은 연구결과를 해석하고 연구에서 얻은 새로운 지식을 전하는 것으로 마무리된다(13장).

연구의 종류

연구 과정은 연구 질문에 대한 대답이나 가설을 시험하기 위해 자료를 수집, 분석, 해석하기 위한 일반적인 전략으로 규정된다. 연구의 분류는 연구의 목적과 통제의 정도에 근거하게 된다. 그러한 분류 중 하나는 기초연구와 응용연구이다.

기초연구 대 응용연구

기초연구는 종종 순수연구(pure research) 또는 기본연구(fundamental research)라고 한다. 기초연구의 주요 목적은 임상 현장에 바로 직접 적용되지는 않는 이론을 개발, 수정 또는 시험하는 데 사용할 수 있는 경험적(실증적) 자료를 얻는 것이다. 기초연구는 실험실에서 수행한 작업과 매우 유사하다. 예를 들어 혈액 세포의 기능을 연구하거나 뇌 일부분의 구조와 기능을 연구하는 연구자들은 그 구조를 더 잘 이해하기 위한 기초연구를 수행한다. 기초연구에서 얻은 정보는 추후 특정 치료나 약물 개발에 유용할 수 있지만 연구의 유일한 목적은 주어진 영역에서 지식을 확장하는 것이다.

이름에서 알 수 있듯이 **응용연구**는 실제 임상현장에서 사용할 수 있는 지식을 습득하기 위해 수행된다. 이러한 유형의 연구는 실제 임상현장에서 연구결과가 적용될 집단을 대표하는 연구대상자에게 수행된다. 연구문제에 관계없이 연구의 결과는 현재의 실무를 수정하는 데 기여한다.

예시 2.1은 척추 수술환자에게 냉요법과 온요법을 순차적으로 적용하는 경우와 냉요법만 적용하는 경우에서 통증 감소, 통증 조절 만족도, 안위감의 차이를 조사한 응용 연구의 조사결과를 보여준다. 척추 수술환자 36명에게는 수술 직후 1시간부터 배액관 제거 전까지는 냉요법을 적용하고 배액관을 제거한 후부터 퇴원 전까지는 온요법을 순차적으로 적용하였으며, 반면 34명에게는 수술 후 일반적 관리에 해당하는 냉요법만을 수술 직후 1시간부터 배액관 제거 전까지 적용하여 그 결과를 비교하였다. 이러한 지식은 간호사가 환자에게 적용하는 간호실무를 수정하는 데 필요하다.

대부분의 임상간호연구는 응용연구의 범주에 속한다. 대부분 간호학은 기초연구에 관련되어 있지는 않다. 기초연구와 응용연구의 차이는 분명하지만, 두 극단 사이에는 연속체가 실제로 존재한다. 많은 경우, 응용연구의 결론을 해석할 수 있는 기초지식이 있어야 한다. 많은 연구가 임상에 적용될 뿐 아니라 기본 행동의 이론적 이해에 기여하는 새로운 지식을 제공한다.

예시 2.1 응용연구의 결과

결론

본 연구는 냉·온 요법이 척추 수술 후 통증 감소와 통증 조절 만족도, 안위감에 미치는 영향을 평가하고, 냉·온요법에 대한 주관적 반응과 부작용을 확인하기 위해 수행되었다. 냉·온요법은 냉요법 단독 적용 시와 유사한 통증 감소 효과를 나타냈고, 통증 조절에 대한 만족도와 안위감은 냉요법 단독 적용군보다 높았다. 따라서 냉·온요법은 척추 수술 후 통증관리를 위한 중재의 하나로 활용해볼 수 있을 것으로 기대한다.

Source: 김정희, 임승철, 노성우 외: 순차적 냉 · 온 요법이 척추 수술 후 통증과 통증 조절 만족도, 안위, 주관적 반응에 미치는 효과. 기본간호학회지 23:184, 2016.

실험연구 대 비실험연구

연구의 또 다른 분류는 실험연구와 비실험연구이다. **실험연구**는 연구자가 하나 이상의 변수를 실험 · 통제하고 다른 변수에 대한 실험의 효과를 관찰하는 연구를 말한다.[1,2] 실험 및 통제의 개념은 일부 연구참가자를 대상으로 실험처치(또는 중재라고도 함)를 실시하고, 다른 연구대상자들에게는 실험처치를 하지 않는 것(또는 다른 처치를 시행)을 의미한다. 예를 들어, 간호사는 진통제 사용과 관련하여 수술 전 교육 프로그램의 효과를 연구하는 데 관심이 있을 수 있다. 이때에는 한 그룹의 참가자(실험군)는 기침과 심호흡을 하는 방법뿐 아니라 수술 직후 기대되는 결과에 대해 교육하는 한편, 두 번째 그룹에게는 수술 전 지침에 대한 표준화된 브로셔를 제공한다. 두 군 모두에게 수술 후 처음 8시간 동안 투여된 진통제의 양을 측정한다. 이 경우, 실험연구 설계는 수술 전 교육 프로그램이 진통제 사용에 영향을 미치는지에 대해 실험하게 된다. 실험연구는 여러 유형의 설계(예 : 실험연구 및 유사실험연구)을 사용하여 수행된다. 실험연구 설계에 대한 더 자세한 설명은 8장에 나와 있다.

Nguyen, Nilsson, Hellstrom 및 Bengtson의 연구[3]는 실험연구 설계의 한 예이다. 이 연구는 음악이 요추천자를 받는 아동의 통증과 불안에 미치는 영향을 평가했다. 연구는 백혈병을 가진 40명의 아동(7세~12세)이 실험에 참가하였고, 이후 참가자 20명과 인터뷰를 하였다. 참가자는 무작위로 음악 그룹 20명과 대조군 20명으로 배정되었다. 이 연구와 관련된 주요 결과는 통증과 불안 점수였다. 그 외 결과에는 심박수, 혈압, 호흡수 및 산소포화도가 포함되었다. 각 그룹에 속한 10명의 아동이 미리 결정된 일정에 따라 인터뷰를 하였다. 인터뷰는 연구참여에 대해 사전동의 후 기억편향의 영향을 피하기 위해 요추천자 절차가 완료된 후에 시행되었다. 인터뷰는 세 가지의 개방형 질문이 포함되었다.

비실험연구는 본질적으로 보다 설명적이거나 탐구적인 연구를 의미한다. 연구자는 이미 존재하는 것을 설명하는 데 관심이 있다. 비실험연구는 때때로 서술적 및/또는 상관관계 연구로 분류된다. **서술적 연구**는 '이것은 무엇인가'에 답을 한다. 서술적 연구에서는 이미 존재하는 특정 상황이나 사건이 체계적으로 기술된다. 어떤 상황이 미래에 어떨지 또는 어떻게 변할 것인지를 설명하거나 예측하려고 시도하지 않는다. 서술적 연구는 질문지를 이용하거나, 설문조사, 인터뷰 또는 관찰을 통해 자료를 수집한다. 집단을 대표하는 표본이 선택된다. 예를 들어, 비실험적 서술 연구에서 Hilton[4]은 18세에서 24세 사이의 여성의 엽산 섭취량을 조사했다. 노스 캐롤라이나 주 서부의 한 작은 대학에서 편의표집된 42명의 여대생이 연구대상자로 참가하고 설문조사지를 작성하였다. 엽산 섭취량과 신생아의 신경관 결손 발생률 사이의 연관성을 제시한 문헌을 통해 연구의 초점은 젊은 여성이 권장되는 일일 엽산 섭취량을 섭취하는지 여부를 확인하는 것이었다. 이 연구는 관계를 조사하거나 예측을 시도하지 않았다.

상관관계 연구는 변수 간의 관계를 조사한다. 이 연구는 동일한 그룹에 적어도 두 가지 변수에 대한 자료를 수집하고 측정치 간의 상관계수를 계산한다. 간호학 분야의 많은 연구는 서술적 상관관계 설계로 분류된다.

Greene[5]과 동료 연구자는 제 1형 당뇨병을 가진 청소년들 사이에서 대사 조절, 자가 관리 행위 및 양육 유형 간의 관계를 탐구했다. 이 연구는 제1형 당뇨병 청소년의 사회인구학적 자료와 함께 양육 보고서, 대사 조절(HbA1C) 및 전반적 당뇨 자가관리와 관련된 점수를 보고하였다. 이 연구에서 연구자들은 양육 유형과 HbA1C, 당뇨 자가관리 행동의 관계를 조사하였기 때문에 이 연구는 본질적으로 상관관계 연구이다.

시간 차원에 따른 분류

후향적 연구 대 전향적 연구

'후향적(retrospective)'과 '전향적(prospective)'은 특정 시간 관점으로 특징된다. **후향적 연구**는 의무기록을 검토하는 것과 같이 과거에 수집된 자료를 검토하는 것이 특징이다. 이러한 기록에서 사건은 이미 발생했으며 변수는 이미 측정되어 있다. 예시 2.2의 연구는 네 개의 서로 다른 기관에서 열성 호중구 감소증(febrile neutropenia, FN) 치료를 받은 경험이 있는 아동의 의무기록을 사용하여 자료를 수집했다.

전향적 연구는 현재 시점의 데이터를 수집하고 조사한다. 전향적 연구는 자료수집 과정을 보다 더 잘 제어할 수 있기 때문에 후향적 연구보다 더 신뢰할 수 있다. 예를 들어 Martin과 동료연구자들은[6] 선택적 개심 수술 1년 후 수술 전후 합병증과 건강관련 삶의 질(Health-Related Quality of Life, HRQL) 사이의 관계를 평가하기 위해 선택적 개심 수술을 시행할 환자에 대한 전향적 연구를 계획했다. 또한 연구자들은 개심 수술 1년 후의 HRQL 점수와 중기 생존율 사이의 연관성을 평가했다.

횡단연구 대 종단연구

횡단조사는 추가 자료수집 없이 한 시점에서 자료를 수집한다. 따라서 그 결과는 과거나 미래의 시간 경과에 따른 변화에 대한 내용 없이 현재 존재하는 것을 측정하는 것이다. 예시 2.3에서는 제2형 당뇨병과 대사증후군을 앓는 성인의 심혈관계 위험을 횡단적 접근을 통해 평가하였다. 횡단적 접근법을 사용하여 연구자는 모든 연구대상자에게 여러 변수(당뇨병 유병기간, 흡연 상태, 신체활동 수준, 심장질환 과거력, 체중, 음주 등)를 같은 시기에

예시 2.2	기존의 데이터베이스를 이용한 후향적 연구

연구방법

여러 지역에서 열성 호중구 감소증(FN)으로 치료받은 환자의 중재와 결과를 비교하기 위해 환자의 의무기록을 후향적으로 검토했다. 이 연구는 RCH HREC, Ref Number HREC / 12 / QRCH / 46에 의해 승인되었다.

대상자 선택 및 적합성

2009년 7월 1일부터 2011년 6월 30일까지 열성 호중구 감소증(FN)으로 치료받은 암 또는 백혈병 환자가 적합한 연구대상이었다. 연구의 목적은 3차 병원 외래, 3차 병원 응급실, 지역병원 소아과 병동 및 지역병원 응급실의 4개 그룹의 총 60건의 열성 호중구 감소증에 대한 15개 기록을 검토하는 것이었다. 지역 병원들은 열성 호중구 감소증이 발생한 환자들이 더 적기 때문에 2년의 기간을 검토하였다.

Source: Cox, A, and Bradford, N: Management of febrile neutropenia in pediatric oncology across Queensland, Australia: A retrospective review on variations among locations. J Pediatr Oncol Nurs 31:28, 2013.

예시 2.3 횡단연구

연구설계 및 표본

이 서술적 횡단연구는 한국의 대형 대학병원에서 당뇨병 및 대사증후군을 가진 126명의 성인 중 연구에 적합한 110명(87.3%)이 표본으로 참여하였다. 다음 중 세 가지 기준을 충족 할 때 대사증후군으로 진단한다. (1) 복부비만 : 아시아 지역에서 남성의 허리둘레(WC)가 90cm 이상, 여성의 경우 85cm 이상. (2) 중성지방(TG)≥150 mg/dL (3) 고밀도 지단백 콜레스테롤(HDL-C): 남성 ≤40 mg/dL, 여성 <50 mg/dL (4) 고혈압: 수축기 혈압≥130 mmHg 또는 이완기 혈압≥85 mmHg (5) 공복혈장포도당(FPG) ≥ 100 mg/dL.

Source: Kim, CJ, Kang, HS, Schlenk, SA, and Chae SM: Assessment of cardiovascular risk in adults with type 2 diabetes and metabolic syndrome: Framingham versus UKPDS equation. Diabetes Educ 41:203, 2015.

예시 2.4 종단연구

연구 설계

가족 중재 프로그램의 효과를 확인하기 위한 예비시험으로 유사실험, 단일군 종단연구가 설계되었다. 당뇨 환자는 중재 전, 중재 직후 및 중재 후 1 개월 시점에 추적 관찰하여 자료를 수집하였다. 가족의 경우, 자료는 중재 전 및 중재 후에 수집되었다.

Source: Hu, J, Wallace, DC, McCoy, TP, and Amirehsani, KA: A family-based diabetes intervention for Hispanic adults and their family members. Diabetes Educ 40:48, 2014.

한 번에 평가하였다. 시간 경과에 따라 이러한 변수 또는 대상을 추적 관찰하려는 시도는 없었다.

종단연구는 연구대상자 코호트 집단을 추적하여 시간의 흐름에 따라 여러 시점에서 자료를 수집한다. 예시 2.4에서 연구자는 중재 전, 중재 직후 및 중재 후 1개월 뒤에 자료를 수집했다고 명시하였다. 종단연구의 장점은 동일한 개인에 대한 자료를 시간의 경과에 따라 수집할 수 있다는 것이다. 그러나 종단연구와 관련된 몇 가지 어려움이 있다. 대표적으로 연구대상자의 중도 탈락이 큰 문제이다. 또한 종단연구는 연구대상자에게 반복적으로 자료를 수집하면서 생기는 시험효과(testing effects)의 위협을 받을 수 있다.

연구자들은 과거에 원인이 있는지(후향적) 현재의 원인이 미래에 영향을 주는지(전향적)에 근거하여 후향적 또는 전향적 연구를 수행할지를 결정한다. 또한 연구자들은 과거(후향적)에 발생한 사건에 대한 설명을 찾을 수도 있고, 미래에 사건이 발생할 때를 기술하기 위해 개인을 추적할 수도 있고(전향적), 현재 존재하는 것을 기술(횡단적)할 수도 있다.

간호학 연구에서의 윤리적 문제

많은 간호학생이 연구를 처음 접하는 순간은 환자를 연구에 참여하도록 유도하거나 자료수집을 돕는 때일 것이다. 간호학 연구는 주로 인간 연구대상자를 다루기 때문에 연구에 참여함으로써 생길 수 있는 해로운 영향으로부터 개인을 보호하는 것에 관한 고려가 있어야 한다. 간호사가 다양한 연구활동에 참여하면서 건전한 윤리지식을 기반으로 연구를 수행하는 것이 중요하다. 예를 들어 연구 대상을 적절히 보호하면 일정이 지연되거나 연구설계가 변경될 수 있다. 그럼에도 불구하고 연구대상자의 안전과 인권을 유지하는 것은 언제나 우선시되어야 한다.

전문 지침 개발

연구자를 돕기 위해 연구 진행 중 연구대상자를 보호하기 위한 지침이 개발되었다. 지침을 개발하는 데 사용된 기본 문서는 뉘른베르크 강령(1947)[7] 및 헬싱키 선언(1964)[8]에 기초한다. 뉘른베르크 강령 조항은 실험 및 임상 연구에 참여한 연구대상자의 권리를 판단하는 기준으로 사용한다

연구대상자 보호지침 개발 관련 역사적 사건

제 2 차 세계대전 이전에는 연구에 참여한 사람을 보호하기 위한 지침이 거의 없었다. 제 2 차 세계대전 당시 독일은 과학기술 선진국이었지만 나치는 비윤리적 실험을 수행함으로써 의료계와 공중보건에 대한 국민의 신뢰를 이용하였다.

일련의 실험을 예로 들면, 독일 공군 조종사는 65,000피트 이상의 고도에서 낮은 기압과 산소결핍증(산소 부족)을 반복할 수 있는 진공 상태에 놓이면서 무산소와 폐의 파열로 조종사의 40 % 이상이 사망한 것을 발견하고 높은 고도에서 조종사가 살아남을 수 있는 방법에 관심을 가졌다. 독일 공군은 조종사가 차가운 물에 낙하한 뒤 얼마나 오래 생존할 수 있는지 실험했다. 조종사들은 몇 시간 동안 얼음물에 담겨지거나 며칠 동안 소금물만 먹고, 영하의 실외에 노출되는 실험을 당했다. 몇몇 강제수용소에서는 폴란드 여성들을 총으로 쏘거나 칼로 다리를 베고 그 상처에 유리, 흙 및 다양한 박테리아 배양물을 채워 봉합하고 감염된 상처를 실험용 항감염제로 치료하기도 하였다. 이런 모든 상황에서 실험으로 생긴 극도의 고통을 덜어주기 위한 시도는 없었다. 실험에 참여한 연구대상자 4명 중 1명이 사망하는 위험한 상황이었다.[9]

뉘른베르크 강령(Nuremberg Code)

과학의 이름으로 나치 의사가 수행한 비참한 행동과 비윤리적인 실험으로 뉘른베르크 재판이 열렸다. 뉘른베르크 재판은 뉘른베르크 법전강령을 개발하는 데 도움이 되었다. 이 강령은 연구대상자의 보호와 윤리적 행동의 기본원칙을 다루기 위해 1947년에 개발되었다. 뉘른베르크 강령의 내용은 표 2.1에 나와 있다. 이 강령에 포함된 조항은 위험이나 해로움으로부터 연구대상자를 보호하는 것, 실험을 철회할 수 있는 권리 및 연구를 수행하는 사람들의 적절한 자격을 강조한다.[7]

표 2.1 뉘른베르크 강령의 조항

1. 실험 대상이 되는 사람의 자발적인 동의(voluntary consent)는 절대적이면서도 필수적이다.
2. 실험은 다른 연구방법 · 수단에 의해서는 얻을 수 없는 사회적 이익을 위해 유익한 결과를 낳을 수 있는 것이어야 하며, 무작위로 행해지거나 불필요한 것이어서는 아니 된다.
3. 실험은 그로 인하여 기대되는 결과가 실험의 실행을 정당화할 수 있도록 동물 실험의 결과와 연구대상이 되는 질병의 자연발생사 및 기타 문제에 관한 지식에 근거하여 계획해야 한다.
4. 실험을 할 때는 모든 불필요한 신체적 · 정신적 고통과 침해를 피해야 한다.
5. 사망 또는 불구의 장해가 발생할 수 있으리라고 추측할 만한 이유가 있는 경우에는 실험을 행할 수 없다. 단, 실험을 하는 의료진도 그 대상이 되는 실험의 경우는 예외로 한다.
6. 실험으로 인하여 감수해야 하는 위험의 정도나 그로 인하여 해결되는 문제의 인도주의적 중요성 정도를 초과하여서는 아니 된다.
7. 상해, 불구, 사망의 어떠한 일말의 가능성으로부터도 실험연구대상자를 보호하기 위하여 적절한 준비와 적당한 시설을 갖추어야 한다.
8. 실험은 과학적으로 자격을 갖춘 자에 의해서만 행해져야 한다. 실험을 시행하고 이에 참여하는 사람에게는 실험의 모든 단계를 통하여 최고도의 기술과 주의가 요구된다.
9. 실험이 진행되는 동안 실험연구대상자는 실험의 중단이 필요한 신체적 · 정신적 상태에 이르게 된 경우 실험을 자유로이 종료할 수 있어야 한다.
10. 실험이 진행되는 동안 과학자는 그에게 요구되는 선의, 고도의 기술 및 주의력으로 판단해 볼 때, 실험을 계속하는 것이 실험연구대상자에게 상해, 장애 또는 죽음을 야기하리라고 믿을 만한 상당한 이유가 있는 경우에는 어느 단계에서든 실험을 중지할 준비가 되어 있어야 한다.

뉘른베르크 강령 국문 출처 : 국가생명윤리정책원 http://www.nibp.kr/xe/info4_5/4780

헬싱키 선언(Declaration of Helsinki)

1964년, 핀란드에서 열린 세계의학협회(World Medical Association) 총회에서 연구를 수행하는 의사를 위한 지침이 개발되었다. 헬싱키 선언은 뉘른베르크 강령을 반복 강조하는 것 외에도 연구대상자에게 치료적 가치가 있는 연구와 연구대상자에게 직접적인 치료적 가치가 없는 연구라는 두 가지 범주로 연구를 구별했다.

선언문의 본질은 연구 참여 동의 전에 연구의 이점을 연구대상자에게 알릴 필요가 있다는 것이었다. 연구대상자는 연구 참여가 해롭거나 가치가 없을 때 이에 대한 정보를 받아야 한다.[8] 또한 법적 대리인을 통한 연구 참여 동의와 서면 동의를 권고했다.

뉘른베르크 강령이 제정되고 사전동의 법률(informed consent laws)이 개정된 후에도 연구대상자의 인권에 대한 보호는 보장되지 않았다. 미국 질병관리본부는 흑인들 사이의 매독 발생률을 파악하고 매독 치료의 가능성을 탐색하기 위해 시골 남부에서 연구를 실시했다. 그 결과 미국 앨라배마주 메이컨 카운티(Alabama, Macon County)의 터스키기(Tuskegee) 지역이 6개 카운티 중 매독 발생률이 가장 높은 것으로 나타났다.

터스키기 매독 연구

1932년 미국 공중보건국(U.S. Public Health Service, USPHS)은 앨라배마주 터스키기(Tuskegee)에서 실험을 시작했다. 이 연구에는 매독으로 진단된 400명의 흑인과 매독이 없는 흑인 남성 200명이 참여하였다. 터스키기 매독 연구로 알려진 이 연구는 1932년에 시작되어 1972년에 끝났다. 연구대상자는 25~60세 사이의 흑인 남성이 선정되었다. 연구대상자는 치료받지 않은 매독환자 400명과 매독이 없는 200명 중 한 그룹에 배정되었다. 연구가 시작되면서 연구대상자 모집에 어려움이 따르자 연구자들은 흑인들에게 병에 걸렸으니 무료로 치료를 해주겠다고 하였다. 미국 공중보건국은 연구대상자에게 매독에 관한 연구에 참여하고 있다는 사실을 알리지 않았다. 대신 그들에게 '악혈(나쁜 피)'을 치료하고 있다고 설명하였다.

1933년에 미국 공중 보건국은 효과가 없는 약물인 수은연고를 치료제로 주면서 연구를 계속했다. 이것은 매독 걸린 환자에 대한 알려진 치료방법이 있는데도 불구하고 계속되었으며 심지어 질병의 잠복기에도 진행되었다. 1936년 매독에 걸린 남성은 대조군보다 합병증이 더 많이 발생했다는 최초의 보고가 있었다. 1946년까지 치료받지 않은 매독환자의 사망률은 대조군보다 2배 높았다. 1955년에는 부검한 사람들의 30 % 이상이 심혈관계 또는 중추신경계에 진행된 매독 병변이 사망의 직접 원인이었다고 보고되었다.[10,11] 연구가 끝난 후 매독에 걸린 사람들과 연구대상자로 인해 실병에 걸린 배우자와 자녀들에게는 무료 항생제와 평생 의료 혜택이 주어졌다. 그러나 그들의 건강과 의료 연구자들에 대해 무너진 신뢰는 더는 회복될 수 없었다. 1997년에 백악관에서 열린 공식 행사에서 클린턴 대통령은 터스키기 연구에 참여한 사람들과 그들의 가족들에게 사과하고 연구윤리에 대한 새로운 강조를 촉구했다.

윌로우 브룩 연구

뉴욕 스테이튼아일랜드에 있는 윌로우 브룩(Willowbrook) 주립 학교는 1950년대부터 1970년까지 비윤리적 연구의 중심이었다. 윌로우 브룩 연구의 목적은 간염의 감염기간을 확인하는 것이었다. 연구대상자는 정신장애를 가진 아동들로, 그들은 B형 간염 바이러스를 근육 내 또는 경구 투여받았으며, 부모는 자녀를 학교에 입학시키려면 자녀를 연구에 참여시켜야 했다. 부모들은 B형 간염 바이러스의 투여에 대해 동의했지만, 독감 같은 증상, 피부 발진 및 간 손상과 같은 심각한 결과에 대해서는 듣지 못했다. 연구를 진행하는 20년 동안 윌로우 브룩은 학생이 너무 많아서 입학생을 받지 못했을 때에도 연구대상자들은 계속 받아 입학시켰다. 윌로우 브룩의 관리자들은 그들이 '자연실험(natural experiments; 통제와 실험을 하지 않는 상태로 하는 관찰 연구)'이라는 범주의 윤리적 연구를 수행하고 있다고 믿었다. 윌로우 브룩 실험이 윤리적인 '자연적 상태에 대한 연구'인지 여부에 대한 의문점은 수년간 논의되어 왔다. 특정 질병에 대한 치료방법이 없다면 연구대상자의 사전동의하에 그 과정을 관찰하는 것이 자연적 상태에 대한 연구라는 믿음이 있기 때문이었다.[11]

존스 홉킨스 대학의 위기

2001년 4월 24세의 존스 홉킨스 천식 알레르기 센터(Johns Hopkins Asthma and Allergy Center)의 건강한 직원이 연구에 참여하는 데 동의했다. 이 연구의 목적은 천식의 병태생리, 특히 기도 과민성의 원리를 보다 잘 이해하는 것이었다. 이 연구는 천식환자에게서는 신경계의 장애가 있거나 기능이 저하되어 있는 데 반해 정상인에서는 정상적인 신경작용을 통해 폐가 팽창되어 기도 폐색을 막는다는 가설에 기반을 두고 있다.[12]

연구내용에는 건강한 연구대상자가 신경절 차단제인 헥사메토늄(hexamethonium)을 흡입하는 것이 포함되었다. 연구자들은 신경절 차단제가 심호흡 시 기도 이완의 효과를 차단하면 신경작용을 통해 기도 유지가 가능할 것이라고 생각했다. 신경전달을 차단하는 약물로 헥사메토늄을 선택하였다. 이 약물은 고혈압 치료에 사용하였지만 1972년 식약청(Food And Drug Administration, FDA)에서 효과가 없다고 판명된 후 미국 시장에서 퇴출되었다.[12]

동의서에 헥사메토늄은 '수술 할때 사용하는 마취제의 일종으로 잠시 동안 기도 주변 신경 일부를 차단하는 효과가 있음'으로 설명하였고, 헥사메토늄의 위험으로 '혈압을 낮추고, 앉았다 일어날 때 어지러움을 느낄 수 있다'라고 설명하였다. 흡인용 헥사메토늄은 실험용으로 FDA의 승인을 받지 못했으나 이 물질을 약물이라고 했기 때문에 추후 이 동의서는 비판받았다.[12]

24세의 자원자는 헥사메토늄을 받는 세 번째 대상이었다. 첫 번째 연구대상자는 경미한 숨참 증상과 기침이 발생하였고 약 8일 뒤 회복하였다. 두 번째 연구대상자는 첫 번째 연구대상자가 여전히 증상이 있을 때 헥사메토늄을 투여받았다. 24세의 자원자는 2001년 5월 4일 1그램의 헥사메토늄을 흡입하였고 기침을 하기 시작했다. 5월 9일 자원자는 발열, 저산소증 및 흉부 X선 상의 이상으로 입원했다. 5월 12일 호흡곤란은 심해졌으며 중환자실로 옮겨졌다. 6월 2일, 자원자는 저혈압과 다발성 장기부전으로 사망했다.[12]

이 사건으로 존스 홉킨스 대학의 임상연구에 대한 여러 검토가 이루어졌다. 대학, 식약청 및 미국 연구대상자 안전보호국(U.S. Office for Human Research Protections)에서 소집한 내부 및 외부 검토위원회에서 임상 연구과제에 대해 전면 재검토를 실시했다. 연구대상자가 사망한 후, 존스 홉킨스 대학은 일시적으로 건강한 자원자에 관한 모든 연구를 중단했다.

비윤리적 연구에 관한 다른 사건

하버드의 유명한 마취 전문의 Beecher[13]는 미전역의 주요 의료기관에서 비윤리적 연구가 실시되고 있다고 폭로했다. 이 기고문은 문제가 얼마나 광범위하게 퍼져 있었는지 알렸고, 이러한 모든 내용은 기관생명윤리위원회(Institutional Review Board, IRB)가 연구를 양심적으로 검토하고 연구자가 윤리적으로 행동해야 함에 대한 중요성을 강조한다.

Rothman[14]은 연구자들에게 곤경에 처한 연구대상자들을 이용하지 말 것을 경고했다. 왜냐하면 연구대상자들이 가진 문제로 이득을 취한 연구자들은 문제에 대한 관찰자가 아닌 공범이기 때문이다. 나치의 무시무시한 실험뿐만 아니라 아직도 잘못된 연구들이 시행되어 왔음에 대해 경각심을 가져야 한다.

임상 간호연구 개발 지침

뉘른베르크 강령과 헬싱키 선언 조항은 간호연구 수행 지침 개발을 위한 원형이 되었다. 미국 간호사협회(American Nurses Association, ANA)와 미국 간호대학협회(American Association of Colleges of Nursing, AACN)[15,16]는 연구 수행에 대한 방향을 제시하는 두 가지 문서를 개발했다. 간호학 연구 참여 및 간호학 연구에서의 ANA 입장문인 간호연구 참여를 위한 교육(education for participation in nursing research)과 간호연구에 대한 AACN의 입장문에는 간호학 연구자, 학사 학위 및 대학원 학위 프로그램에서 예상되는 일반적인 연구역량이 요약되어 있다(1장 참조). 임상 및 기타 연구에서의 간호사를 위한 인권지침(human rights guidelines for nurses in clinical and other research)[17]에서는 뉘른베르크 강령의 원칙인 자발적인 참여, 연구대상자의 보호 및 사전동의를 강조하였다. 이 지침은 임상 간호연구 환경에서의 윤리적 문제와 함께 연구대상자의 권리에 중점을 두며, 이 지침을 준수하면 연구대상자의 권리를 침해할 가능성이 줄어든다. 이 지침의 요점은 그림 2.2와 표 2.2에 제시되어 있다.

인권 보호

표 2.2에 제시된 지침은 인권보호원칙을 제공한다. 연구자는 연구문제를 선택하여 정의하고, 연구설계를 선택하고, 자료를 수집하여 결과를 해석하고 출판하는 모든 단계에서 이러한 지침을 고려해야 한다. **인권**은 연구에 참

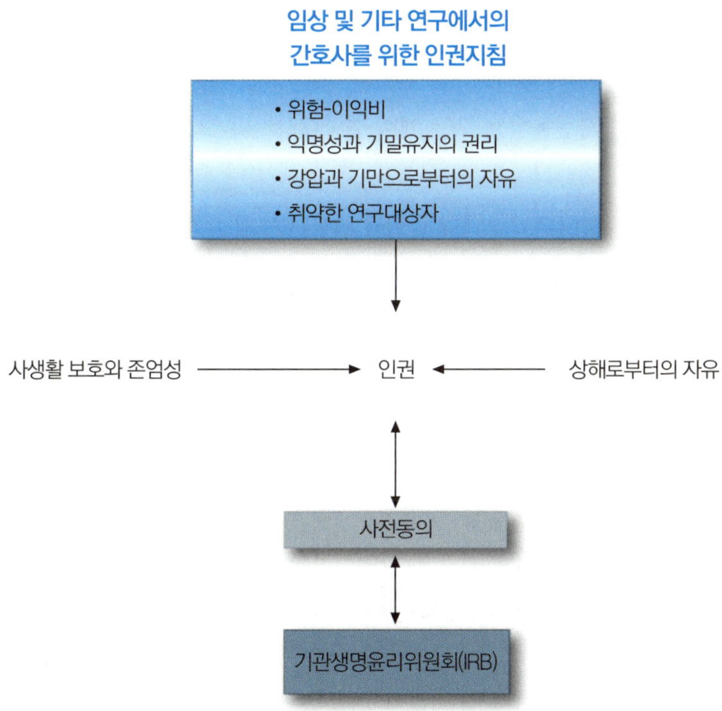

그림 2.2 미국 간호사협회, 연구대상자 권리 보호를 위한 지침

표 2.2 연구대상자의 권리를 보호하기 위한 지침 요약

1. 연구 참여(의료, 간호 또는 기타)가 고용 조건인 경우, 간호사는 취업하기 전에 관련된 활동의 성격에 대한 정보를 서면으로 받아야 하며, 그렇지 않은 경우에는 연구에 참여하지 않을 기회가 주어져야 한다. 또한 연구가 시작되기 전 미리 발생할 수 있는 위험과 잠재적 위험을 확인하고 대응할 수 있는 방법에 대해 명확히 해야 한다.
2. 상해와 위험으로부터의 자유. 연구자들은 관련된 위험과 이익을 평가해야 하며, 연구대상자들은 잠재적인 정신적 또는 신체적 위험뿐만 아니라 개인적 이익 및 절차 또는 활동에 대해서도 연구대상자가 요구하는 것보다 더 많은 정보를 반드시 받아야 한다. 간호사는 위험요인을 주의 깊게 모니터링하고 질병이 있거나 조직에 속해 있어 거부하기 어려운 대상(예 : 수감자, 학생, 입원환자 및 빈민)을 보호해야 한다.

   사생활보호와 존엄성에 대한 권리. 연구 활동과 관련된 모든 연구계획, 연구 도구 및 절차는 개개인이 참여 여부에 대한 정보에 입각한 결정을 내릴 수 있도록 예비 연구대상자 및 연구에 참여하고 있는 다른 사람들과 논의해야 한다.

   익명의 권리. 연구자는 연구대상자의 신원과 기밀정보를 보호하는 방법을 예비 연구대상자에게 설명해야 한다.
3. 인권보호지침은 연구활동과 관련된 모든 사람에게 적용된다. 자유가 제한된 연구대상자를 대상으로 하는 연구는 오직 유사한 상황에서 그들이나 다른 사람들에게 예측 가능한 이익이 있을 때만 정당화될 수 있다.
4. 간호사는 인권을 보호할 의무가 있으며 간호실무와 간호제공을 위한 과학적 지식 기반을 넓히는 데 이용할 수 있는 연구를 지원하는 전문적인 책임이 있다.
5. 연구에 참여하기 위한 자발적인 사전동의는 모든 예비 연구대상자나 그들의 법적 대리인으로부터 얻어야 한다.
6. 간호사는 계획 중이거나 진행 중인 연구의 윤리적 함의를 검토하기 위해 기관생명윤리위원회에 참여할 의무가 있다. 인간, 동물 또는 의무기록에서 자료를 수집하는 모든 연구는 보건전문가 및 지역사회 대표자가 검토해야 한다.
7. 기관생명윤리위원회의 구성과 기능, 외부 연구자들(예 : 대학원생)에 대한 제도적 후원, 연구대상자 모집과정에 대한 운영지침은 연구수행과 관련이 있다.

Source: American Nurses Association: Human Rights Guidelines for Nurses in Clinical and Other Research. American Nurses Association, Kansas City, MO, 1985, with permission[17]

여하는 연구대상자의 보호를 포함한다. 이 용어는 ANA 지침에 명시된 다음 세 가지 권리를 의미한다.[11]

1. 상해로부터 자유로울 권리
2. 사생활 보호와 존엄성에 대한 권리
3. 익명성 및 기밀유지 권리

상해로부터 자유로울 권리

모든 연구자의 기본적인 책임은 연구대상자들이 연구에 참여하는 동안 해를 입지 않도록 보호하는 것이다. 연구대상자는 연구 참여로 인해 신체적 또는 정서적 상해를 입지 않을 권리가 있다. 어떠한 상해라도 발생할 가능성이 있는 경우, 연구대상자는 연구 동의 전에 그러한 상해의 정도에 대한 추정치를 알아야 한다. 잠재된 이익 대비 잠재된 위험을 예측하여 연구대상자들에게 제공하는 것을 **위험 - 이익비**라고 한다. 상해로부터 자유로울 권리를 보장하기 위해서는 다음의 두 가지 요소를 고려해야 한다.

1. 참가자가 관련 위험에 노출되는 것을 정당화하는 유익의 정도
2. 참가자의 취약성

참가자의 위험은 개인(임상 연구의 경우) 또는 사회(지식 생산의 경우)에 대한 잠재적 이익에 의해 정당화되어야 한다. 즉, 이익은 위험을 초과해야 한다. 그러나 암 치료에 대한 사회의 지식이 향상한다고 해도 항암제 부작용의 위험이 항상 정당화되는 것은 아니다.

위험 - 이익비는 연구절차가 윤리적인지를 판단할 수 있는 주요 목표의 표준으로 남아 있다. 위험 - 이익비를 측정할때는 유익이 무엇인지를 밝히고 그 정도가 얼마나 되는지를 포함하여야 하고 다음의 질문을 고려해야 한다.

1. 이 연구가 얼마나 중요한가?
2. 연구에 참여한 연구대상자의 위험은 얼마나 심각한가?

어떠한 상황에서도 생리적이든 심리적이든 해를 입을 가능성이 존재하는 경우, 연구자는 위험을 최소화할 수 있는 방법을 설명해야 한다. 연구대상자는 연구와 관련된 이익과 함께 위험을 충분히 인식하고 있어야 한다.[9]

취약한 연구대상자 보호

생명윤리 및 안전에 관한 법률은 기관생명윤리위원회(Institutional Review Board, IRB)에 취약한 연구대상자를 보호하도록 그 활동을 규정하고 있다. **취약한 연구참가자**는 상대적으로 또는 절대적으로 자신의 이익을 보호할 수 없고 의미 있는 사전동의를 제공할 수 없는 사람들이다. 사전동의를 할 수 있는 능력은 주어진 정보를 이해하고 자신의 특정 상황과의 관련성을 인식하고 연구 참여에 대한 합리적인 결정을 내릴 수 있는 정신적 능력을 지닌 사람을 의미한다.

인간대상연구기관(Office for Human Research Prorection, OHRP)은 연구대상자의 권리, 복지 및 안녕과 관련된 정책 및 규정을 수립하는 것을 담당하는 기관이다. 보호가 필요한 취약한 연구대상자 목록이 표 2.3에 나와 있다. 일반적으로 IRB는 최소한의 위험이 있거나 직접 연구대상자에게 이익이 되는 연구를 승인할 수 있다. 또한 정신능력이 의심되는 사람을 대상으로 하는 연구는 연구대상자의 안전과 복지를 위한 추가적인 안전장치가 제공되도록 신중하게 고려해야 한다. 취약한 대상과 관련된 연구를 지원하는 정책/규정에 대해서는 OHRP의 웹사이트(www.hhs.gov/ohrp)를 참조한다.

표 2.3	취약한 연구대상자
아동	
인지기능이 손상된 사람	
노인	
태아	
정신질환으로 정상적 결정을 하지 못하는 사람(mentally incapacitated)	
신생아	
죄수	
진정제 사용 또는 무의식(혼수) 환자	
학생과 직원	
말기질환 환자	

사생활 보호와 존엄성에 대한 권리

수집된 자료의 종류는 연구대상자의 사생활 보호와 존엄성에 매우 민감한 자료일 수 있다. 많은 질문이나 설문을 통해 연구대상자는 소득, 결혼 상태, 개인 활동, 의견 및 신념, 태도 등의 자료를 제공해야 한다. 또한 카메라를 사용하거나, 원웨이 미러(한쪽의 시야를 차단하여 다른 쪽에서만 상대편이 보이게 하는 거울), 녹음기, 일기 및 환자 기록은 사생활 침해로 여겨지기 쉽다. 연구대상자 관찰은 질적연구 연구에서 자료를 수집하는 방법으로 자주 사용한다. 연구대상자가 그러한 접근법에 대해 명확하게 이해하지 못할 수도 있다. 모든 경우에 연구자는 연구대상자가 연구절차, 수집되는 자료의 종류, 자료수집의 방법에 대해 명확하게 이해한 뒤 연구에 참여할지에 대해 결정할 수 있도록 해야 한다.

익명성 및 기밀유지 권리

연구대상자가 익명을 유지하고 비밀을 보장받을 권리는 사생활과 존엄성을 보호하는 것과 밀접한 관련이 있다. 연구자는 자료의 취급, 저장 및 보고를 신중하게 계획해야 한다. **익명성**(anonymity)이란 개인을 무명으로 유지[9]하고 연구대상자에 대해 수집된 정보에 대한 접근을 제한하는 것을 말한다. 익명성은 연구대상자의 신원에 대해 별도의 코드를 부여하여 다른 사람들이 보고된 정보와 연구대상자와 연결하는 것을 방지함으로써 지켜질 수 있다. 코드 목록은 연구에 밀접하게 관련이 있는 사람만이 제한적으로 접근할 수 있도록 잠겨 있는 곳에 보관해야 한다. 익명성을 보장하기 위해서는 연구자조차도 연구대상자와 연구 자료를 연결할 수 없어야 한다.

기밀유지(confidentiality)란 환자를 돌보면서 수집되거나 알게 된 정보를 개인의 허락 없이 누설하지 않음으로써 자료를 보호하는 것을 말한다.[9,15] 이 권리는 HIV나 에이즈의 진단, 가정폭력의 증거 또는 범죄기록과 같이 정보가 사회적 낙인(stigma)을 찍을 수 있을 때 매우 중요하다.

인권보호 보장

인권을 보호하기 위해 여러 절차를 사용할 수 있다. 즉, 사전동의와 기관생명윤리위원회와 같은 윤리위원회에서의 연구과정에 대한 검토를 들 수 있다.

사전동의의 주요 요소

연구자의 기본적인 책임은 잠재적 연구대상자가 연구 참여의 의미를 이해하고 그들이 참여하기를 원하는지 결정할 자유가 있음을 인식하는 것이다. 개인이 스스로 결정할 권리가 있다는 생각은 사전동의 과정의 핵심인 자기결정의 원칙이라고 한다.

사전동의의 주요 요소는 (1) 잠재적 연구대상자에게 연구에 참여하는 것에 대한 충분한 정보를 제공하고 (2) 참여가 자발적이며 어떠한 불이익도 없이 언제든지 철회할 수 있음을 보증하는 것이다. 이 내용은 모든 연구대상자가 사전동의의 의미를 이해할 수 있도록 쉬운 언어로 제시되어야 한다.

연구에 참여하기 전 사전동의를 위해 동의서에 연구대상자와 연구자가 서명하고 날짜를 기입한다. 연구자는 연구대상자의 질문과 우려 사항에 대해 정보를 주어야 한다. 동의서에는 연구 제목이 있어야 한다. 또한 명확성과 가독성을 위해 의료 전문용어는 피해야 하고 문장은 짧아야 한다. 여백은 적당해야 하며 한 면에 지나치게 많은 내용이 담겨있지 않아야 한다. 동의서 형태의 예가 그림 2.3에 나와 있다. 잠재적 연구대상자에게 다음의 정보가 제공되어야 한다.

1. 연구 제목
2. 연구자(예 : 연구책임자, 공동연구자, 연구보조원)
3. 연구 참여를 위한 권유(예 : '당신은 연구에 참여하도록 요청되었습니다'라는 표현. 연구에 '선택되었거나' 또는 '연구 참여자격이 있다' 라는 것이 아님)
4. 연구대상자가 연구 참여를 요청받은 이유
5. 연구의 목적에 대한 명확한 설명
6. 연구절차에 대한 자세한 설명(예 : 실제로 발생할 내용에 대한 설명, 즉 얼마나 많은 시간이 소요되는지, 만약 해당한다면 입원 여부, 혈액 채취량 및 횟수 등)
7. 심리적 · 사회적 및 신체적 위험을 포함하여 연구대상자에게 발생할 수 있는 잠재적 위험(예 : 위험으로부터 보호하기 위해 취할 조치에 대한 설명, 발생 가능성, 만약 해당한다면 심각도 및 잠재적 위험의 지속기간 추정)
8. 연구의 잠재적 이익(예 : 사회에 바람직한 이익, 위험 – 이익비, 연구대상자에게 직접적인 혜택이 있는지의 여부)
9. 경제적 고려사항(예 : 참여의 결과로 연구대상자가 추가비용을 부담하는지 여부)

매사추세츠 대학 병원(University of Massachusetts Medical Center) 기관생명윤리위원회 연구 참여 동의

제목 : 당뇨환자 임파워먼트 프로그램

연구책임자 : James A. Fain, PhD, RN, BC-ADM, FAAN

연구대상자 이름 : ______________________ **날짜:** ______________________

연구 목적

본 연구에 자발적으로 참여하도록 요청드립니다. 본 연구는 당뇨병이 있는 사람을 대상으로 시행합니다. 본 연구의 주요 목적은 목표 설정, 문제 해결, 스트레스 관리, 대처 및 동기 부여에 역량과 자기 인식을 높이는 데 도움이 되는 프로그램이 당뇨병 환자에게 유익한지 확인하여 당뇨병 환자가 적절한 결정을 내릴 수 있는 효과적인 방법을 찾는 것입니다.

연구에는 전적으로 자발적으로 참여할 수 있습니다. 어떠한 불이익도 없이 언제든지 연구에 참여하거나 그만두기로 결정할 수 있습니다. 만약 귀하의 참여에 영향을 미칠 수 있는 새로운 정보 또는 연구의 변경사항이 있다면 알려드리겠습니다.

이 연구에 참여하려면 외래환자 교육 프로그램에 참여하는 것에 동의해야 합니다. 이 프로그램은 매주 2시간 동안 진행하며 총 6주간 지속됩니다. 프로그램에는 주제와 관련된 핵심 개념에 대한 간략한 설명, 자가 평가 작성, 소그룹 토론이 포함됩니다. 배우자, 가족 또는 친구와 함께 참여하셔도 좋습니다.

연구 과정

이 연구에 참여하는 것에 동의하면 오리엔테이션이 있을 예정이며 오리엔테이션에서는 프로그램에 대한 안내가 진행됩니다.

귀하는 설문지를 작성해야 하며 연구자는 귀하께서 당뇨 클리닉에서 검사하신 가장 최근의 당화혈색소 수치 검사 결과를 열람할 것입니다. 또한 6주 뒤 다시 한 번 2차 설문지를 작성하고 귀하의 당화혈색소 수치 결과를 열람할 것입니다. 설문지는 삶의 만족도와 당뇨병 대처, 일상적인 스트레스, 우선 순위 결정과 관련된 내용입니다.

연구에 참여한 모든 사람이 프로그램에 참여하지는 않습니다. 당신은 프로그램에 참여하도록 배정받거나(실험그룹), 참여하지 않을 수도 있습니다(대조그룹). 프로그램이 끝나면 프로그램에 참여하지 않은 모든 사람도 설문지를 작성합니다. 그 후, 처음에 프로그램에 참여하지 않은 모든 사람에게도 프로그램을 제공할 것입니다.

예상되는 위험

이 연구의 참여로 인해 발생할 수 있는 위험은 거의 없습니다. 경미한 위험은 불안, 스트레스 및 당뇨병에 대한 감정과 관련된 특정 질문이 심리적으로 고통스러운 감정을 불러 일으킬 수 있는 가능성입니다. 이 경우 연구자나 병원 직원에게 이야기하십시오.

예상되는 이익

본 연구에 참여함으로써 귀하에게 의료혜택을 약속하거나 보장하지는 않습니다. 그러나 당뇨병 환자와 관련된 삶의 가치, 목표 및 필요성에 대한 더 나은 통찰력을 얻을 수 있습니다. 또한 이 연구에서 얻은 지식의 결과로 향후 연구대상자가 당뇨병을 앓고 있는 다른 사람들을 도울 수 있습니다.

연구 참여 외 대안

귀하가 연구에 참여하기로 결정했는지 여부와 관계없이 귀하의 표준치료방법은 동일합니다. 그러나 연구를 위한 본 프로그램은 제공되지 않습니다.

비용

이 연구조사를 위해 귀하에게 추가비용은 없습니다. 이 연구조사에 사용한 재료에 대해서는 환자에게 비용을 청구하지 않습니다.

기밀유지

연구기록은 기밀로 취급합니다. 연구의 모든 기록에서 귀하는 코드번호로 식별하며 귀하의 이름은 연구자만 알고 있게 됩니다. 귀하의 이름이 연구의 보고서나 출판물에 사용하지 않습니다. 다시 한번, 본 연구에 참여하는 것은 전적으로 자발적입니다. 귀하는 언제든지 연구를 철회할 수 있습니다.

연구에 관해 궁금한 점이나 연구대상자로서의 귀하의 권리에 대해 질문이 있는 경우 언제든지 질문하십시오. 다른 질문이 생기면 연구 책임자인 James A. Fain, PhD, RN, BC-ADM, FAAN,(508) 856-5661로 연락하십시오. 연구 도중 또는 후에 언제든지 연구 또는 연구대상자로서의 권리에 대해 누군가와 이야기하기를 원하는 경우 메사추세츠 대학 병원의 기관생명윤리위원회(508) 856-4261에 연락하여 주십시오.

연구대상자 이름: ______________________

책임연구자 이름: ______________________

나는 이 연구 프로젝트의 목적과 절차에 대한 설명을 들었으며, 나는 이에 대해 이해하였습니다. 나는 예측 가능한 모든 불편함, 위험 및 결과에 대해 이야기를 들었고 나는 그것을 이해하였습니다. 이 연구에 연구대상자로 참여하는 것을 동의합니다. 또한 나는 언제든지 연구참여를 철회할 수 있음을 이해합니다.

이름: ______________________ (서명) 날짜: ______________________

* 해당되는 경우

연구대상자와의 관계: ______________________

입회인 서명: ______________________

날짜: ______________________

이름: ______________________

그림 2.3 성인 사전동의 양식의 예

10. 기밀유지 사항(예 : 연구자료 접근권한이 있는 사람과 연구자료를 폐기하는 시점과 같이 연구 과정에서 얻은 정보의 기밀을 보장하기 위해 취할 조치에 대한 설명)
11. 질문을 하고 불이익 없이 언제든지 연구를 철회할 수 있는 자유

일부 연구대상자는 동의서에 동의하지 않거나 서명할 수 없다. 예를 들어, 노인은 양식에 서명하는 것을 경계

할 수 있으며, 다른 사람들은 신체적 장애로 인해 서명할 수 없을 수 있다. 이럴 때 연구자는 동의를 문서화할 수 있는 최선의 방법을 결정해야 한다.

어떤 경우에는 오디오 녹음이나 비디오 녹음을 통해 정보를 제공하고 구두동의를 얻을 수 있다. 아동의 경우, 부모 또는 법적 보호자가 동의서에 서명해야 한다. 아동(18세 미만)은 사전동의를 할 법적 능력이 있다고 간주하지 않는다. 아동이 연구에 참여하는 경우, 연구자는 부모 또는 법적 보호자의 동의와 아동의 동의를 모두 얻어야 한다. 아동의 동의는 연구조사에 참여하기 위한 아동의 적극적인 동의를 나타내지만 아동이 동의하지 못하는 것이 동의하는 것으로 해석할 수 없다. 아동의 동의 양식의 예가 그림 2.4에 나와 있다.

기관생명윤리위원회 연구 참여 동의서
학령기 아동의 다차원 유머 감각 : 예비 연구

______________________ ______________________

아동 이름 날짜

부모/보호자 동의서: 이 연구의 목적과 절차, 예측 가능한 위험 및 우리 아이가 겪을 수 있는 이익에 대해 설명을 들었습니다. 이 연구에 참여하는 것 외의 대안도 설명되었습니다. 나는 동의서를 읽고 이해했습니다. 나의 자녀가 본 연구에 참여하도록 자발적으로 동의합니다. 자녀와 나는 언제든지 우리의 참여를 중단할 수 있음을 이해합니다.

______________________ ______________________

부모/법적 보호자 서명 날짜

______________________ ______________________

부모/법적 보호자 이름 날짜

아동 동의: 저는 이 연구에 대해 부모님/법적 보호자에게 설명을 들었습니다. 우리는 Fain 박사의 전화번호를 가지고 있으며, 추가 질문이 있으면 언제든지 Fain 박사에게 전화할 수 있습니다. 내가 이 연구에 참여할 필요가 없다는 것을 알지만 연구에 참여하기로 결심했습니다.

____

아동 서명

그림 2.4 아동 동의 양식의 예

기관생명윤리위원회(IRB)

연구대상자가 연구에 참여하기 위해 자발적으로 사전동의를 하는 것을 보증하는 것 외에도 대부분의 기관 및 연구비 지원기관은 연구계획서를 검토할 수 있는 기구가 있다. 앞에서 언급했듯이 IRB는 연구자가 비윤리적 행동을 하지 않도록 하거나 잘못 설계된 연구를 수행하지 않도록 검토한다.

IRB의 주요 책무는 연구계획서를 검토하여 법과 지침을 준수하는지 확인하는 것이다. IRB에 제출된 계획서는 자세히 검토된다. IRB는 연구자가 연구대상자의 권리를 침해하지 않도록 보장한다. 비과학적 문제를 다루기 위해 변호사, 비전문가, 성직자가 IRB 위원으로 구성되기도 한다. IRB는 또한 연구대상자 선정 절차, 자발적인 사전동의, 명확한 설명문 및 비밀유지 절차를 검토하지만 연구수행의 타당성은 IRB의 영역 밖의 문제이다. 연구계획서를 승인, 수정 또는 승인하지 않기로 한 결정은 다수의 IRB 위원에 의해 이루어진다.

연구대상자의 개인 정보를 수집하지 않거나 민감한 주제를 다루지 않는 비침습적 절차를 사용하는 연구이거나 연구가 조사, 면담 또는 기존의 기록을 검토하는 연구의 경우 신속 검토(expedited review) 대상이 될 수 있다. 신속 검토의 경우 IRB 위원장과 한 명 이상의 위원이 연구계획서를 검토한다. 신속 검토의 장점은 전면 검토(full review) 보다 짧은 시간 내에 완료된다는 것이다.

인권보호를 위한 내용 평가

대부분의 연구보고서는 IRB의 검토 사항에 대해 한두 문장으로 기술한다. 예시 2.5는 일반적으로 인권보호와 관련하여 연구보고서에 쓰여지는 몇 가지 예를 보여준다. 자료수집 절차에 대한 자세한 설명이 없으면 연구를 윤리적으로 수용할 수 있는지에 대한 문제를 제기할 수 있다.

표 2.4에 제시된 정보는 연구보고서에서의 인권보호가 잘 지켜졌는지를 평가하는 데 도움이 될 수 있다. 일반적으로 대부분의 간호사는 연구활동을 수행하는 데 관여한다. 환자의 옹호자로서 간호사는 연구의 본질이 무엇인지와 연구가 IRB에 의해 검토되었는지 여부를 확인하기 위한 노력을 해야 한다. 인권을 침해당했을 때, 간호사는 연구자와 IRB 모두에게 그 문제를 보고해야 한다. 유사하게, 간호사는 보호의 내용이 정확하게 명시되지 않은 한, 연구대상자의 권리가 적절히 다루어졌다고 가정해서는 안 된다. 또한 절차가 명확하게 명시되어 있지 않는 한, 연구대상자 권리와 사전동의 절차가 적절히 이루어졌다고 가정하는 것도 부정확하다.

교육 프로그램 : 연구대상자 보호

인간 대상의 연구를 하는 연구자들은 연구대상자들 보호와 관련된 지침에 영향을 미치는 문제(예 : 주요 역사적 사건, 윤리적 원칙, 사전동의, 기관생명윤리위원회의 역할)를 검토하는 연구윤리 교육 프로그램을 완료해야 한다.

표 2.4	연구보고서의 인권보호 평가지침
평가 기준	**지침**
1. 연구문제는 간호를 위한 중요한 문제인가? 연구설계는 과학적으로 바른가?	연구대상자에게 도움이 되지 않거나 간호지식에 기여하지 않는다면 연구대상자를 연구에 참여시키는 것이 윤리적이지 않을 수 있다.
2. 연구는 연구대상자에 대한 이익을 극대화하고 위험을 최소화하도록 고안되어 있는가?	만약 연구대상자가 과도한 위험에 노출되고 연구로 인해 생기는 이익이나 지식이 적다면 윤리적 문제가 존재한다.
3. 연구문제를 연구하기에 윤리적으로 적합한 연구대상자를 선택했는가?	연구대상자가 연구결과로부터 이익을 얻을 수 있는 연구대상자가 아니라면 조직에 속해 있어 거부하기 어려운 사람을 대상으로 하는 것은 윤리적으로 적절하지 않다.
4. 자발적으로 사전동의를 했는가?	참여 강요와 연구 목적 및 참여에 관한 정보 부족은 인권을 침해한다.
5. 연구대상자를 기만(연구목적에 따라 연구대상자에게 연구내용을 알리지 않거나 다르게 알려주는 것)을 했는가?	가능하다면 기만은 피해야 한다. 연구자는 연구대상자에게 동의를 받기 전에 기만과 기만의 이유를 연구대상자에게 알려야 한다. 연구대상자는 연구를 마칠 때 기만이 포함되었음을 알려야 한다.
6. 연구대상자가 스트레스가 많은 상황에서 연구참여에 동의하여야 했는가?	가능하다면 스트레스하에서 받는 동의는 피해야 한다. 연구 참여에 대한 권유는 스트레스가 심할 때(예: 수술 직전 또는 복잡한 절차 직전)를 피해 조정해야 한다. 미리 적절한 때에 연구 참여를 권하는 것이 좋다.
7. 스스로 동의할 수 없는 연구대상자의 법적 보호자와 대리인에 의한 사전 동의인가?	이러한 유형의 동의는 신체적 또는 정신적으로 장애가 있거나 미성년자의 경우에 수행되어야 한다.
8. 연구보고서에 개별 연구대상자를 식별할 수 있는가?	연구자는 연구결과 발표와 자료 수집과 분석에서 연구대상자의 익명성을 보호할 조치를 취해야 한다.
9. 기관생명윤리위원회에서 독립적으로 윤리적 검토를 했는가?	연구보고서에 윤리적 고려가 언급되어 있어야 한다.

예시 2.5 기관생명윤리위원회의 연구대상자 승인의 예

연구대상자

기관생명윤리위원회(IRB)의 승인 후 온타리오(Ontario)주 남서부의 한 도시에서 가정의학과에 연락처를 기입해 놓은 포스터를 부착하여 8명의 연구대상자를 모집하였다. 3명의 남성(20세, 23세, 24세)과 5명의 여성(18세, 20세, 21세, 21세, 22세)이었다.

자료 수집

참가자는 가정의학과 직원이 배포한 전단지와 통역사와의 대기실 대화를 통해 모집하였다. 잠재적인 연구대상자는 동의 및 등록을 위해 개별적인 공간에서 보조연구원 또는 제1 저자를 만나거나 통역사 및 연구보조원과 가정방문이나 가족과 함께 만나기로 약속을 했다. 연구대상자에게는 기프트카드를 증정하였다. 기관생명윤리위원회(IRB)에서 연구를 승인했다.

Source: Leone, DR, Ray, SL, and Evans, M: The lived experience of anxiety among late adolescents during high school: An interpretative phenomenological inquiry.J Holistic Nurs 31:188, 2013.

Source: Hu, J, Wallace, DC, McCoy, TP, and Amirehsani, KA: A family-based diabetes intervention for Hispanic adults and their family members. Diabetes Educ 40:48, 2014.

링크

다음 웹사이트는 학생들에게 한국간호사윤리강령과 간호연구자를 위한 연구윤리관련 규정에 관한 유용한 정보를 제공한다.

- 대한간호협회(http://www.koreanurse.or.kr/)
- 한국간호과학회(http://www.kan.or.kr/kor/sp_main/main.php)
- 기관생명윤리위원회 정보포털(https://www.irb.or.kr/)

핵심요약

1. 연구과정은 의사결정 과정이다.
2. 연구과정의 다섯 가지 일반적인 단계는 문제를 선택하고 정의하고, 연구설계를 선택하고, 자료를 수집하고, 자료를 분석하고, 연구결과를 활용하는 것이다.
3. 연구는 연구의 목적과 통제의 정도에 따라 분류된다.
4. 기초연구는 이론을 개발, 개선 또는 시험하기 위해 수행된 연구를 말한다.
5. 응용연구는 임상실무에 직접적인 영향을 줄 수 있는 지식을 생성하기 위해 수행되는 연구를 의미한다.
6. 간호연구와 관련된 윤리적 원칙은 뉘른베르크 강령과 헬싱키 선언에서 파생되었다.
7. 미국 간호사협회는 연구활동에 종사하는 간호사를 위한 지침을 제공하는 두 가지 문서, 즉 간호연구 참여를 위한 교육(Education for Participation in Nursing Research)과 임상 및 기타 연구에서의 간호사를 위한 인권지침(Human Rights Guidelines for Nurses in Clinical and Other Research)을 개발했다.
8. 연구대상자의 기본적인 권리는 상해로부터 자유로울 권리, 사생활 보호와 존엄성에 대한 권리, 익명성과 기밀유지의 권리가 포함된다.
9. 사전동의는 충분한 공개(자발적 결정을 내리기에 충분한 정보를 공개), 이해(연구대상자가 제공된 정보를 이해할 수 있도록 보장), 강요받지 않을 자유의 내용이 포함된다.
10. 기관생명윤리위원회(IRB)는 연구계획서를 검토하고 연구대상자의 권리에 대해 의견을 제시할 책임이 있다.

학습활동

1. 관심 있는 연구논문을 두 가지 선택한다.
   a. 연구자가 간호과학과 관련된 문제를 조사하였는가?
   b. 수행된 연구의 유형을 어떻게 분류할 수 있는가?

2. 연구대상자가 있는 연구논문을 선택하고, 인권 보호를 위한 문제를 생각해 본다.
   a. 논문에서 연구대상자의 권리는 어떻게 언급되었는가?
   b. 인권보호의 적절성을 평가하는 데 도움이 되는 정보는 무엇인가?
   c. 비슷한 연구조사를 수행하려면 인권과 연구대상자의 안전을 보장하기 위해 어떤 조치를 취해야 하는가?

3. 윤리적 문제를 제기하는 터스키기(Tuskegee) 매독 연구, 윌로우 브룩(Willowbrook) 연구 및 존스 홉킨스 대학(Johns Hopkins University)의 위기에 대한 몇 가지 핵심사항을 확인한다.

REFERENCES

1. Polit, DF, and Beck, CT: Key concepts and steps in qualitative and quantitative research. In Polit DF, and Beck, CT(eds). Nursing Research: Generating and Assessing Evidence for Nursing Practice, ed 9. Lippincott Williams & Wilkins, Philadelphia, 2012, pp 48 – 71.
2. Gillis, A, and Jackson, W:Research for nurses: Methods and interpretation. FA Davis Company, Philadelphia, PA, 2002, pp 13 – 14.
3. Nguyen, TN, Nilsson, S, Hellstrom, AL, and Bengtson, A: Music therapy to reduce pain and anxiety in children with cancer undergoing lumbar puncture: A randomized clinical trial. J Pediatr Oncol Nurs 27:146, 2010.
4. Hilton, JJ: Folic acid intake of young women. J Obstet Gynecol Neonatal Nurs 31:172, 2002.
5. Greene, MS, et al: Metabolic control, self-care behaviors, and parenting in adolescents with type 1 diabetes. Diabetes Educ 36:326, 2010.
6. Martin, LM, et al: The association between early outcome, healthrelated quality of life, and survival following elective open-heart surgery. J Cardiovasc Nurs 23:432, 2008.
7. Katz, J: Experimentation With Human Beings. Russell Sage Foundation, 1972, pp 289 – 290.
8. World Medical Association: Human experimentation code of ethics of the World Medical Association, Declaration of Helsinki. Br Med J 2:177, 1964.
9. Getz, K, and Borfi tz, D: Informed Consent: The Consumer's Guide to the Risks and Benefi ts of Volunteering for Clinical Trials. Thomson Healthcare Inc, Boston, 2002, pp 70 – 121.
10. Brandt, AM: Racism and research: The case of the Tuskegee Study. Hastings Center Report 8:21, 1978.
11. Gillis, A, and Jackson, W: Research for nurses: Methods and interpretation. FA Davis Company, Philadelphia, 2000, pp 322 – 48.
12. Steinbrook, R: Protecting research subjects: The Crisis at Johns Hopkins. N Engl J Med 346:716, 2002.
13. Beecher, HK: Ethics and clinical research. N Engl J Med 274:1354, 1996.
14. Rothman, DJ: Were Tuskegee and Willowbrook 'studies in nature'? Hastings Center Report 12:5, 1982.
15. American Association of Colleges of Nursing: Position Statement on Nursing Research. American Association of Colleges of Nursing, Washington, DC, 2006.
16. American Nurses Association: Position Statement: Education for Participation in Nursing Research. American Nurses Association, Washington, DC, 1994.
17. American Nurses Association: Human Rights Guidelines for Nurses in Clinical and Other Research. American Nurses Association, Kansas City, MO, 1985.

18. 김정희, 임승철, 노성우 외: 순차적 냉·온 요법이 척추 수술 후 통증과 통증 조절 만족도, 안위, 주관적 반응에 미치는 효과. 기본간호학회지 23:184, 2016. (p.19)

CHAPTER 3

근거기반실무에 대한 이해

Understanding Evidence-Based Practice

학습 목표

이 장을 마치면 다음을 수행할 수 있다.

1. 근거기반실무(EBP)의 정의를 설명한다.
2. 근거기반의학(evidence-based medicine, EBM)과 근거기반간호(evidence-based nursing, EBN)를 구별한다.
3. 체계적 문헌고찰의 정의를 설명한다.
4. 간호실무에서 연구결과의 활용이 지연되는 여러 가지 이유를 규명한다.
5. 근거기반실무와 관련된 제한점을 나열한다.
6. 근거기반실무 과정의 단계를 규명한다.
7. 근거기반의학(EBM)에서 가장 보편적으로 사용하는 전자 문헌 데이터베이스 중 몇 가지를 말한다.
8. 연구의 평가와 관련된 근거의 수준을 토론한다.

핵심 용어 해설

- 근거기반간호(evidence-based nursing, EBN). 근거기반간호는 환자 개인 및 그룹에게 간호를 제공할 때, 이론으로부터 도출된 근거 및 최상의 연구근거를 명백하게, 양심적으로, 분별하여 사용할 뿐 아니라 연구대상자의 요구와 선호도를 고려하는 것을 의미함.
- 근거기반실무(evidence-based practice, EBP). 근거기반실무는 환자 개인 및 그룹에게 이론으로부터 도출된 근거 및 최상의 연구근거를 명백하게, 양심적으로, 분별할 뿐 아니라 연구대상자의 요구와 선호도를 고려한 의사결정을 통해 간호실무를 제공하는 것
- 근거기반의학(evidence-based medicine, EBM). 근거기반의학은 개별적인 환자의 치료 및 돌봄에 대한 의사결정을 할 때, 현존하는 최상의 연구 근거를 명백하게, 양심적으로, 분별하여 사용하는 것이다. 근거기반의학 실무란 체계적 문헌고찰로부터 도출된 가장 최상의 임상적 근거와 의사 개인의 임상적 전문성을 통합하는 것을 의미
- 논리연산자(boolean operators). 문헌 검색에서 보다 명료하게 초점을 맞춘 검색결과물을 얻기 위해서, 주요 검색어를 포함하거나 배제하기 위해 사용하는 단어를 의미

- 메타분석(meta-analysis). 특정 영역의 관심 주제에 부합하는 다수의 연구 결과를 분석하고 합성하여 과학적 진술로 최종 결론을 도출하는 통계적 방법
- 배경 질문(background questions). 질환 또는 상태에 대한 일반적인 또는 기본적인 지식에 초점을 맞춘 질문을 의미한다.
- 선정기준과 제외기준(inclusion and exclusion criteria). 어떤 근거를 유지하고, 어떤 근거를 제외할 것인지를 결정하기 위한 구체적 조건을 의미한다.
- 실무기반 문제도출 또는 문제초점 자극(problem-focused triggers). 임상실무현장에서 관련 업무 담당자로서 질(quality) 관리, 위험 관리, 벤치마킹(benchmarking) 등과 관련된 자료 또는 임상에서 반복적으로 발생하는 문제에 대해 검토할때 떠오르는 생각을 의미
- 연구의 활용(research utilization). 연구를 통해 생성된 지식이 임상실무로 통합되는 과정
- 전경질문(foreground questions). 임상 의사결정 및 수행을 알기 위한 구체적 지식에 초점을 맞춘 질문
- 지식기반 문제도출 또는 지식초점 자극(knowledge-focused triggers). 정부 및 전문기관에서 제공하는 근거기반실무 가이드라인 또는 연구결과 발표를 읽거나 들었을 때 관련 업무 담당자로서 떠오르는 문제 또는 생각을 의미
- 체계적 문헌고찰(systematic review). 구체적인 특정 임상질문에 대한 해답을 얻기 위해 기존의 연구문헌을 수집, 검토하는 엄격하고 질서정연한 과정
- 회색문헌(grey literature). 보편적으로 사용하는 상업적, 학술적 문헌 데이터베이스에서 확인되지 않는, 출판되지 않은 문헌 또는 근거를 의미함.
- ACP Journal Club. 미국의사협회 저널클럽은 전통적인 다양한 학회지에 게재된 가장 최근의 연구 또는 체계적 고찰 논문으로부터 최상의 근거를 요약하고 해석한 내용을 게시하고 있음.
- Agency for Healthcare Research and Quality(AHRQ). 12개의 근거기반실무 센터의 근거기반 관련 연구를 지원하고 집행하는 기관으로서 근거기반실무의 촉진에 기여하고 있음.
- AIDSLINE. HIV 감염 및 AIDS(후천성면역결핍증)와 관련된 문헌의 색인
- CANCERLIT. 암과 관련된 다양한 문헌의 색인
- CINAHL(Cumulative Index of Nursing and Allied Health Literature). 간호 및 보건학 분야의 문헌을 가장 많이, 심층적으로 보유하고 있는 대표적인 전자데이터베이스
- Clinical Key. 교과서, 단행본, 저널, 임상실무지침, 환자교육자료, 약물정보 등에 대한 원문을 제공하는 전자데이터베이스
- ClinicalTrial.gov. 질병 및 건강과 관련된 임상시험 및 임상연구에 대한 세계 최대의 온라인 등록 시스템으로 공적 · 개인적 연구비를 지원받으며 진행되는 모든 임상연구에 대해 환자와 가족, 건강 관련 전문가 및 연구자들에게 정보를 제공하고 있음.
- Cochrane Database of Systematic Reviews. Cochrane Library에 있는 가장 유명한 데이터베이스 중 하나로, 100개 이상의 의학저널을 통해 개별적인 임상시험 연구의 결과뿐 아니라 요약과 체계적 고찰을 포함함.
- Cochrane Library. 사전 정보에 입각한 의료 및 간호 관련 의사결정이 가능하도록 필요한 근거를 제공하기 위해 고안된 전자 도서관
- Embase(exerta medica database). 생의학, 생명과학, 약리학 분야의 문헌을 보유하고 있는 데이터베이스로 제공자는 엘스비어(Elsevier)

- HealthSTAR. 건강관리 및 간호 제공의 임상적 측면과 비임상적 측면 모두에 초점을 맞추고 있는 색인
- InfoPOEMS(patient-oriented evidence that matters). 최근의 논문 및 논평을 검토, 제공하는 문헌 데이터베이스이며, APC Journal Club 과 유사
- MEDLINE. 의학, 생의학 등 건강관련 학문분야의 문헌을 찾을 수 있는 세계 최대의 데이터베이스
- National Guideline Clearinghouse. 근거기반 임상실무 가이드라인을 게시, 제공하는 미국정부기관
- PICOT. 임상질문 작성에 필요한 주요 구성요소의 첫 글자로 구성한 약어로, 환자/모집단/문제(P-patient/Population/Problem); 중재(I-Intervention); 비교(C-Comparison); 결과(O-Outcomes); 시간(T-Time frame)을 의미
- Preferred Reporting Items for Systematic Reviews and Meta-Analyses(PRISMA). PRISMA 흐름도(flow diagram). 연구자가 체계적 문헌고찰 또는 메타분석의 결과를 보고할 때 검색 전략 및 문헌 선정 과정의 주요 내용을 도식으로 제시하도록 도움.

간호사는 특정 치료 및 중재 방법 등에 대해 의사결정을 할 때 다양한 출처의 정보를 사용한다. 그러나 아쉽게도 이러한 정보의 출처는 대부분 교과서, 저널, 또는 신뢰할 만한 동료 및 교수와의 대화 등이며, 과학적 연구결과로부터 도출된 정보는 적다. 간호사들은 수년에 걸쳐 연구에 기반을 둔 실무를 강조해 왔음에도 불구하고, 이 목표를 달성하기는 여전히 어렵다. 지난 10여 년 동안, 건강 관련 전문가들에게 최상의 과학적 근거에 기반을 둔 의료서비스를 제공하도록 하는 새로운 요구가 있어 왔다. 이러한 근거기반실무(evidence-based practice, EBP)로의 움직임은 연구대상자에게 연구에 기반을 둔 간호를 제공하고자 하는 간호의 목표와도 일치한다. 이번 장에서는 근거기반실무에 대한 개요 및 근거기반도구들에 대한 논의를 함께 다룰 것이다.

근거기반실무란 무엇인가?

근거기반실무는 건강관리전문가들의 임상실무가 전통과 경험에 근거하지 않게 하고, 과학적 연구결과에 근거하도록 하는 원칙에서 출발하였다. 근거기반실무의 개념은 의학분야에서 기인한 것으로, 제일 처음 사용된 용어는 **근거기반의학**(evidence-based medicine)이었다. 이 용어는 Sackett와 그의 동료들[1]에 의해 처음으로 정의되었으며, 그 내용은 다음과 같다. 근거기반의학은 개별적인 환자의 치료 및 돌봄에 대한 의사결정을 할 때, 현존하는 최상의 연구근거를 명백하게,양심적으로, 분별하여 사용하는 것이며, 체계적 문헌고찰로부터 도출된 가장 최상의 임상적 근거와 의사 개인의 임상적 전문성을 통합하는 것을 의미한다.

근거기반의학의 개념은 이후 모든 건강관리 분야로 확장되어 '근거기반건강관리(evidence-based health care, EBH) 또는 근거기반실무(evidence-based practice)'라는 용어로 적용되고 있다. 이 두 가지 용어 모두 환자를 돌보는데 있어 연구결과의 비판적 평가, 연구결과의 적용 여부 및 방법에 관한 의사결정을 의미한다.

Ingersoll[2] 은 **근거기반간호(evidence-based nursing, EBN)**는 환자 개인 및 그룹에게 간호를 제공할 때, 이론으로부터 도출된 근거 및 최상의 연구근거를 명백하게, 양심적으로, 분별하여 사용할 뿐 아니라 연구대상자의 요구와 선호도를 고려하는 것이라고 제안함으로써 근거기반의학(EBM)과 구분하고자 했다. 근거기반간호(EBN)는 관

습적인, 실제와 동떨어진, 비체계적인 임상경험 또는 근거 없는 의견이나 전통을 강조하기보다는 연구결과의 활용을 강조한다.[3]

근거기반실무의 특성

근거기반실무는 몇 가지 중요한 기능을 한다. 첫째, 근거기반실무는 간호사의 현재 임상경험의 맥락을 고려하는 문제해결 접근법이다.[3] 임상경험은 간호사가 자신의 임상기술과 과거의 경험을 사용하여 개별 환자가 가지는 고유한 건강상태, 진단, 위험요인, 잠재적 개입의 이득을 확인할 수 있는 능력을 의미한다.[4]

둘째, 근거기반실무는 연구, 지식, 이론을 결합하여 가장 유용한 연구근거를 제공한다.[3] 환자 중심의 임상연구로부터 도출된 최상의 근거를 사용할 때 진단적 검사의 정밀성과 정확성, 예후를 결정하는 지표의 의미, 치료적 또는 예방적 중재법의 효과와 안정성이 확보될 수 있다.[1] 마지막으로, 근거기반실무는 환자의 가치에 귀 기울이도록 한다. 환자의 가치가 환자에게 도움이 된다면, 임상의사결정 시에 각 환자의 선호도 및 관심과 기대를 고려한다.

근거기반실무와 연구결과의 활용

'근거기반실무'와 '연구의 활용'이라는 용어는 종종 동의어로 사용한다. 두 용어는 유사점이 많지만, 분명한 차이가 존재한다. **연구의 활용**은 연구로부터 생성된 지식이 임상실무로 통합되는 과정이다.[4] 이 과정에는 실제 그 결과의 실행 및 평가와 함께 연구결과의 비판적 분석이 포함된다. 연구의 활용은 실증적으로 도출된 지식을 실제 현장에 적용 가능한 것으로 변환하는 것이다.[5] 즉, 이것은 연구결과의 적용에 초점을 두는 근거기반실무의 한 부분에 속한다고 할 수 있다.

연구활용의 목적은 유용한 지식을 적용함으로써 환자의 임상적 결과를 개선하는 것이다. 연구를 수행하는 방법은 계획적이고 체계적이지만, 연구의 활용은 여러 가지 연구결과를 종합하여, 임상실무에 그 새로운 지식을 적용하는 것이다.[4] 그러나 연구결과가 항상 임상실무에 통합될 수 있는 것이 아니다. 몇몇 간호사는 연구결과를 전혀 읽거나 듣지 않으며, 다른 간호사들도 실제적 변화를 일으킬 수 있을 만한 힘이 있다고 느끼지 않는다. 한편 다른 경우에는 연구자가 연구결과를 발표하지 않거나, 간호사에게 그 결과를 공개하지 않을 수도 있다.

간호사가 연구 결과를 읽고 실무에 이를 통합하고자 시도할 때, 이러한 노력 대부분은 비공식적인 경향이 있다. 그러나 이러한 노력의 목표는 연구의 활용을 공식화하고, 연구 결과를 확산하며, 간호사가 근거에 기반을 둔 정책, 술기, 임상실무지침을 개발하도록 돕는 것이다. 근거기반실무를 보장하는 전략은 연구 활용의 과정에서 주요 구성요소이다.[4] 1975년부터 1995년 사이까지, 간호연구의 확산을 도모하기 위한 연구활용의 여러 가지 모델 또는 접근방법이 개발되었다. 초기 모델의 대부분은 연구기금을 지원받은 프로젝트들이었으며, 연구기반 프로토콜 및 임상실무지침을 개발하는 임상실무의 혁신에 초점을 두었다. 표 3.1은 몇 가지 간호연구 활용의 모델에 대한 소개이다.[4] 각 모델에 대한 보다 자세한 내용은 해당 참고문헌을 참조한다.

근거기반실무는 연구활용이라는 용어의 정의를 포함하고 있을 뿐 아니라 체계적 문헌고찰을 통해 최상의 유

표 3.1 간호연구 활용 모델

연도	모델명	참고문헌
1975~1977	Western Interstate Commission for Higher Education (WICHE)	Krueger, JC: Utilization of nursing research: The planning process, J Nurs Adm 8:6, 1978
1975~1981	Conduct and Utilization of Research in Nursing (CURN)	Jorsley, JA, Crane, J, and Crabtree, MK: Using Research to Improve Nursing Practice: A Guide. Grune & Stratton, New York, 1983
1976~1985	Nursing Child Assessment Satellite Training (NCAST)	King, D, Barnard, KE, and Hoehn, R: Disseminating the results of nursing research. Nurs Outlook 29:164, 1981
1976	Stetler/Marram Model	Stetler, CB, and Marriam, G; Evaluation of research fi ndings for applicability in practice. Nurs Outlook 24:559, 1976
1989	American Association of Critical Care Nurses (AACN)	Mitchell, PH, et al: American Association of Critical Care Nurses Demonstration Project: Profi le of excellence in critical care nursing. Heart Lung 18:219, 1989
1994	Stetler	Stetler, CB: Refi nement of the Stetler/Marram model for application of research fi ndings to practice. Nurs Outlook 42:15, 1994
1994	Iowa Model of Research in Practice	Titler, MG, et al: Infusing research into practice to promote quality care. Nurs Res 43:307, 1994

용한 근거와 임상적 전문지식을 통합하는 보다 광범위한 개념이다.[1] 임상적 전문지식은 임상경험과 실무를 통해 획득한 간호사의 임상적 판단력과 숙련도를 의미한다. 최상의 임상근거는 임상적 전문지식을 알려줄 수는 있지만, 결코 그것으로 대체될 수는 없다. 임상적 전문지식은 개별 환자의 임상의사결정을 할 때 근거의 적용 여부 및 근거를 통합하는 방법을 결정할 때 가장 중요하다.

근거기반실무는 '임상의 문제를 해결하기 위해 무엇이 가장 최선의 유용한 근거인가'라는 질문에서 시작한다. 엄격한 연구로부터 도출된 근거를 가능한 한 가장 최선의 근거로 고려해야 하지만, 근거기반실무는 체계적으로 생성된 근거, 임상적 전문지식과의 통합, 환자의 선호도 및 현존하는 다른 자원들도 정보의 출처로 사용한다.[5,6] 왜냐하면, 더 엄격한 연구일수록 간호사에게 더 많은 정보를 제공할 가능성이 커지기 때문이다. 무작위 대조군 임상시험(Randomized Clinical Trial, RCT)이 근거 등급의 질과 강도를 판단하는 최고의 표준이다. 어떤 경우, 근거기반실무와 관련된 네 가지 주요 범주(요법, 치료, 진단적 검사, 예후)에 대한 질문/문제가 무작위 대조군 임상시험을 필요로 하지 않거나, 수행되지 않았을 수도 있다. 그렇다면 간호사는 그 다음으로 가장 유용한 근거를 참조할 수 있어야 한다. 간호사가 임상의사결정의 기초로써 연구결과와 가장 최선의 유용한 근거를 사용할 때, 그 결

표 3.2	간호실무에 연구결과 사용이 지연되는 이유

1. 간호사가 연구결과에 대해 실제로 잘 알지 못하고 있다.
2. 연구결과를 적용할 때, 어떤 연구대상자에게 이득과 위험이 있을지 간호사가 명확하게 판단하기 어려울 수 있다.
3. 간호사는 실제로 지식을 생성하는 사람들, 즉 연구자들과 대체로 연관성이 적고, 연구자나 임상전문가와의 소통이 종종 부족하다.
4. 임상간호사와 간호학자가 서로 다른 언어를 사용한다.
5. 간호사가 실제 연구보고서를 찾고 읽는 기술이 부족하다.
6. 연구는 종종 임상적으로 의미있는 용어로 보고되기보다 통계적 용어로 보고된다.
7. 간호사 또는 간호관리자가 혁신을 수용하고 도입할 기회를 만들지 않는다.

과가 바로 근거기반실무이다.

연구와 실무의 격차

연구와 실무의 격차는 지식이 생성되는 시점에서 건강 관련 전문가가 그것을 실제 수행하는 시점까지의 기간을 의미한다.[6] 근거기반실무의 개념과 확산 운동이 계속해서 인기를 얻었음에도, 실제로 연구결과를 간호실무에 사용하기까지는 시간이 걸렸다. 이와 같은 지연 현상이 나타나는 몇 가지 이유[3,7]는 표 3.2와 같다.

근거기반실무의 제한점

근거기반의학의 과학 및 실무적 측면과 관련된 여러 가지 제한점이 확인되었다. 과학 측면의 보편적 세 가지 제한점은, 1) 일관된 과학적 근거의 부족, 2) 개별 환자의 치료와 돌봄에 과학적 근거를 적용할 때의 어려움, 3) 양질의 의료 및 실무 제공과 관련된 장애요인이다.[1] 근거기반의학의 실천과 관련된 특별한 제한점에는 연구문헌의 검색과 평가에 요구되는 기술 개발의 필요, 그러한 기술을 실제적으로 숙달하는 데 필요한 시간의 부족, 근거에 접근할 수 있는 자원의 부족이 있다.[1]

근거기반실무의 단계

표 3.1에서 제시한 간호연구 활용 모델들은 모두 연구 활용 프로젝트를 설계하고 수행하기 위한 지침 또는 단계를 제공하고 있다. 시간이 흐르면서 이러한 모델 중 몇 개는 수정되어 임상실무에 근거를 활용하는 단계를 제시하기 시작했다. 그중 하나가 Iowa Model of Research in Practice이다. 2001년에 Titler와 그의 동료들[8]이 이 모델을

다시 수정하고 Iowa 근거기반실무모델(Iowa Model of Evidence-Based Practice to Promote Quality Care)로 명칭을 변경하였으며, 근거기반실무의 과정과 활동을 수행하기 위한 단계를 제시하였다. 근거기반실무를 위한 첫 단계는 주제 선정, 임상질문 작성하기, 팀 구성이다.

주제 선정

Iowa 근거기반실무 모델은 근거기반실무를 위한 생각은 어떤 자극 또는 계기에서 시작된다는 가정에 따라 설계되었다. 이때 주제 선정은 지식기반 문제도출(지식초점 자극, knowledge-focused trigger) 또는 실무기반 문제도출(문제초점 자극, problem-focused trigger) 모두 가능하다.[8] **지식기반 문제도출(지식초점 자극)**은 정부 및 전문기관에서 제공하는 근거기반실무 가이드라인 또는 연구결과 발표를 읽거나 들었을 때 관련 업무 담당자로서 떠오르는 문제 또는 생각을 의미한다.[9] 예를 들면, 통증 중재, 피부 손상 예방, 비위관의 위치 사정, 동맥관의 개방성 등이 이에 해당한다. **실무기반 문제도출(문제초점 자극)**은 임상실무현장에서 관련 업무 담당자로서 질 관리, 위험관리, 벤치마킹 등과 관련된 자료 또는 임상에서 반복적으로 발생하는 문제에 대해 검토할 때 떠오르는 생각을 의미한다.[9] 실무기반 문제도출(문제초점 자극)의 예로 심부정맥 혈전증과 폐색전 발생률의 증가 등을 들 수 있다.

대부분의 임상문제는 의료인에 의해 가장 먼저 확인되는 경우가 많고, 그것은 '왜 우리는 그것을 이 방법으로 하고 있는가?', '더 나은 방법은 없는가?', '그러한 결정에 어떤 이론적 근거가 있었는가?', '보다 효율적으로, 효과적으로 잘 할 수 있는 방법이 있는가?'라는 질문들로부터 시작된다. 이러한 문제 또는 질문은 새로운 지식 또는 기술이 도입될 때 나타날 수도 있다.

실제로 이와 같은 질문은 환자 간호와 관련된 핵심 쟁점들로부터 제기된다. 임상 질문은 연구 가능한 문제와 마찬가지로 구체적인 초점이 필요하다. 예를 들면, 질향상 연구는 내·외과 병동에서 환자의 통증이 잘 조절되지 않는다는 것을 나타낼 수 있다. 이때 최선의 가능한 근거를 찾기 전에 그 질문의 구체적 성격을 먼저 결정해야 한다. 예를 들어, 통증 문제는 특정 연령대(청장년, 중년 또는 노년) 또는 통증에 대한 간호사의 태도와 관련될 수도 있다. 고령 환자의 통증 사정과 관리의 문제를 해결하기 위해 초점을 좁혀가면 더 적합한 근거를 찾을 가능성이 크다.

임상질문을 작성할 때 고려할 사항에 대해서는 표 3.3을 참조한다. 이 목록은 포괄적이지도 않고, 상호 배타적이지도 않다. 임상질문 만들기에서 중요한 것은 질문할 질문의 유형을 결정하는 것이다. Melnyk and Fine-out-Overbolt[10]는 질문의 유형을 배경질문(background question)과 전경질문(foreground question)으로 제시하였다. **배경질문**은 질환 또는 상태에 대한 일반적인 또는 기본적인 지식에 초점을 맞춘 질문이다.[10] 이 질문의 두 가지 핵심요소는 '질문(누가, 무엇을, 어디서, 어떻게, 왜)'과 관심을 가진 문제의 '결과' 변수이다. 대부분 배경질문은 교과서를 통해 해답을 얻거나, 근거보다는 동료들의 의견을 바탕으로 하는 경향이 있다. 배경질문의 예를 들면, 편두통의 원인은 무엇인가? 신장 결석을 진단하기 위한 가장 좋은 진단적 검사법은 무엇인가? 40세 이후 여성은 얼마나 자주 유방 촬영술을 시행해야 하는가? 등이다. **전경질문**은 임상 의사결정 및 수행을 알기 위한 구체적 지식에 초점을 맞춘 질문이다.[10] 이 질문은 의사결정 및 선택에 좀 더 초점을 맞추고 있다. 일반적으로 더욱 숙련된 전

표 3.3	임상질문 작성 시 고려할 사항

1. 임상결과(clinical findings): 환자의 과거력 및 신체검진 결과를 정확하게 수집하고 해석하는 방법
2. 병인(etiology): 질병의 원인을 규명하는 방법
3. 임상증상(clinical manifestation): 질병으로 인해 증상이 나타나는 시기와 빈도를 아는 것과 환자의 질병을 분류할 때 이 지식을 어떻게 사용할지 아는 것
4. 감별진단(differential diagnosis): 환자에게 발생한 임상적 문제의 가능한 원인을 고려하여, 치료 가능성이 높고, 반응이 빠르며, 위중한 환자를 구분하는 방법
5. 진단적 검사(diagnostic test): 특정 질환을 확진하거나 배제하기 위해 검사의 정확성, 수용가능성, 안전성 등을 함께 고려하여 진단적 검사를 선택하고 그 결과를 해석하는 방법
6. 예후(prognosis): 시간 경과에 따른 환자의 가능한 임상적 경과를 예측하는 방법
7. 치료(therapy): 환자에게 제공할 치료법을 위해와 이득, 비용과 노력을 고려하여 선택하는 방법
8. 예방(prevention): 위험요인을 확인 · 수정함으로써 질병이 발생할 기회를 줄이는 방법 및 선별검사 및 검진을 통해 초기에 진단하는 방법
9. 경험과 의미(experience and meaning): 환자의 상황에 공감하고, 경험에서 발견한 의미를 이해하며, 그 의미가 환자들의 치유에 어떻게 영향을 미치는지 이해하는 것
10. 자기 개발(self-improvement): 최신 지견을 유지하고, 임상 및 기타 술기를 향상하는 방법과 보다 나은, 효율적 임상실무를 수행하는 것

Source: Sackett, DL, et al: Evidence-Based Medicine: How to Practice and Teach EBM, ed 2. Churchill Livingstone, Edinburgh, 2000, pp 1 – 35.

문가들이 그들의 임상적 경험과 전문적 지식을 사용하여 이러한 질문을 구성하며, PICOT 양식을 사용하여 임상질문을 요약적으로 제시한다. 표 3.4를 살펴보자.

임상질문 작성하기

임상질문에 대한 근거 검색을 보다 쉽게 하기 위한 임상질문 작성법에는 여러 가지가 있다. Fineout-Overholt와 Johnston[11]은 잘 구조화된 임상문제의 각 요소를 잘 기억하는 데 도움이 되는 **PICOT** 양식의 사용을 권장한다. P(patient/population)는 환자, 모집단, 또는 연구대상자의 상태를 의미하는 단어의 첫 글자이다. 항상 모집단 또는 연구대상자의 상태를 구체화해야 한다. 예를 들어, 당뇨환자를 대상으로 유산소 운동 대비 저항성 운동의 혈당 조절 효과가 어떤지에 관심을 가지고 있다면, 무엇이 연구대상자 또는 모집단인가? 이 연구대상자는 청소년, 청장년, 또는 노인인가? 이와 같은 정보를 구체화할수록 임상 상황에 대한 더 많은 근거가 밝혀질 수 있다. I(Intervention)는 중재 또는 관심 주제를 의미하는 단어의 첫 글자이다. 중재 또는 간호 관심 주제는 보통 특정 중재 및 치료 방법뿐 아니라 진단적 검사, 수행과정, 노출 여부 등을 포함한다. 이것은 임상질문이 어디에(예: 치료, 진단, 예후) 초점을

표 3.4 전경 임상 질문(foreground clinical questions) 작성하기: PICO 구성요소

환자/모집단	중재	비교(선택적)	결과
급성기관지염 환자	항생제 투여	-	객담 생성 및 기침 감소 여부
소아 암환자	현재 치료방법	-	발열과 감염 관리법
진단적 검사 중에 있는 환자의 가족	경청, 차분한 코메디 대본의 오디오 테이프	-	불안 감소 여부
폐경기 여성	비타민 D와 칼슘제제 복용	-	골절 예방 여부
인공호흡기 사용 중인 성인 중환자실 환자	조기 복위(prone position) 적용	앙와위	사망률 감소 여부
섬유근통을 진단받은 성인 여성	침술 적용	약물 치료	만성통증 감소 여부
심폐소생술을 받은 성인 환자의 가족	함께 있기	소생술 동안 부재	가족에게 긍정적 효과 여부
중환자실에 입원한 성인 환자	매일 침상목욕 시 2% 클로로헥시딘 사용	매일 침상목욕 시 물과 비누 사용	혈류감염 예방 효과
혈중지질검사를 위해 금식이 필요한 연구대상자	혈액 채취 전 최소 9시간의 금식시간	4시간에서 12시간의 다양한 금식 시간	혈중지질검사 결과의 정확성은?

Source: 송소이, 이금문, 김경숙. 중환자실 환자에서 혈류감염 감소를 위한 2% 클로로헥시딘 침상목욕 적용에 대한 근거기반간호 사례. 근거와 간호 4(1), 33-36, 2016.

최현임 외. 혈중지질검사 전 연구대상자에게 적용하는 금식시간 표준화를 위한 근거기반간호 사례. 한국근거기반간호학회지, 6(1),31-35, 2018.

Climo MW, Yokoe DS, Warren DK, Perl TM, Bolon M, Herwaldt LA, et al. Effect of daily chlorhexidine bathing on hospital-acquired infection. New England Journal of Medicine. 2013;368(6):533-542. doi: 10.1056/NEJMoa1113849.

두고 있는지에 달려 있다. C(comparison)는 관심 주제에 대한 비교로, 임상질문이 중재에 초점을 두고 있을 경우 비교 대상이 보다 신속하게 확인된다. O(outcome)는 관심 주제의 기대되는 결과를 의미하는 단어의 첫 글자이다. 중재의 효과를 평가할 수 있는 결과의 측정도구 또는 방법을 확인하는 것이 매우 중요하다. T(time frame)는 시간을 의미한다. 그러나 이 요소는 모든 임상질문에 반드시 포함되어야 하는 것은 아니다. PICOT 임상 질문에서 시간(T) 및 비교(C) 부분은 종종 진술되어 있지 않을 수 있다. 반면, 환자/모집단(P), 중재(I), 결과(O)는 PICOT 임상질문에서 필수요소로 항상 진술되어야 한다.

팀 구성

임상질문이 규명되었다면, 다음 단계는 적절한 구성원을 정해서 팀을 구성하는 것이다. 균형 잡힌 팀을 구성하는 것은 근거기반실무 실행에 매우 중요하다. 팀 구성원이 이 문제를 잘 알고 있는지, 중재를 제공과 관련된 이해관계자가 포함되어 있는지 확인해야 한다. 예를 들어, 통증 중재와 관련된 팀을 구성한다면 이는 다학제적이어야 하며, 다양한 건강 관련 전문가들, 즉 간호사, 약사, 의사, 심리학자 등이 포함되어야 한다. 또한, 직 · 간접적으로 근거기반실무 팀에 영향을 미칠 수 있는 관리자(최고 간호관리자, 중간관리자, 일선 관리자)도 근거기반실무 수행에 포함될 필요가 있으며, 매 단계에 대한 정보를 이들에게 공유해야 한다. 어떤 경우는 보다 큰 조직의 목표와의 연계성을 위해서 외부 기관 또는 부서에 있는 사람의 참여를 구하는 것이 중요할 수 있다.

체계적 문헌고찰

적절한 임상질문을 규명하고, 팀을 구성하였다면 그 다음 단계는 근거를 수집하고 평가하는 것이다. 단일 연구의 결과는 가장 간단한 형태의 근거를 구성한다. 다수의 연구결과를 통해 도출된 결과는 각각이 별도의 근거로 간주되어야 한다. 어떤 연구결과에서는 가설이 잘 지지되었으나, 어떤 연구결과에서는 그렇지 않을 수도 있기 때문이다. 각 개별 연구의 결과는 과학적 지식을 구축하는 시작이 될 수 있다. 그러나 지식은 각 개별 연구의 결과 이상이다. 다수의 연구로부터 도출된 결과가 임상지식의 기반을 구축하는 데 있어 필수적이다. 다수의 연구에서 유사한 결과가 확인되면 다른 환자 또는 환경에서도 그 결과가 일관되게 나타날 것을 보장할 수 있다.[7] 다수의 연구결과를 병합하는 방법이 바로 체계적 문헌고찰이다.

체계적 문헌고찰은 구체적인 특정 임상질문에 대한 해답을 얻기 위해 기존의 연구문헌을 수집, 검토하는 엄격하고 질서정연한 과정이다. '체계적'이라는 단어는 체계적 문헌고찰의 성격과 초점을 이해하는 데 필수적이다. 이를 위해 연구 결과와 그 의미를 요약, 평가, 전달하기 위한 과학적 접근법 사용이 수반된다.[10,12] 이러한 간결하고 일관된 임상질문은 논문의 시작 부분에 주로 진술되어 있으며, 좋은 체계적 문헌고찰의 필수적인 구조적 요소이다.

체계적 문헌고찰이 기존의 전통적인 문헌고찰과 혼동될 수 있다. 체계적 고찰방법은 연구방법론에 따라 구조화된 방식으로 수행되는 것이다. 기존의 전통적 문헌고찰은 특정 주제에 대한 저자의 관점을 지지하는 논문 또는 논의의 배경이 되는 논문들의 집합 같은 것이라고 할 수 있다. 전통적 문헌고찰의 목적 및 문헌검색의 규칙은 4장을 참고한다.

체계적 문헌고찰에 의해 확인할 수 있는 광범위한 질문은 다음과 같다: 특정 영역의 과학적 상태는 어떠한가? 현재 연구에서 방법론적인 차이는 무엇인가? 이 연구결과로부터 환자의 결과에 중재가 미치는 영향은 무엇인가? 향후 후속 연구의 초점은 무엇이 되어야 하는가?

최선의 근거 도출하기

임상질문을 확인한 후 다음 단계는 문헌검색을 통해 최선의 근거를 도출하는 것이다. 최선의 근거를 찾기 위해 문헌을 검색할 때, 구체적인 것보다는 광범위한 검색으로 시작하는 것이 좋다. 우선 자신이 알고 있는 인용 색인, 저널, 데이터베이스 및 기타 문헌 출처들을 확인하고, 이 부분에 시간을 충분히 투자한다. 교과서에는 질병의 병태생리와 같은 유용한 정보가 있지만 도움이 되지 않을 수 있다. 교과서는 질병의 원인, 진단, 예후, 예방, 치료 등을 입증하기에는 적합하지 않다. 아마도 다른 잠재적 문헌을 확인하는 데는 교과서의 참고문헌이 도움이 될 수 있을 것이다.

검색을 시작할 때, 먼저 도서관의 사서와 협력하여 효과적인 검색전략을 수립하고, 사서와 자신의 임상질문을 공유하도록 한다. 사서는 문헌검색에 대해 올바른 방향을 안내하고, 조언을 해 줄 수 있을 것이다. 컴퓨터로 문헌검색을 하는 과정에서 사서와 협력할 때 그 주제에 대한 이해와 임상경험은 매우 중요하다. 최적의 검색 전략 수립의 중요성과 시간을 절약하는 방법을 절대 과소평가하지 말아야 한다.

다른 간호사들과 협력하고 네트워크를 구축하는 것은 최선의 근거를 찾아가는 또 다른 방법이다. 여기에는 인터넷을 통해 그룹 토의에 참여하는 것도 포함될 것이다. 주제에 관한 연구질문을 올리면 다른 동료 간호사들로부터 정보와 답변을 얻을 수도 있다. 또한, 특정 전문기관 또는 다른 임상기관의 간호사들과의 협업도 중요할 수 있다.

전자문헌 데이터베이스

구체적인 연구로부터 도출된 최선의 근거는 다수의 전자문헌 데이터베이스에서 찾을 수 있을 것이다. 잠재적으로 유용한 데이터베이스가 많이 있지만, 검색할 주제에 따라 더 적합한 데이터베이스가 다를 수 있다. MEDLINE 또는 CINAHL은 건강 관련 과학적 문헌을 포함하고 있는 가장 포괄적인 전자문헌 데이터베이스이다.

MEDLINE은 의학, 생의학 등 건 강관련 학문 분야의 문헌을 찾을 수 있는 세계 최대의 데이터베이스이다. 이것은 미국 국립의학도서관(NLM)에서 제공하며, CD-ROM 또는 PubMed에서 접근가능하고 인터넷을 통해 무료로 사용할 수 있다. MEDLINE에는 Index Medicus, Index to Dental Literature 및 International Nursing Index와 같은 여러 가지 색인지의 정보가 수록되어 있다. MEDLINE은 보완대체의학 및 생물학, 정보학, 물리학, 인문학에서 출판된 논문도 제공한다. 이는 또한 1500만 개 이상의 문헌이 있는 매우 방대한 데이터베이스이기 때문에, 연구자가 원하는 것을 정확하게 검색하기는 매우 어려울 수 있다. 체계적 문헌고찰 데이터베이스인 Cochrane과 같은 보다 전문화된 임상연구 데이터베이스가 더 유용하고 사용하기 쉬울 수 있다.

CINAHL(Cumulative Index of Nursing and Allied Health Literature)은 간호 및 기타 건강 관련 분야의 문헌을 가장 많이, 심층적으로 보유하고 있는 대표적인 전자데이터베이스이다. CINAHL은 저널, 책, 약물 관련 학술지 및 학위논문에서 내용을 검색하며, 간호학, 생의학, 보완대체의학 및 소비자 건강 등을 포함하는 매우 광범위한 주제를 다룬다. 그래서 CINAHL은 매우 강력한 데이터베이스이지만, 체계적 고찰 연구 또는 질적연구를 찾기 위해서는 여러 가지 다른 검색어 또는 검색전략을 사용해야 할 수도 있다. 모든 주제와 출판형식을 포괄할 수 있는 한 가지 데이터베이스는 없기 때문에 포괄적인 전자 데이터베이스 선택이 필요하다.

HealthSTAR(Health Services, Technology, Administration, and Research)는 의료서비스, 기술, 행정 및 연구 분야에서 출판된 문헌을 색인한다. 이 데이터베이스는 건강관리 및 간호 제공의 임상적 측면과 비임상적 측면 모두에 초점을 맞추고 있다. HealthSTAR는 저널 외에도 책, 정부 문서, 신문기사 및 기술보고서 등의 자료도 색인한다. 그러므로 HealthSTAR에서 환자 결과 평가, 행정, 건강 관련 시설 계획, 건강보험, 건강정책, 의료서비스 연구 등을 포함하는 매우 다양한 주제를 검색할 수 있다.

CANCERLIT는 암과 관련된 정부보고서, 기술보고서, 초록, 학술논문 등 다양한 문헌을 색인한다. 미국국립암센터(National Cancer Institute)는 이제는 CANCERLIT를 별도의 데이터베이스로 관리하지 않고, 암과 관련된 인용에 관심을 가진 사람들을 돕기 위해 PubMed와 MEDLINE에서 Cancer Subset로 개발하여 운영하고 있다.

AIDSLINE(Acquired Immune Deficiency Syndrome Information OnLine)은 후천성면역결핍증과 관련하여 출판된 연구문헌을 색인하며, 생의학, 역학, 종양학, 건강 관련 행정, 사회행동과학 분야의 문헌에 중점을 두고 있다. AIDSLINE은 연구, 학술논문, 초록, 뉴스, 정부보고서 등의 문헌을 색인하며, NLM에서 더는 별도로 관리하지 않는다. AIDSLINE에서 색인이 생성된 인용은 MEDLINE과 PubMed에서 현재 접근할 수 있다.

ClinicalTrials.gov는 미국 국립의학도서관(NLM)에서 운영하는 세계 최대의 임상시험 등록시스템으로 약 170개 국가로부터 20만 개 이상의 임상시험이 등록되어 있다. 공적 · 개인적 연구비를 지원받으며 진행되는 모든 임상연구에 환자와 가족, 건강 관련 전문가 및 연구자들이 보다 쉽게 접근할 수 있도록 모든 관련 정보를 제공하고 있다.

Embase(Exerta Medica Database)는 생의학, 생명과학, 약리학 분야의 문헌을 보유하고 있는 데이터베이스로 엘스비어(elsevier)에서 운영하고 있다. 약리학, 약물 독성, 제약 관련 연구문헌의 색인에 강점이 있고, 간호학 및 생명과학 분야의 문헌들도 수록하고 있다. 이 데이터베이스는 체계적 문헌고찰 문헌을 확인하는 데 매우 유용하지만 고가의 유료 이용료 때문에 많은 도서관에서 가입하고 있지는 않다. Embase는 Dialog, LLC, OVID, Elsevier 등과 같은 다양한 플랫폼에서도 검색할 수 있다.

Cochrane Library는 사전 정보에 입각한 의료 및 간호 관련 의사결정이 가능하도록 필요한 근거를 제공하기 위해 고안된 전자도서관이며, Cochrane Collaboration에서 만든 데이터베이스이다. 이것은 Cochrane Collaboration 및 근거기반의학에 관심 있는 사람들의 연구 활동 또는 작업이 증가하고 있음을 보여준다. 현재 Cochrane library는 다음과 같이 총 4개의 데이터베이스를 관리하고 있다.

1. The Cochrane Database of Systematic Reviews
2. The Database of Abstracts of Reviews of Effectiveness
3. The Cochrane Controlled Trials Register
4. The Cochrane Review of Methodology Database

Cochrane Database of Systematic Reviews는 Cochrane Library에 있는 가장 유명한 데이터베이스 중 하나로, 100개 이상의 의학저널을 통해 개별적인 임상시험 연구의 결과뿐 아니라 체계적 문헌고찰을 한 연구를 요약하고 살펴본다. 위 4번의 Cochrane Review of Methodology Database를 검색할 때는 명확한 선택기준이 필요하다. 각각의 고찰은 미리 규정된 구역(연구개요, 연구방법론, 결과, 논의, 실무를 위한 제언)에 포함된다. Cochrane Review of

Methodology Database는 다수의 연구결과를 해석하는 효과적인 방법을 제공한다.

메타분석

연구자가 특정 주제에 대해 축적된 연구결과를 함께 수집하는 방법에는 여러 가지가 있다. 현재 많은 연구가 합성되어 새로운 지식으로 창출되고 있으며, 이때 사용하는 통계적 방법을 메타분석이라고 한다. **메타분석**은 수행된 연구의 양적인 합성을 의미하는 것이지, 연구설계를 의미하는 것이 아니다. 즉, 특정 영역의 관심주제에 부합하는 다수의 연구결과를 취합하여 통계적으로 요약한 결과를 생성하는 하나의 방법이며,[10] 이를 통해 그 관심주제에 대한 과학적 진술로 결론을 도출하는 것이다. 메타분석의 개별 연구대상자가 아닌 개별 연구가 분석단위가 되며, 각 연구의 독립변수와 종속변수의 상관관계의 강도에 대해 추출한 정보를 바탕으로 한다. 이 정보는 계량화되어 나타나고, 모든 분석에 포함된 연구에 걸쳐 평균점수가 계산된다.

근거기반 건강관리를 위한 기타 자원

ACP Journal Club은 미국의사협회에서 출간하는 저널로 Annals of Internal Medicine(http://annals.org/journalcllub.aspx)에 월간 특별기고로 보고된다. ACP Journal Club은 전통적인 다양한 학회지에 게재된 가장 최근의 연구 또는 체계적 문헌고찰 논문으로부터 그 기준에 맞게 최상의 근거를 요약하고 해석한 내용을 게시하고 있다. ACP Journal Club은 개별 연구 또는 고찰에 대해 신속하게 파악하고자 할 때 유용하다. 또한 이 데이터베이스를 통해 다양한 저널에서 선택된 고품질의 연구결과를 얻을 수 있다.

InfoPOEMS(patient-oriented evidence that matters)는 Journal of Family Practice(http://essentialevidenceplus.com/)가 관리하고 있으며, 최근의 논문 및 논평을 검토, 제공하는 데이터베이스로 APC Journal Club과 유사하다.

National Guideline Clearinghouse(http://www.guideline.gov)는 근거기반 임상실무 가이드라인을 수집하여 게시하고 제공하는 미국 국립 임상실무지침 정보센터이다. 여기에서는 하나 이상의 조직 또는 기관(보통은 여러 기관)으로부터 주어진 주제에 대한 권고사항을 제공한다. 이 가이드라인은 특정 저자의 편향이 반영되어 있을 가능성이 있다.

Clinical Key(www.clinicalkey.com)는 교과서, 단행본, 저널, 임상실무지침, 환자교육자료, 약물정보 등에 대한 원문을 제공하는 데이터베이스이다. 이 데이터베이스는 다양한 출판형식의 문헌을 통해 특정 주제에 대해 신속하게 배경지식을 얻고자 할 때 유용하다. Clinical Key는 의학 관련 뉴스, 환자가 관심을 가지고 읽는 내용들, 최신 임상주제, 다양한 저널의 주간 업데이트와 같은 최신 정보를 제공한다.

Agency for Healthcare Research and Quality(AHRQ)(http://www.ahrq.gov/)는 과거의 AHCPR(agency for health care policy and research)과 같은 기관으로, 12개의 근거기반실무 센터의 근거기반 관련 연구를 지원하고 집행하는 기관으로서 근거기반실무의 촉진에 기여하고 있다. 이 근거기반실무 센터들은 수면무호흡증, 우울증, 소아 급성부비동염, 주의력결핍장애 등과 같은 다양한 임상주제에 대한 실무근거지침과 기술평가를 개발하는 책임을 가지고 있다.

표 3.5	연구주제에 적합한 전자데이터베이스 찾기

1. 기본 또는 배경 정보
   Clinical Key
   National Guidelines
   MEDLINE/reviews
2. 최신 연구/고찰 또는 간략한 비평
   MEDLINE/abstracts
   InfoPOEMS
   Best Evidence
3. 일반적 연구 주제들
   MEDLINE/reviews
   InfoPOEMS
   Best Evidence
   Cochrane
4. 실무 지침/알고리즘
   National Guidelines
   Cochrane
   Clinical Key
   MEDLINE/National Guidelines
5. 흔하지 않은 특정 주제/최신 지견
   MEDLINE

대부분의 전산화된 데이터베이스는 사용자 중심이며 프로그램 사용 안내서를 제공하여 효과적인 검색을 도움으로써, 더 좋은 연구자가 될 수 있도록 한다. 연구주제별로 적합한 데이터베이스를 식별하는 데 필요한 기본정보는 표 3.5에서 제시하고 있다.

검색전략 개발

임상질문을 설정한 후에는 어떤 종류의 연구를 체계적 문헌고찰에 포함할 것인지를 이해하는 것이 중요하며, 이를 위해 선정기준과 제외기준을 설정해야 한다. **선정기준**과 **제외기준**은 어떤 근거를 유지하고, 어떤 근거를 제외할 것인지를 결정하는 구체적 조건을 의미한다. 예를 들어, 임상질문이 특정 연령의 연구대상자(예: 청소년 또는 노년)에 초점을 두고 있다면, 특정 연령그룹만 포함하여 인용될 수 있도록 특정 연령그룹을 반영하여 주요 검색어, 구문, 주제어 등을 설정할 필요가 있다.

PICOT 형식의 임상질문을 설정하고, 적절한 검색 데이터베이스를 확인한 후, 모집단/환자(P) 및 중재(I)와 관련된 주요 용어 또는 구문으로 검색을 시작한다. 주요 용어와 관련하여 최대한 많은 동의어를 이용하여 검색하는 것이 좋으며, 검색어를 확인하는 것은 모든 데이터베이스에서 사용하는 가장 일반적인 첫 번째 검색전략이다. 연구자는 검색할 때 사용한 핵심 단어를 포함한 인용문헌만 찾을 수 있다. 이것은 그 데이터베이스가 PICOT 질문과 관련된 근거를 찾는 데 얼마나 도움이 될지에 대한 간단한 스냅 사진을 보여준다.

핵심단어는 모호하고 전문용어가 많을 수 있다.[12] 그러므로 개념도(concept maps)를 사용하면 주요 용어를 확장하는 데 도움이 될 수 있다. 개념도는 유사 단어/구문 사이의 관계를 시각화하여 이해하는 방법이다. 이것은 단어/구문 간의 연관성을 볼 수 있고, 다른 유사 단어/구문 등을 생각할 수 있도록 한다. 예를 들어, 주요 구문이 '중환자 간호(critical care)'라면 이 용어의 개념도에 '집중치료실(intensive care unit)', 'ICU' 같은 단어가 포함될 수 있다. PICOT 질문을 주의 깊게 작성하는 것은 매우 중요하다. 임상질문의 PICOT 요소를 설명하는 단어 또는 구문을 사용하면 가능한 최상의 검색결과를 얻을 수 있기 때문이다.

임상질문과 관련된 근거를 확인하기 위한 두 번째 검색전략은 주제어(subject headings)을 검색하는 것이다. 통제어휘(controlled vocabulary), 유의어 사전(thesaurus), 용어분류체계(taxonomy), 설명용어(descriptors) 등은 주제어의 다른 이름이다.[10] 특히, 주제어 사용은 이와 같은 용어로 검색하는 데이터베이스를 사용할 때 매우 유용하며, 이 경우 특정 주요 용어에 대한 동의어를 검토할 필요 없이 검색의 확장이 가능하다. 주제어의 대표적인 예는 의학 분야에서 사용하는 주제어 검색엔진인 MeSH(medical subject headings)이다. MeSH는 미국 국립의학도서관(NLM)에서 MEDLINE에서 색인된 연구문헌의 내용을 설명하기 위해 사용하는 용어(통제 어휘)이다. PubMed 또는 MEDLINE에서 전체 참고목록을 확인하고 각 인용에 배정된 MeSH를 확인해야 한다.

또 다른 검색전략은 제목(title)을 검색하는 것이다. 검색에서 PICOT 요소를 확인하면 관련 있는 인용을 찾을 확률을 높여 준다. PICOT 질문에서 가장 자주 사용하는 주요 용어 또는 구문을 안다면, 제목 검색을 시도해 볼 수 있다. 그러나 적절한 주요 용어를 사용하지 않은 채 제목 검색을 제일 먼저 하면, 최선의 근거를 놓칠 수 있다.

마지막으로, 관심 주제에 대한 문헌을 보다 철저하게 조사하기 위한 다른 검색 자원은 회색문헌(grey literature)이다. **회색문헌**이란 보편적으로 사용하는 상업적 · 학술적 문헌 데이터베이스에서 확인되지 않는, 출판되지 않은 문헌 또는 근거를 의미한다.[10] 이와 같은 자료에는 기술 논문/보고서, 통계보고서, 백서, 학술대회 자료집, 정책 보고서/문서, 팩트시트(factsheets) 등이 있다. 회색문헌은 대체로 동료 평가를 받지 않았거나 또는 각 정보의 출처를 언급할 가능성이 적다. 회색문헌을 찾는 것은 손으로 직접 검색하는 것, 전문가와의 접촉, 제한적으로 출판하는 학회 또는 기관으로부터 확보한 참고문헌 목록 검토와 같이 변형된 검색방법이 필요한 일이다. 게다가 모든 회색문헌이 체계적 문헌고찰에 포함되는 것은 아니다. 문헌의 질 평가를 통해 그 정보와 근거의 신뢰성을 확증하는 것이 매우 중요하다.

보다 초점을 맞춰 좁은 범위에서 주제어와 주요 용어를 조합하여 검색하고자 할 때, 논리연산자(예: AND, OR, NOT)를 사용하는 것이 유용하다. **논리연산자(boolean operator)**란 문헌 검색에서 보다 명료하게 초점을 맞춘 검색

결과물을 얻기 위해서, 주요 검색어를 포함하거나 배제하기 위해 사용하는 단어를 의미한다.[10,12] AND는 주요 용어를 연결하여 함께 검색하고자 할 때 유용하다. 그러나 AND 연산자를 사용하면, 두 용어가 모두 포함된 인용만 검색하므로 일반적으로 한 가지 용어/구문으로 검색한 것보다 더 검색결과가 적어진다. OR 연산자를 사용하면 두 용어 중 한 가지라도 포함되면 검색 결과에 포함되므로 검색 범위가 확대된다. 그러므로 각 주요 용어를 별도로 검색한 다음 연산자를 이용하여 용어들을 결합하는 것이 좋다. 그리고 검색전략을 수정하고, 섹션들을 다른 조합으로 재사용하는 것이 훨씬 쉽다. 연산자 NOT을 사용하면 검색결과가 제한되고, 다수의 인용을 놓칠 수 있어서 일반적 검색에서 자주 사용하지 않는다.

PRISMA(preferred reporting items for systematic reviews and meta-analyses)는 연구자들이 체계적 문헌고찰 또는 메타분석 연구결과를 보고할 때 도움을 주기 위한 것이다.[13] PRISMA 흐름도(flow diagram)는 체계적 문헌고찰의 여러 단계를 통한 정보의 흐름이 어떤지, 즉 문헌검색에서 확인된 문헌의 수, 선정 또는 배제된 문헌의 수와 배제된 이유 등을 도식으로 보여 준다. 또한, PRISMA 흐름도를 사용하면 각 단계에서의 검색 전략과 관련된 필수적인 정보를 포착할 수 있다. PRISMA 흐름도의 예는 그림 3.1과 같다.

근거의 비판적 평가

특정 주제에 대한 문헌 검색을 마치고 나면, 선정된 근거문헌을 읽고 비판적으로 평가하는 것이 중요하다. 연구를 읽을 때 일반적인 전략은 처음에는 보고서를 전체적으로 훑어보고, 그 다음에 그것을 꼼꼼하게 읽는 것이다. 또한 연구에 보다 전문성을 가지고 있는 사람들과 협업하는 것이 도움이 될 수 있다. 간호사가 처음 연구문헌을 읽기 시작할 때는 주저함을 느낄 수도 있고, 자신의 능력에 대해 확신하지 못할 수도 있다. 아직 숙달되지 않은 연구의 독자들은 종종 그들의 상식과 임상경험을 사용하여 문제점과 논의할 점을 판단하고, 연구설계를 비판해야 한다.

근거의 비판적인 평가를 수행하기 전에, 자료는 각각의 연구원문으로부터 도출되어 체계적으로 모여 있어야 한다. 자료를 도출하고 제시하는 방법으로 선호되는 것은 행렬표 또는 매트릭스를 만드는 것이다. 매트릭스의 내용과 수는 연구자마다 다르다. Polit와 Beck[5]은 연구방법론적 매트릭스(연구자가 임상질문에 대한 답을 얻기 위해 어떻게 정보를 체계화하고 구성했는지에 대한 정보), 결과 매트릭스(연구자가 발견한 정보가 무엇인지에 대한 정보), 평가 매트릭스(연구자가 근거에 대해 얼마나 확신을 가지는지에 대한 정보)에 대해 언급했다. Melnyk과 Fineout-Overholt[10]는 근거문헌에 대한 평가표와 결과 합성을 정리한 표를 제시하였다. 매트릭스 표의 구성에 있어 옳은 방법 또는 그른 방법이 있는 것은 아니다.

개별 연구에 대한 관련 정보를 제시하는 매트릭스의 예는 표 3.6과 같다. 이 표의 주요 요소는 표의 제목에서 볼 수 있다. 연구자의 선호에 따라 다른 요소를 추가할 수도, 삭제할 수도 있다. PICOT 임상질문은 좋은 체계적 문헌고찰의 주요 구성요소이다. 그러므로 임상질문에 대한 답과 관련된 연구결과는 매트릭스에 포함되는 것이 좋다. 매트릭스 표에 있는 정보는 명료하고 간결해야 한다. 개별 연구 간의 쉬운 이해와 비교를 위해서, 'RCT'와 같은 약어를 사용하고 표의 하단에 약어 해석을 위한 주석을 달고 같은 순서로 정보를 배치하도록 한다.

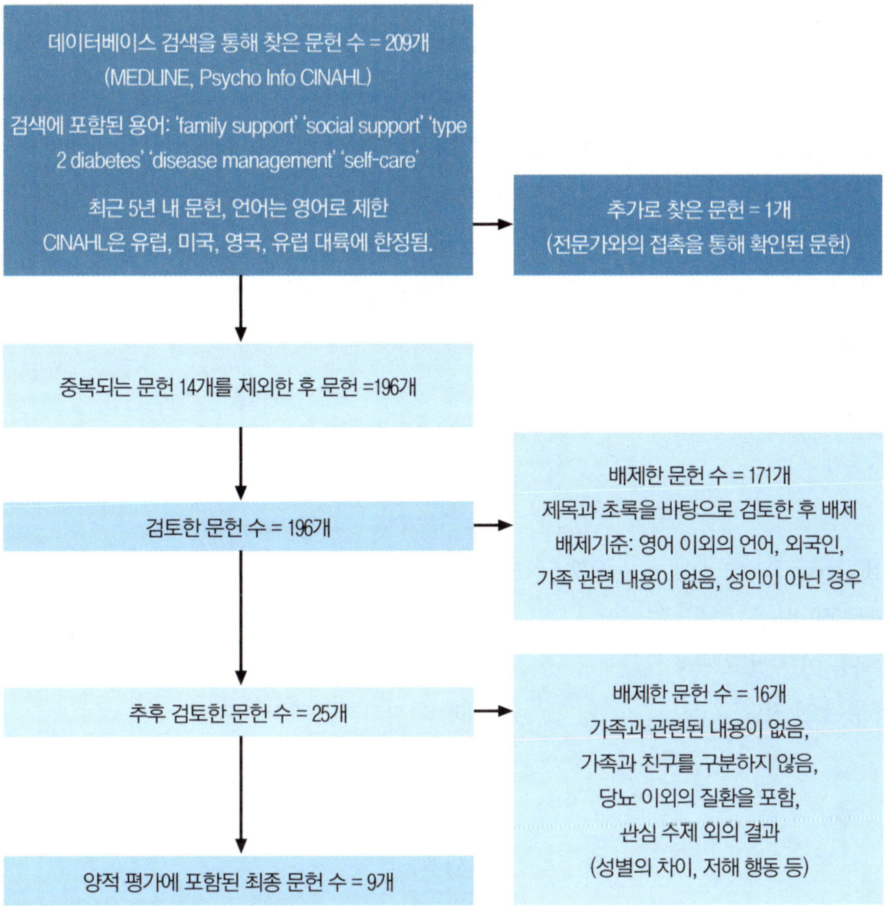

그림 3.1 PRISMA 흐름도 예시

근거의 위계

근거의 다양한 위계는 시대를 거쳐 사용하면서 발전하여 왔다. 근거의 등급을 정하거나 등급척도를 사용하기 위해서 다양한 접근방법이 제시되어 있다. 그럼에도 불구하고 연구자들 또는 관련 기관 간에 근거 수준과 등급의 구성에 대한 일반적인 합의에 이르지 못했다. 그러나 대부분의 근거 수준의 위계에서 체계적 문헌고찰과 무작위 대조군 연구를 가장 높은 등급의 근거로 간주한다. 수년 동안 무작위 임상시험 연구가 건강관리 중재의 효과에 초점을 두고 수행되어 왔는데, 이것이 무작위 임상시험 연구가 가장 강력한 근거등급으로 선정된 주요 이유이다.[10] 효과는 중재가 의도한 대로 작용하는지, 기대한 결과를 달성했는지 여부와 관련이 있다. 그러므로 다기관 무작위 대조군 연구가 중재의 효과에 대한 가능한 한 최선의 근거를 제공한다고 주장할 수 있다. 왜냐하면 다기관 무작위 대조군 연구는 다른 모집단, 환경 및 상황에서도 일반화할 수 있는 결과이기 때문이다. 근거의 일반적 위계는 표 3.7과 같다.

표 3.6 개별 연구를 위한 매트릭스 표 구성

저자, 제목, 국가	출판연도	연구의 목적	연구설계 및 표본 수
Hu J, Amirehansi K, Wallace DC, and Ldetvak S: 당뇨관리의 장애요인에 대한 인식: 히스패닉계 이민자와 그 가족을 중심으로(미국)	2013	T2DM 진단받은 히스패닉계 미국 이민자 환자와 가족이 인식하는 당뇨관리의 장애요인을 탐색하는 것	5개의 FG (총 73명; 환자 36명, 가족 37명)
Mayberry, LS, Osborn, CY: 2형 당뇨로 진단받은 성인의 약물복용 이행 정도, 가족 지지와 당 조절 정도	2012	T2DM 진단받은 연구대상자와 그 가족의 당뇨 자가관리 지식과 인식, 가족의 당뇨관리에 대한 지지적 행동과 비지지적 행동의 관계를 탐색	MM (40명 - FG 61명 - 설문조사)
Climo et al.; CLABSIs 발생빈도, MRSA 감염	2013	매일 2% 클로로헥시딘 목욕을 하는 경우 병원 획득 혈류감염 발생 예방에 도움이 되는지 확인하는 것	RCT 다기관 연구, 7727명

Note: T2DM = Type 2 당뇨; FG = Focus Groups(초점 그룹) ; MM = Mixed methods(혼합 연구방법) ; KDS = Knowledge of diabetes self-care(당뇨 자가관리 지식); DFBC = Diabetes Family Behavior Checklist(당뇨병 가족의 행동 체크리스트) ; MWU(Mann-Whitney U test); CC = Correlation coefficient(상관관계 계수), CLABSIs = central line-associated bloodsteam infections; RCT=randomized clinical trial; MRSA=methicillin-resistant staphylococcus aureus; non-AM=non-antimicrobial; ICU=intensive care units

표 3.6 개별 연구를 위한 매트릭스 표 구성

결과변수	분석방법	임상질문과 관련된 주요 결과	연구의 제한점	근거등급
T2DM 관리의 장애요인 (질적 자료)	FG 분석	자가관리의 장애요인은 세 가지 주제로 범주화됨: '당뇨로 인한 고통, 질병 관리의 어려움, 자원과 지지의 부족'/ 가족으로부터 두 가지 주제 도출: '우리는 지지를 제공할 수 있다', '우리는 지식이 부족하다'	한 기관에서 연구대상자 모집이 되었으므로 일반화하기에 제한적. 대부분의 연구대상자가 멕시코계 미국인. 인식은 히스패닉계 국가와 라틴계 국가 간 차이가 있을 가능성이 있음.	IV
가족, KDS, DFBC	FG 분석, t-test; MWU tests, Spearman CC	당뇨자가관리 지식이 높은 것으로 인식하는 가족이 보다 지지적 행동을 함. 약물복용 이행 정도, 당 조절 정도와는 유의한 관계가 없었음. 지지적 행동을 덜 하는 경우, 낮은 약물복용 이행, 불량한 당 조절과 유의한 관계가 있음.	연구대상자 모집에서 일반화하기에 제한적. 인과관계를 규명은 어려움. 잠재적 교란변수를 조절할 수 없으므로, 인과관계 규명은 어려움.	IV
CLABSIs 발생빈도, MRSA 감염	t-tests, linear regression modeling, Fisher's exact test	Non-AM baths 그룹에서 CLABSIs 유의하게 감소, 성인 ICU의 감염률 감소	-	-

표 3.7 근거의 위계

근거의 유형	근거등급
체계적 문헌고찰, 메타분석, 무작위 임상시험 연구(RCT)	Ⅰ 가장 강력한 근거
잘 설계된 RCT	Ⅱ
무작위가 되지 않은 RCT	Ⅲ
잘 설계된 코호트 연구, 환자-대조군 연구	Ⅳ
질적연구 또는 서술적 연구의 체계적 고찰	Ⅴ
단일 서술적 연구 또는 질적연구	Ⅵ
전문가 또는 전문가 집단의 의견	Ⅶ 가장 약한 근거

근거기반실무와 관련된 윤리적 쟁점

근거기반실무 실행에 있어서, 모든 건강관리 전문가가 환자 및 그 가족과 함께 돌봄과 치료에 대한 임상의사결정 과정의 한 부분으로써 연구결과와 연구근거를 공유하는 것이 중요하다. 정보는 환자가 이러한 의사결정에 참여하도록 초대하는 방식으로 공유되어야 한다. 정보는 어떤 치료가 지지를 받는 근거를 충분히 가지고 있는지, 현실적으로 어떤 장점이 있는지, 아직 의혹이 남아 있는 부분이 무엇인지, 기대하지 않은 부작용 또는 흔하지 않은 결과들이 있는지 등을 포함하여 제시되어야 한다. 근거에 대한 평가와 별도로 연구자가 각 선행연구 결과 및 근거를 제시해야 할 의무가 있는것은 아니다. 연구자는 특히 그 근거를 환자에게 적용하고자 하는 경우에 연구결과의 의미에 대한 전문가로서의 견해를 자유롭게 표현할 수 있어야 한다.

근거기반실무에 대한 비판적 질문

비평하고자 하는 연구를 선택한 후 이 장에서 언급한 주요 용어 중심으로 연구를 살펴보자. 이 장에서 언급한 주요 용어가 모든 체계적 문헌고찰 연구논문에 포함되어 있지는 않을 수 있다. 다음 질문은 체계적 문헌고찰을 비평하기 위한 가이드라인이 될 수 있다.

1. **임상질문이 진술되어 있는가? 그 임상질문은 명료하고 간결한가?**
   임상질문은 가능하다면 PICOT의 요소(관심 주제의 환자/모집단, 중재, 비교 또는 대조군, 기대되는 결과/ 결과 변수, 시간)에 초점을 맞춰 명료하게 진술되어 있어야 한다. 주요 임상질문은 논문의 시작 부분 또는 서론에 제시되어 있어야 한다.

2. **고찰을 위한 논문의 선정기준이 제시되었는가?**

선정기준과 제외기준은 연역적으로 기술되어야 한다(검색전략을 시작하기 전에). 어떤 문헌이 제외되었다면, 연구자는 그에 대해 수용할 만한 합당한 이유를 제시하고 있는가?

3. **이 체계적 문헌고찰은 검색전략에 대해 포괄적인 설명을 하고 있는가?**

주요 용어/구문, 주제어, 제목 등의 포괄적인 문헌검색전략이 관련 서지 또는 인용문헌을 찾는 데 매우 중요하다.

4. **저자는 문헌검색을 위한 주요 전자문헌 데이터베이스(예: MEDLINE, pubmed, cochrane, embase) 및 전문가 의견, 관련 연구의 참고문헌 목록, 출판되지 않은 논문 등을 찾기 위한 다른 검색전략을 확인하였는가?**

문헌검색전략은 다른 사람들에 의해서 재현 가능하도록 투명하게 수행되어야 한다. 검색전략이 강력하고 완전한 인용문헌을 생성했다고 생각되는가? 저자는 검색전략이 요약된 PRISMA 흐름도를 제시하고 있는가?

5. **선정된 문헌들은 충분히 타당한가?**

각 문헌의 질은 문헌의 유형에 맞는 평가기준에 의해 사정되어야 한다(예: 무작위 임상시험 연구, 코호트 연구, 환자-대조군 연구, 서술적 연구 등). 적절한 근거등급을 규명함으로써 연구와 관련된 제한점을 제시하는 것은 연구의 엄정성을 고려하는 데 도움이 된다.

6. **각각의 연구결과는 서로 비슷한가?**

검색전략을 통해 확인된 여러 연구의 결과가 유사하거나 균일해야 한다. 저자는 각 연구에서 일관성 있게 제시된 연구결과가 무엇인지 그 근거를 제공해야 한다.

핵심요약

1. 근거기반의학은 건강 관련 전문가들이 최선의 연구근거를 기반으로 의료서비스를 제공할 수 있도록 개발한 것이다.
2. 근거기반간호는 연구설계의 유형에 초점을 맞추기보다, 이론에서 파생된 연구와 연구에 근거한 정보의 사용을 통합하는 것이다.
3. 연구의 활용은 연구를 통해 생성된 지식을 임상실무로 통합하는 과정이다.
4. 임상실무에서 간호연구 결과의 활용이 지연되는 현상은 아직 계속되고 있다.
5. 근거기반의학의 실천은 주제 선정 및 임상질문 작성하기, 팀 구성하기, 최선의 근거 도출하기, 근거를 비판적으로 평가하기와 같은 여러 단계에 초점을 맞추고 있다.
6. PICOT는 적절한 체계적 문헌고찰을 수행하기 위한 임상질문을 형성하는 데 필요한 구조를 제공한다.
7. 연구결과로부터 도출된 최선의 근거는 여러 전자데이터베이스에서 확인할 수 있다. 가장 좋은 검색 데이터베이스 중 하나는 Cochrane Database of Systematic Review이다.
8. 체계적 문헌고찰은 특정 임상질문에 대한 답을 얻기 위해 문헌을 검색하여 모으고, 고찰하는 엄격한 과정이다.

9. 일관성 있는 임상질문은 좋은 체계적 문헌고찰의 주요 구성요소이다.
10. 임상질문과 관련된 PICOT 구성요소를 설명하는 주요 용어 또는 구문을 검색에서 사용하는 것은 가장 최상의 검색결과를 확보할 수 있도록 도와준다.
11. 체계적 문헌고찰의 자료 추출 및 그 내용을 제시하기 위한 방법으로 선호하는 것은 매트릭스 표를 만드는 것이다.
12. 메타분석은 특정 분야의 다수의 연구결과를 취합하고, 합성하여 과학적 진술로 결론을 이끌어 내는 통계적 기법이다.
13. 건강관련 전문가들이 전문가적 민감성과 책임감을 가지고 연구근거와 그 결과를 환자와 그 가족들에게 공유하는 것은 매우 중요하다.

학습활동

1. 조사하고 싶은 임상문제를 확인하고, 간단하게 그 임상문제에 대한 개요 및 배경 질문을 작성한다. PICOT 양식(환자/모집단, 관심 중재, 비교, 기대되는 결과, 시간)을 사용하여 임상질문을 만든다.

2. PICOT 요소를 포함한 임상질문을 작성하고, 최선의 근거를 찾기 위한 연구를 수행한다. 작성한 임상문제에 대한 근거를 비판적으로 평가하는 다섯 페이지 분량의 보고서를 작성한다. 그 보고서에서 임상문제를 소개하고, 왜 간호에서 이 문제를 다루어야 하는지를 언급한다. 검색전략 및 검색에서 사용한 주요 용어/구문이 무엇이었는가? 그 주제에 대한 얼마나 많은 연구 문헌을 찾았는가? 3~4개의 원문을 가지고 매트릭스 표를 만들어 본다.

REFERENCES

1. Sackett, DL, et al: Evidence-Based Medicine: How to Practice and Teach EBM, ed 2. Churchill Livingstone, Edinburgh, 2000, pp 1 – 35.
2. Ingersoll, GL: Evidence-based nursing: What it is and what it isn't. Nurs Outlook 48:151, 2000.
3. McEwen, M, and Wills, EM: Theoretical Basis for Nursing. Lippincott Williams & Wilkins, Philadelphia, 2002, pp 356 – 358.
4. Nicoll, LH, and Beyea, SC: Research utilization. In Fain, JA(ed). Reading, Understanding, and Applying Nursing Research: A Text and Workbook. FA Davis Company, Philadelphia, 1999, pp 262 – 264.
5. Polit, DF, and Beck, CT: Evidence- Based Nursing: Translating Research Evidence into Practice. In Polit,

DF, and Beck, CT: Nursing Research: Generating and Assessing Evidcnce for Nursing Practice, ed 9. Lippincott Williams & Wilkins, Philadelphia, 2012, pp 8, 25 – 47, 95 – 125.

6. Wood, MJ: The state of evidencebased practice. Clin Nurs Res 17:71, 2008.
7. Brown, SJ: Evidence-based Nursing: The Research-Practice Connection. Jones & Bartlett, Boston, 2009, pp 15 – 23.
8. Titler, MG, et al: The Iowa model of evidence-based practice to promote quality. Crit Care Nurs Clin North Am 13:497 – 509, 2001.
9. Titler, MG: Developing an evidencebased practice. In LoBiondo-Wood, G, and Haber, J(eds). Nursing Research: Methods, Critical Appraisal, and Utilization, ed 6. Mosby-Year Book, St. Louis, 2006, pp 445 – 446.
10. Melnyk, BM, and Fineout-Overholt, E: Evidence-Based Practice in Nursing and Healthcare: A Guide to Best Practice, ed 3. Wolters Kluwer Health, Philadelphia, 2015, pp 3 – 39, 52, 125 – 138.
11. Fineout-Overholt, E, and Johnston, L: Teaching EBP: Asking searchable, answerable clinical questions. Worldviews Evid Based Nurs 2:157 – 160.
12. Holly, C, Salmond, SW, and Saimbert, MK: Comprehensive Systematic Review for Advanced Nursing Practice. Springer Publishing Company, New York, 2012, pp 13 – 31, 42, 92, 105 – 146, 159 – 162.
13. Moher, D, Libeati, A, Tetzlaff, J, Altman, and G; PRISMA Group: Preferred reporting items for systematic reviews and metaanalyses: The PRISMA statement. PLoS Med 6:1 – 6, 2009.
14. 송소이, 이금문, 김경숙: 중환자실 환자에서 혈류감염 감소를 위한 2% 클로르헥시딘 침상목욕 적용에 대한 근거기반간호 사례. 한국근거기반간호학회지 4:33, 2016. (p.49)
15. 최현임, 박미미, 서은정 외: 혈중지질검사 전 대상자에게 적용하는 금식시간 표준화를 위한 근거기반간호 사례. 한국근거기반간호학회지 6:31, 2018. (p. 49)

PART II

연구 계획하기
Planning a Research Study

CHAPTER 4

연구문제 선정 및 문헌고찰

Selecting and Defining a Problem

학습 목표

이 장을 마치면 다음과을 수행할 수 있다.

1. 연구문제의 진술과 연구목적을 구분한다.
2. 좋은 연구문제 진술의 몇 가지 특성을 확인한다.
3. 학술지에서 연구문제 진술을 확인한다.
4. 연구문제를 선정하기 위해 다양한 출처에서 나오는 아이디어를 인용한다.
5. 문헌고찰의 목적을 기술한다.
6. 관련 문헌고찰의 특성을 확인한다.
7. 일치 문헌과 이차 문헌을 구별한다.
8. 인쇄물과 전자 데이터베이스 소스의 장단점을 비교하여 문헌을 검색한다.

핵심 용어 해설

- 경험적 문헌(empirical literature). 완료된 연구보고서(연구논문)를 제시하는 데이터베이스 문헌, 즉 과학적 문헌이라고도 함.
- 과학적 문헌(scientific literature). 완성된 연구보고서(연구논문)를 발표하는 문헌 데이터베이스
- 목적 진술(purpose statement). 연구가 왜 수행되었는지 설명하는 진술
- 문제 진술(problem statement). 연구 중인 주제에 대한 진술, 연구 내 모든 관련 변수 개요, 주제 선택에 대한 타당성 제시, 연구 설계의 선택을 안내함.
- 문헌고찰(literature review). 특정 주제와 관련된 가장 중요한 학술문헌의 비판적 요약. 학술문헌은 연구 기반 출판물과 개념적 또는 이론적 문헌을 지칭할 수 있음.
- 심사 학술지(refereed journals). 동료 심사자의 추천에 따라 원고의 수용 여부를 결정하는 저널
- 이론적 문헌(theoretical literature). 이론에 대한 보고서를 제시하는 개념적 문헌, 일부는 연구조사의 기초가 되며, 다른 비연구 관련 자료일 수도 있음.
- 이차 문헌(secondary source). 연구를 수행하거나 이론을 개발한 개인 이외의 사람이 보고한 출처, 즉 일반적으로 다른 사람의 저작에 대한 설명, 요약 또는 비판을 나타냄.

- 일차 문헌(primary source). 연구를 수행하거나 이론을 개발한 사람이 보고한 출처, 즉 원본 자료 또는 직접적인 사실을 말함.
- 재현가능성(replication). 이전의 연구결과가 반복될 수 있는지를 확인하기 위하여, 두 번째 연구에서 선행연구의 과정을 따라하는 것
- 전자문헌 데이터베이스(electronic databases). 온라인 검색(전화선이나 인터넷을 통해 호스트 컴퓨터와 직접 통신) 또는 CD-ROM(서지 정보가 저장된 CD)을 통해 컴퓨터에서 엑세스할 수 있는 서지 파일
- 조작적 정의(operational definitions). 특정 연구에 대해 정의된 개념이나 변수에 대한 설명

연구문제를 선택하고 정의하는 과정은 연구의 잠재적 문제를 확인하고 적어도 하나의 가설 또는 연구문제로 끝난다. 이 과정은 문헌에 대한 철저한 검토와 비판적 분석을 기반으로 한다. 문제가 확인되면, 연구자는 경험적 조사가 가능해질 때까지 연구문제를 정의한다. 이 과정은 많은 시간과 사고를 수반한다. 이 장에서는 문제 진술 및 연구자가 문헌고찰을 수행하는 방법에 중점을 둔다.

문제 진술

연구문제를 설정하고 정의하는 것이 연구과정의 첫 번째이자 가장 중요한 단계이다. **문제 진술(problem statement)**은 연구설계의 방향을 제시하며, 일반적으로 연구보고서 또는 학술지의 시작 부분에 명시되어 있다. 시작 문장은 문제를 기술하고 무엇이 연구되고 있는지에 초점을 맞춘다. 문제 진술은 문제에 대한 배경정보, 실무, 이론 또는 둘 모두에 대한 기여도를 인용하여 연구를 정당화한다. 즉, 문제 진술은 연구를 수행하는 사례를 만들고 다양한 연구목적을 도출할 수 있는 기반을 제공한다. 문제 진술이 효과적으로 작성되면 연구과정의 나머지 단계가 정해진다.

문제 진술은 연구설계의 기초이다. 문제 진술은 중요한 연구 가능한 문제를 식별하고, 연구를 정당화하기 위한 중요한 문헌자료를 인용하며, 연구목표를 진술하는 몇 개의 단락으로 구성된다. 페이지 제한으로 인해 대부분 논문에서 완전한 문제 진술을 찾을 수 없다.

예시 4.1은 출판된 논문에 제시된 문제 진술의 예이다. 처음 몇 문장 내에서 저자는 연구 분야(예: 유방암 여성이 회복 과정 전반에 걸쳐 자신의 삶에서 의미를 찾을 방법) 및 해당 변수의 개요를 제시한다.

특성

정의를 내리는 것을 통해서, 문제 진술은 조사가 필요한 문제를 설명한다. 연구문제의 기본 전제 조건은 연구할 수 있어야 한다는 것이다. 연구 가능한 문제는 연구자가 자료를 수집하고 분석하여 조사할 수 있는 문제이다. 과학적 방법을 사용함으로써 연구자는 문제의 핵심 개념과 관련된 자료 또는 정보를 기반으로 결론에 도달하고자 한다. 이러한 자료를 수집하려면 연구자는 조작적 정의를 해야 한다.

조작적 정의(operational definition)는 변수 측정방법에 대한 명확한 설명이다. 이러한 정의는 양적연구가 의미 있는 것이라면 중요하다. 예를 들어, 예시 4.1에서는 자기 초월, 영적 안녕, 영적 실천에 대한 개념을 다루고 있다.

예시 4.1 연구문제진술

미국암협회(American Cancer Society, ACS)에 따르면, 유방암은 오늘날 여성에게 가장 많이 발생하는 암이다. 8명 중 1명은 평생 유방암에 걸린다. ACS는 2007년 '유방암 사실 및 그림 2007~2008' 보고서에서 2007년에 240,510명의 여성이 유방암으로 새롭게 진단받았으며, 모든 연령층의 여성이 유방암으로 사망할 것으로 추정했다. 유방암은 나이와 관계없이 여성의 삶에서 중추적 변화를 나타낸다. 여성은 심근경색(myocardial infarction)으로 사망할 가능성이 더 크지만, 심근경색을 두려워하기보다 유방암 진단을 두려워한다.

유방암 경험은 여성에게 많은 어려움을 줄 수 있으며, 변화와 성장을 위한 자극이 될 수도 있다. 현재 백인 여성의 경우 5년 생존율이 90%이고, 흑인 여성의 경우 생존율이 76%이며, 20년 생존율은 50% 이상이다. 자기 초월(self-transcendence)은 여성이 유방암의 문제에 직면하고 질병의 과정과 남은 생애 동안 영적 안녕감을 얻도록 도와준다. Coward(1998)는 유방암 진단을 받은 여성들은 결국에는 안녕감이 증가하며, 삶에 목적을 두게 되고, 다른 사람들과의 상호 관계를 발전시키는 것으로 보고하였다. Coward와 Reed(1996)에 따르면, 자기 초월을 통해 유방암 여성은 치유될 수 있으며, 회복 과정에서 삶의 의미를 발견할 수 있다.

유방암에서 회복된 여성들이 사용하는 영적 안녕과 영적 실천(practices)은 문헌에 기술되어 있지 않다. 유방암에서 회복된 여성의 영적 안녕과 습관에 대한 지식은 전인 간호(holistic nursing care)를 위해 중요하다. 간호사는 여성이 영적 안녕의 차원을 이해하고 향상된 자기 초월로 인도하는 영적 실천에 참여할 수 있도록 도와준다.

Source: Thomas, JC, Burton, M, Griffi n, MT, and Fitzpatrick, JJ: Self-transcendence, spiritual well-being, and spiritual practices of women with breast cancer. J Holist Nurs 28:115, 2010.

이러한 개념을 실험할 수 있게 만들기 위해 연구자는 개념을 타당하게 반영, 측정 가능한 정의를 세공한다. 논문 대부분에서 조작적 정의는 '도구' 또는 '자료수집'의 소제목으로 '연구방법' 부분에서 찾을 수 있다.

윤리적이고 철학적인 문제는 연구할 수 없다. 이러한 유형의 문제는 정답이나 오답이 없는 다양한 의견을 끌어낸다(예: 부적절한 조치로 사망 과정을 연장하거나, 잘못 알고 있는 환자 또는 가족을 돌보는 일, 환자의 삶의 질을 고려하지 않는 경우). 연구는 사람들이 그러한 문제에 대해 어떻게 느끼는지 평가하는 데 사용할 수는 있지만, 문제를 해결할 수는 없다. 그러나 이 쟁점에 관한 토론은 유용할 수 있는 지식을 더 끌어낼 수 있다.

문제 진술의 또 다른 특징은 문제가 연구를 보증하기에 충분히 중요한지 아닌지와 관련된다. 연구문제는 간호 지식의 과학체(scientific body)에 기여하고 이를 확대할 수 있는 잠재력을 가져야 한다. Harber[1]는 연구문제 선정을 위한 지침으로 몇 가지 기준을 확인했다(표 4.1).

문제가 확인되면 연구의 실현성(feasibility)을 고려해야 한다. 조사가 가능하거나 중요한 문제가 될 수 있음에도 불구하고 문제가 연구에 적합한지 아닌지를 결정하기 위해 다음 변수, 즉 주제의 이용 가능성, 시간과 돈의 제약, 연구자의 전문지식, 타인의 협력, 가용자원 및 윤리적 고려사항 등을 고려해야 한다. 교수 또는 경험 있는 연구자를의 도움을 통해 초보 연구자가 문제의 실현 가능성 유무를 판단할 수 있다.

표 4.1	연구문제 선정 지침

- 연구대상자, 간호사, 의료계 및 사회는 잠재적으로 이 연구에서 얻은 지식으로부터 이익을 얻는다.
- 결과는 간호실무, 교육 및(또는) 관리에 적용된다.
- 결과는 이론적으로 관련성이 있다.
- 연구결과는 검정되지 않은 이론적 가정을 지지하거나, 기존 이론에 새로운 문제를 제기하거나, 문헌에서의 갈등을 명확히 한다.
- 결과는 잠재적으로 간호실무 또는 정책을 만들어 내거나 변경할 수 있다.

목적 진술

연구의 목적은 문제가 왜 연구되고 있는지를 나타내는 단일 진술이다. **목적 진술(purpose statement)**은 연구로부터 얻을 수 있는 지식을 명확히 하면서, 연구의 전반적인 목표와 의도를 명시한다. 논문에서 더 일반적으로 보는 연구의 목적은 객관적으로 기술되어야 하고, 수행할 연구의 유형을 나타낸다.

일부 학술지에서는 목적 진술이 서론이나 문헌고찰 마지막 단락 끝에 있다. 또 다른 학술지에서는 별도의 단락을 목적 진술에 사용한다. 예시 4.2에는 목적 진술의 몇 가지 예를 제시하였다. 세 논문 각각에서 별도의 부제 제목인 '목적'에 따라 세 가지 목적 진술이 어떻게 진술되는지 살펴보자. 세 가지 목적 진술 모두가 다른 유형의 연구설계를 위한 단계를 설정하고 있음을 주목한다.

Brink와 Wood[2]는 목적 진술이 선언적 진술, 질문 또는 가설의 세 가지 방법의 하나로 쓰일 수 있다고 제안했다. 사용할 양식을 선택하는 것은 이전 연구결과에 대한 연구자의 지식에 달려 있다. 목적 진술에는 연구자가 하고자 하는 것에 대한 정보(기술, 확인, 관찰), 즉 연구환경에 관한 정보(연구자가 자료수집을 계획하는 곳) 및 주제에 대한 정보가 포함되어야 한다.

예시 4.2에서 세 가지 목적 진술은 모두 선언적 진술문으로 작성되었다. 첫 번째 예에서 연구의 목적은 포괄적인 건강관리 중재의 효과를 탐구하는 것이었다. 두 번째 예에서 연구의 목적은 건강 관련 삶의 질(HRQoL)과 체질량 지수(BMI) 사이의 관계를 설명하는 것이었다. 마지막 목적 진술은 대만의 장애노인을 돌보는 노인 돌봄제공자의 간병 부담, 건강상태 및 학습된 재능(LR)을 이해하기 위한 것이었다.

연구문제 출처와 선정

연구문제의 선택은 연구과정에서 어려운 단계일 수 있다. 학생들은 '무엇을 연구할 것인가?'라고 스스로 묻는 데 몇 시간 또는 며칠을 소비할 수 있다. 이는 연구주제가 될 수 있는 연구문제가 부족해서 생기는 문제가 아니다. 연구 문제는 많고, 무엇이든지 연구문제가 될 가능성은 무한하다. 오히려 이 과정때문에 학생들이 힘들 수도 있

예시 4.2	연구목적진술

목적

청소년 여성과 건강관리습관과 관련된 기존 연구의 부족은 건강 증진 문헌의 차이를 의미한다. 따라서, 본 연구의 목적은 고등학생 체육수업에 등록한 청소년 여성의 건강 증진 행동에 대한 총 건강관리, 체력 및 자기효능감에 대한 포괄적인 건강관리 중재의 효과를 조사하는 데 있다.

목적

본 연구의 목적은 비만 관련 만성 건강상태와 HRQoL 감소와 관련된 위험인자를 통제하면서 HRQoL과 BMI 간의 관계를 기술하는 데 있다.

목적

근속기간이 늘어남에 따라 돌봄제공자의 연령도 그에 따라 증가했다. 그러므로 본 연구는 (a) 대만의 장애노인들을 돌보는 노인 돌봄제공자의 간병 부담, 건강 상태 및 학습된 재능(learned resourcefulness, LR)을 이해하고, (b) 이 세 가지 요인들 사이의 관계를 조사하고, (c) 돌봄 제공자 부담에 영향을 미치는 중요한 요인을 예측하고자 한다.

Source: Chilton, JM, Haas, BK, and Gosselin KP: The effect of a wellness program on adolescent females. Western J Nurs Res 36:581, 2014.

Source: McLaughlin, L, and Hinyard, LJ: The relationship between health-related quality of life and body mass index. Western J Nurs Res 36:989, 2014.

Source: Chen, MC, Chen, KM, and Chu, TP: Caregiver burden, health status, and learned resourcefulness of older caregivers. Western J Nurs Res 37:767, 2015.

지만, 조사 가능한 연구문제를 어디서 어떻게 찾을 수 있는지를 배우는 것이 중요한 문제이다.

간호실무

연구문제는 다양한 출처에서 나온다. 그러나 가장 의미 있는 것은 간호실무 또는 연구자 자신의 경험이 출처가 되는 것이다. Burns와 Grove[3]는 간호실무가 임상적으로 관련된 연구문제의 중요한 출처를 제공한다고 하였다. 간호사는 중요한 질문과 문제점을 발견할 기회를 최대화할 수 있는 관찰 및 분석 기술을 개발할 수 있다.

간호실무에서 파생된 연구의 예로, Domiano와 동료들[4]은 혈압 측정 실무를 조사했다. 상완은 혈압을 측정할 때 사용할 수 있는 기본 부위이다. 그러나 특정 상황에서는 이 부위를 사용하지 못할 수도 있다. 이때 일반적으로 사용하는 대체 부위는 전완이다. 문헌고찰을 했을때, 대다수 연구에서 전완에서 혈압을 측정한 값은 상완에서 혈압을 측정했을 때와 비교하면 더 높았다. 그러나 다른 인구학적 특성 및 개인적 특성 때문에 연구결과가 잘못 도출된 것일 수도 있다. 상완 및 전완에서 측정한 혈압의 차이에 대한 개별적인 특성의 영향은 잘 다루어지지 않았으므로 추가 연구가 필요하다.

문헌

문헌은 연구문제의 다른 출처이다. 문헌을 조사하면 가능한 연구 분야에 대한 아이디어를 얻을 수 있다. 다른 연구자들에 의해 관찰된 많은 종류의 문제들의 예는 다양한 간호학 및 관련 학술지에 보고된 연구에서 찾아볼 수 있다. 출판된 연구에서 확인된 추가 질문 및 문제점은 다른 사람들의 연구를 확장할 기회를 제공할 수 있다.

이론

이론에서 도출된 문제를 조사하면 간호지식을 만들어 내는 의미 있는 공헌을 할 수 있다. 이론에 근거한 연구문제는 임상문제를 포함할 가능성이 적다. 그들은 대개 현상에 대한 보다 일반적이며 추상적인 설명에 관심이 있다.[3]

간호 및 기타 학문 분야에서 발달한 이론도 연역적 추론을 통해 연구문제를 제공할 수 있다. 연구자는 기존 문헌에 발표된 이론적 도식 및 개념적 틀을 읽고 스트레스 및 대처, 적응 또는 가족 이론과 같은 특수 이론이 특정 상황에서 특정 패턴을 설명하는지를 묻는다. 이론이나 개념 모델에 기초한 연구문제를 생성한 예로, Heinrich[5]는 HIV 감염 남성에 대한 서술적 상관 연구를 수행하였다. 이 연구의 목적은 HIV 항체 양성 남성의 희망, 사회적 지지, 질병의 불확실성, 영성 간의 관계와 인지된 건강에 미치는 영향을 조사하는 것이었다. 제안된 개념 모델은 이론적 명제와 경험적 발견에 근거하고, 경로 분석으로 검증되었다.

이론에 근거하여 문제를 선택하는 것은 초기 연구자들에게 다소 복잡할 수 있는데, 이것은 경험에 근거한 육감이 이론적인 문제로 이어지지 않는다는 것은 절대 아니다. 그러나 그러한 문제가 적용된 연구조사로 귀결될 가능성이 더 크다.

재현가능성

재현가능성(replication)은 이전 연구결과가 반복될 수 있는지를 확인하기 위해, 두 번째 연구에서 이전 연구의 과정을 다시해 보는 것이다. Beck[6]은 선행연구들의 결과를 간호실무에 통합시키는 것이 심각하게 방해받았다는 강력한 증거를 제시했는데, 이는 반복연구의 부족 때문이라고 하였다. 일부 연구자들은 연구를 반복하는 것이 원래 연구보다 덜 학문적이거나 덜 중요하다고 생각한다. 그러나 특정 연구의 반복 수행은 연구자들이 이전의 연구와 상충되는 결과를 발견하거나, 확립된 이론의 어떤 측면에 있어서의 부당성을 확인할 훌륭한 기회를 제공한다.[7]

연구문제 선정

문제를 선택하는 데 있어 가장 중요한 단계는 여러분의 전문 분야와 관련된 일반적인 문제 영역을 식별하는 것이다. 문제 영역의 예에는 다음이 포함될 수 있다.

- 청소년기 어머니의 모유수유 지속기간에 영향을 미치는 요인
- 심장 발작 후 환자의 심리사회적 적응
- 산전 관리를 받는 환자에게 문맹률이 미치는 영향

- 외상 후 스트레스 증후군에서 가족의 역할
- 의료제공자와 보육시설종사자 간의 의사소통 양상

많은 양의 문헌을 읽어야 하며, 연구를 계획하고 시행하는 데 많은 시간을 할애해야 한다. 다음 단계는 일반적인 문제 영역을 연구 가능한 특정 문제로 좁히는 것이다. 너무 일반적인 연구문제는 특정한 주제와 관련되지 않은 많은 관련 없는 논문을 검토하게 한다. 이는 결과를 정리하거나 연관된 가설을 개발하는 것을 복잡하게 만든다. 문헌고찰이 불필요하게 증가할 수밖에 없으므로 도서관에서 더 많은 시간을 보내게 될 것이다.

연구 주제와 관련 문헌고찰

연구할 수 있는 문제를 확인한 연구자는 대개 앞으로 프로젝트를 진행할 수 있다는 것에 흥분한다. 문헌 검토는 지루하고 시간이 걸리는 과정으로 간주된다. 이 개념은 연구자들이 문헌고찰의 목적과 중요성에 대한 이해가 부족하고, 정확히 어떻게 진행해야 할지 모르는 연구자들의 불안감 때문일 수 있다.

정의, 목적 및 범위

문헌고찰(literature review)은 연구문제와 관련된 정보를 담고 있는 관련 출판물의 확인과 분석을 말한다. 문헌고찰은 시간과 노력을 들일 가치가 있는 몇 가지 중요한 기능을 한다. 문헌을 고찰하는 주된 목적은 그 문제에 대해 이미 알려진 것을 발견하는 것이다. 이러한 지식은 연구자가 의도하지 않은 연구의 중복을 방지하는 데 도움이 될 뿐 아니라 논리적 틀을 개발하는 데 필요한 이해와 통찰력을 제공한다. 즉, 문헌고찰은 연구자들에게 무엇이 행해졌으며 무엇을 해야 하는지에 관한 중요한 정보를 제공한다. 문헌고찰의 목적은 표 4.2에 요약되어 있다.

표 4.2 문헌고찰의 목적

- 주제, 개념 또는 문제에 대해 알려진 것과 알려지지 않은 것에 관해 결정한다.
- 주제, 개념 또는 문제에 관한 문헌에서 빈틈, 일관성 및 불일치를 결정한다.
- 주제, 개념 또는 문제에 대해 답이 없는 질문을 찾는다.
- 이전 연구에서 사용된 조사방법 및 조사방법의 강점과 약점을 설명한다.
- 문제를 조사하는 데 사용한 개념적 전통(conceptual traditions)을 발견한다.
- 학문에 유용한 연구 질문 또는 문제를 생성한다.
- 연구질문에 답하기 위한 적절한 연구 설계/방법(도구, 자료수집 및 자료분석 방법)을 결정한다.
- 잘 설계된 연구의 재현 또는 연구의 정교화에 대한 필요성을 결정한다.
- 간호실무와 관련된 정책 또는 정책의 개발을 촉진한다.
- 새로운 실무 중재를 발견하거나 실무 중재 변화에 대한 정당성을 확보한다.

초보 연구자들은 문헌고찰의 깊이를 결정하는 데 어려움이 있는 것 같다. 문제에 직접 관련된 모든 문헌을 고찰해야 한다는 것을 이해하지만, 언제 종료해야 하는지 잘 모른다. 특히 어떤 논문을 연구문제에 '충분히 관련이 있다'라고 판단하여 논문 검토에 포함할지 결정하는 데 어려움이 있다. 문헌고찰을 얼마나 해야 하는지에 대한 결정은 연구자의 판단에 따른다. 이러한 결정은 연구자가 여러 문헌을 고찰한 후 더 쉬워진다.

몇 가지 지침은 초보 연구자가 문헌고찰을 하는 데 적합한 방법이 무엇인지 결정하는 데 도움이 될 수 있다. 첫째, 연구자는 모든 것을 포함하려는 유혹을 피해야 한다. 잘 정의된 문헌고찰은 연구문제와 어느 정도 관련이 있을 뿐인 많은 논문을 포함하는 문헌고찰보다 선호된다. 둘째, 이미 잘 연구된 영역은 대개 연구문제와 직접 관련된 상당한 양의 문헌을 제공한다. 셋째, 문제의 중요성이 얼마나 많은 문헌을 이용할 수 있는가에 관련되어 있다는 것이 일반적인 오해이다. 이것은 그렇지 않다. 일부 연구 분야에서는, 연구에 기초한 논문이 부족하면 연구의 가치가 높아진다. 그러나 연구자는 주제가 이미 많은 연구에서 발표되었다고, 더 이상의 연구가 필요 없다고 가정해서는 안 된다. 비록 그 연구주제들이 대개 잘 개발되어 있음에도, 추가적인 연구가 필요할 수도 있고 심지어 출판한 논문에 추가 연구가 필요하다고 명시되었을 수도 있다.

관련 문헌 검색

문제를 확인하면 적절한 문헌 검색을 시작할 수 있다. 문헌 검색을 시작할 때 중요한 고려사항은 다음과 같다.

- 몇 년 전으로 돌아가야 하는가?
- 어떤 문헌을 검색해야 하는가?
- 적절한 문헌 검색을 위해 얼마나 많은 논문과 책이 필요한가?
- 도서관 이외의 곳에서 정보를 얻을 필요가 있는가?

앞의 질문에 답하기 위해 연구자는 도서관 이용과 문헌을 탐색하는 과정에 익숙해져야 한다. 어느 정도나 문헌고찰이 필요한지 그 정도를 결정하는 것은 문헌고찰이 완료될 때까지는 어려운 작업이 된다. Locke, Spirduso 및 Silverman[8]은 연구자들이 다양한 출판문헌(예: 연구보고서, 연구 검토, 이론적 추측, 학술적 담론)을 선별하는 탐색 과정으로써 검색시스템의 이용을 말하였다. 대형 도서관 및 소규모 기관의 검색시스템은 엄청나게 다를 수 있다. 각 학문 분야는 또한, 문헌을 검색할 수 있는 고유한 검색시스템(데이터베이스)을 가지고 있다. Locke, Spirduso 및 Silverman[8]은 검색 노력을 보다 효율적으로 수행하려는 몇 가지 규칙을 확인했다(표 4.3).

표 4.3 문헌 검색의 규칙

1. 문헌고찰을 어떻게 수행할 것인지 계획을 세운다. 계획 없이 도서관으로 곧장 가서 문헌 검색을 시작하지 않아야 한다. 대신, 문제 영역에 대해 어느 정도 익숙한 교수진 및 다른 동료들과 먼저 이야기하고 그들이 당신이 읽어야 한다고 생각하거나 말하는 것을 찾아야 한다. 추천 논문을 모아서 둘러보고, 적절하다고 생각되는 논문을 모두 기록한다. 각 논문의 참고문헌 목록을 검토하여 연구문제와 가장 직접적으로 관련이 있는 인용을 확인한다. 도서관에 갈 때 이 인용을 가장 먼저 참고해야 한다.
2. 도서관에 가면, 연구문제 검색에 가장 적합할 가능성이 큰 데이터베이스(검색시스템)를 확인해 줄 수 있는 참고문헌 사서와 대화하라. 이때까지도 문헌 검색을 곧바로 시작하지 않는다.
3. 각 검색시스템의 작동방식을 배우는 데 상당한 시간을 할애할 계획을 세운다. 사용 가능한 경우 전산시스템을 사용하지만, 수동 검색이 가치가 없다고 자동으로만 검색할 생각을 하지 않는다.
4. 자신의 검색 노력을 일련의 단계로 구성한다고 생각한다.
   a. 식별(identification): 잠재적으로 관련이 있는 인용된 서지 정보를 찾아 식별해 둔다. 이 작업은 주제에 따라 참고문헌 리스트, 색인 등을 만들어 둘 수 있다.
   b. 확인(confirmation): 확인한 항목을 얻을 수 있는지를 결정한다. 이것은 연재물 및 서적, 인쇄 서비스, 상호 대차 및 마이크로 피시(microfiche) 파일을 보관하는 도서관에서 수행하는 작업이다.
   c. 훑어보기와 검토(skim and screen): 각 항목을 평가하여 실제로 검토할 내용이 포함되어 있는지 확인한다. 이 작업의 대부분은 실제 리소스 항목을 얻지 않고 스택(stack) 및 마이크로 피시(microfiche) 판독기에서 시간을 소비함으로써 수행될 수 있다. 가장 중요한 검색기술은 훑어보기와 검토를 멈추고 독서에 빠져드는 유혹에 빠지지 않는 능력이다.
   d. 검색(retrieval): 책을 대출하고, 저널의 기사를 복사하고, 마이크로피시 및 인쇄를 주문하고, 상호대차를 요청하여 문헌을 수집한다. 모든 것이 반드시 검색되어야 하는 것은 아니다. 문헌고찰 초안을 작성할 때 모든 논문을 준비하지 못했다는 것에는 강한 논쟁이 있을 수 있다.
   e. 검토: 문헌을 읽고 분석한다.
5. 학습한 내용을 확인하거나 설명하는 데 사용한 모든 단어를 추적 기록한다. 즉, 이 단어들은 인덱스 시스템에 접근하기 위해 사용하는 키워드가 될 것이다. 키워드 목록을 작성하는 것은 대형 건물에 대한 마스터키 세트를 얻는 것과 같다.
6. 항상 다른 사람들의 작업을 활용한다. 해당 분야의 연구 검토는 검색계획에서 가장 우선해야 하며, 검색된 모든 기사 및 도서의 뒷면에 참고문헌 목록과 참조 목록이 있어야 한다. 비슷한 문제를 겪은 학생들에 의한 문헌고찰의 리뷰를 읽는 것보다 더 나은 검색 전략은 없다. Dissertation Abstracts International은 연구 검색의 '옐로우 페이지'이다.
7. 연구문제에 유용하다고 생각하는 인용 문헌의 모든 항목에 대해 완전하게 기록한다. 색인 카드나 키워드별로 알파벳순으로 정렬하는 컴퓨터 프로그램을 사용하여 찾은 것을 기록한다. 이렇게 하면 누락된 '권', '호'나 '페이지' 번호를 찾아 도서관 홈페이지로 되돌아가야 한다는 좌절감은 생기지 않는다.
8. '훑어보기(skimming)와 검토(screening)' 단계에서 노트를 만들 때, 노트가 다른 작성자의 노트가 아니라 자신의 노트임을 명심해야 한다. 모든 인용을 그대로 쓰고, 인용한 페이지를 제시하는것이 적절하다.

표 4.4	문헌고찰을 위한 적절한 저널
• Advances in Nursing Science	• 대한간호학회지
• Applied Nursing Research	• 간호행정학회지
• Clinical Nursing Research	• 기본간호학회지
• Journal of Advanced Nursing	• 기초간호학회지
• Journal of Nursing Scholarship	• 정신간호학회지
• Journal of Professional Nursing	• 성인간호학회지
• Journal of Qualitative Research	• 아동간호학회지
• Nursing and Health Care	• 여성간호학회지
• Nursing Research	• 지역사회간호학회지
• Nursing Science Quarterly	• Asian Nursing Research (ANR)
• Research and Theory for Nursing Practice	• 노인간호학회지
• Research in Nursing and Health	• 간호교육학회지
• Scholarly Inquiry for Nursing Practice	• 임상간호연구
• Western Journal of Nursing Research	
• Worldview on Evidence-Based Nursing	

정보의 출처

간호학 저널

문헌고찰을 위한 주요 정보 출처는 간호 및 사회 과학 저널에 포함되어 있으며 임상저널에 대한 최신 정보의 출처로 사용한다. 일반적으로 책을 출판하는 데 시간이 오래 걸리기 때문에 저널은 연구조사의 최신 결과를 전달하는 데 선호하는 방법이다. **참고문헌**은 학술문헌의 중요한 출처이다. 동료 심사 저널은 연구논문의 출판을 위해 투고논문의 원고를 검토하는 심사위원 패널을 이용한다. 심사위원으로는 임상전문가, 연구자 및 / 또는 관리자로서의 전문성을 위해 저널의 편집인이 선택한다. 심사는 대개 익명으로로 수행하므로, 심사위원은 저자의 이름을 알 수 없다. 연구 및 개념적 논문이 포함된 간호저널 목록은 표 4.4에 나와 있다. **경험적 문헌**은 때로 **과학 문헌**이라고도 하며, 완성된 연구에 대한 보고서를 발표하는 자료 기반 문헌이다. **개념적 논문**은 이론의 보고, 연구의 기초가 되는 연구 및 기타 비연구 관련 자료가 제시된 이론적 문헌을 일컫는다.[1]

일차 문헌 대 이차 문헌

연구자가 문헌고찰을 수행하는 데 도움이 되는 몇 가지 문헌자료가 있다. 이러한 출처는 일차 문헌과 이차 문

예시 4.3 이차 문헌

Morgan, W, Raskin, P, and Rosenstock, J: Comparison of fish oil or corn oil supplements in hyperlipidemic subjects with NIDDM. Diabetes Care 18:83, 1995. Commentary by James A. Fain, PhD, RN, BC-ADM, FAAN

전문간호사는 이 연구의 결과를 신중하게 해석해야 한다. 연구결과에 따르면 생선기름 보충제를 사용하는 연구대상자는 옥수수기름 보충제를 섭취한 환자와 비교하여 혈장 중성지방 및 혈장 초저밀도 지단백질(Very Low-Density Lipoprotein, VLDL)이 유의하게 낮았다. NIDDM 환자의 주요 지질 문제는 고중성지방혈증이다. 여러 연구에 따르면, NIDDM 환자의 고중성지방혈증은 탄수화물 공급원(예 : 단순 또는 복합)의 종류와 관계없이 고탄수화물 식이에 의해 영향을 받는 것처럼 과장되게 나타났다. 실험적 및 임상적 연구는, '복합 탄수화물과 불포화지방' 식이의 부분적 대체가 LDL 콜레스테롤을 증가시키지 않거나 혈당 조절을 손상하지 않으면서도 NIDDM 환자의 고중성지방혈증을 개선할 수 있음을 제시한다.

또한, 폴리 불포화지방산(Polyunsaturated Fatty Acid, PUFA)이 혈장 콜레스테롤 수치, 특히 LDL 콜레스테롤 수치를 낮출 수 있다는 연구도 있었다. PUFA는 오메가-6와 오메가-3의 두 가지 유형으로 나뉜다. 이 지방산은 NIDDM 환자에게 심혈관계 질환 발병의 위험이 더 큰 환자에게 유익한 효과를 줄 수도 있다. 오메가-3 지방산의 주요 공급원은 지방산이 혈청 트리글리세라이드(triglycerides)를 감소시킬 수 있으므로 NIDDM 환자에게 유익할 수 있다. 그러나 많은 양의 생선기름이 포도당 수치를 높이고 인슐린 요구량을 증가시킬 수 있는 효과를 내는 데 필요하다. 이 연구의 결과를 확인하기 위해서는 더 큰 표본 크기의 더 많은 임상시험이 필요하다.

전문간호사는 여러 캡슐 형태의 오메가-3가 일반인에게 제공되며 FDA가 규제하지 않는다는 사실을 알고 있어야 한다. 생선기름을 함유한 식이보충제는 일반적으로 권장되지 않는다. 대신 환자는 일주일에 170~227g의 생선을 섭취하도록 권장해야 한다. 연어, 고등어나 청어는 오메가-3의 좋은 공급원이지만, 저지방 함량과 PUFA의 비율로 인해 모든 종류의 생선 섭취가 권장된다.

Source: Fain, JA: A comparison of fish oil or corn oil supplements in hyperlipidemic subjects with NIDDM [Commentary]. APN SCAN 3:18, 1995.

헌으로 구분된다. **일차 문헌**은 어떤 해당 이론을 개발했던 사람이나 연구를 수행한 사람이 작성한 것이다. 문헌고찰은 주로 일차 문헌을 사용하는 것이 적절하다. 역사적 연구에서 일차 문헌은 목격자 또는 원본 문서이다. **이차 문헌**은 원 연구자가 아닌 다른 사람이 작성한 연구에서 일차 문헌에 대해 설명한 내용을 말한다. 이차 문헌은 원 연구자의 연구에 대한 응답 또는 요약 및 비평을 나타내기도 한다. 예시 4.3은 이차 문헌의 예를 제공한다.

데이터베이스, 색인 및 초록

연구 참고문헌을 찾기 위한 몇 가지 전략을 사용할 수 있다. 대부분의 간호대 학생은 참고문헌 사서의 도움을 받아 대학 도서관에 접근할 수 있다. **전자문헌 데이터베이스**는 컴퓨터를 이용하여 액세스할 수 있는 서지파일 저장소이며 온라인 검색(전화선 또는 인터넷을 통해 주 컴퓨터와 직접 통신) 또는 CD-ROM(서지정보가 저장된 컴팩트 디스크)을 통해 사용할 수 있다.[9] 대부분의 전자 데이터베이스는 컴퓨터 검색을 통해 사용할 수 있으며, OVID, PaperChase 및 SilverPlatter와 같은 소프트웨어 프로그램을 사용하여 접속할 수 있다. 이 프로그램은 사용자에게 친숙하고 메뉴 방식으로 화면상 지원된다. 이러한 기술 발전으로 특정 주제에 대한 참고문헌 검색이 크게 향상되었다.

컴퓨터 검색은 전통적으로 국립의학도서관(National Library of Medicine)이 제공하는 MEDLINE과 같은 중앙 데이터베이스를 사용하여 수행되었다. CINAHL(Cumulative Index to Nursing and Allied Health Literature)은 간호사를 위한 또 다른 유용한 데이터베이스이다. CINAHL은 모든 영어 및 외국어 간호학 학술지와 책, 책의 장(chapter), 간호학 학위논문, 간호 및 관련 보건 분야에서 선정된 학술회의에 대한 참고문헌을 다룬다. 데이터베이스는 1982년부터 현재까지의 자료를 다루고 있다.[9] PsycINFO, AIDSLINE, Cancer-Lit(cancer literature), Health-STAR, ERIC 및 CHID 데이터베이스는 1960년대 이후로 흔히 사용하는 데이터베이스이다. 간호와 관련된 인터넷 자원[10]과 함께 일반적으로 사용하는 데이터베이스의 예가 표 4.5에 나와 있다. 컴퓨터를 이용한 문헌 검색은 주제가 잘 정의되었을 때 가장 효과적이다.

문헌의 검색 방법을 아는 것은 필수 기술이다. 참고문헌 검색에 대해 도서관 사서와 상담하는 것은 시간과 노력의 가치가 있다. 관련 문헌을 찾는 가장 중요한 접근법은 색인을 수동으로 검색하는 것이다. 색인은 이름, 제목, 저널, 날짜 및 페이지를 포함한 서지 인용을 제공한다. 색인은 다양한 주제에 대한 연구논문이나 데이터베이스를 갖추고 있는 저널 출처(정기 간행물)를 찾는 데 사용된다. 주제에 따라 보건기획, 재무 관리, 비용 절감 및 활용 검토와 같은 의료 전달의 비임상적 측면을 다루는 Hospital Literature Index를 비롯한 여러 색인이 있다. 각 색인에는 수년간의 문헌 자료가 들어 있다. 간호연구를 위한 또 다른 중요한 색인은 American Journal of Nursing에서 발행한 International Nursing Index이다. 자주 사용하는 다른 색인의 예는 표 4.5에 나와 있다.

초록은 다른 학술지에 제시하는 논문 요약이다. 제목만으로는 혼동을 유발할 수 있으므로, 초록은 특정 참고문헌을 검색하기 전에 연구 분야와 관련이 있는지를 판단하는 데 특히 유용하다. 여러 저널의 초록은 간호학 문헌으로 사용하기에 적합하며, 간호학 초록, 심리학 초록, 사회학 초록, 아동 발달 초록 및 학위논문 초록을 포함한다.

분석, 조직 및 보고

초보 연구자들에게 있어서, 문헌고찰의 작성에서 가장 어려운 부분은 '그 작업이 얼마나 어려울 것인가'를 생각하는 것일지도 모른다. 실제 수행하는 것보다 그 과정에 대해 걱정하는 데 더 많은 시간이 소모할 수 있다. 표 4.3에 설명된 단계를 따라 하면 분석, 조직 및 보고가 더 쉬워진다. 연구자는 메모를 빨리 읽음으로써 기억을 새로 고쳐야 하며, 연구와 관련되지 않은 참고문헌을 밝힐 수도 있다. 다음 단계는 문헌고찰 작성에 권장된다.

1. 문제 진술과 관련된 주요 아이디어(보통 2~3개)를 확인한다.
2. 중요성의 순서 또는 논리적 표현의 관점에서 개념(아이디어)을 나열한다. 어떤 개념을 먼저 설명할 것인지를 결정해야 한다.
3. 주요 개념을 주요 제목으로 사용하여 개요를 준비한다. 이 단계에서 윤곽을 잡는 데 들인 시간은 나중

표 4.5	간호학과 관련된 일반적인 전자데이터베이스 및 인터넷 자원

인쇄 데이터베이스

1. Cumulative Index to Nursing and Allied Health Literature(CINAHL)(이전에는 Cumulative Index to Nursing Literature로 불림); 많은 사람에게 '빨간 책'으로 알려져 있다.
2. 국제간호색인(International Nursing Index, INI) : NLM(National Library of Medicine)과 협력하여 American Journal of Nursing Company에서 발행한다.
3. 간호학 연구색인(Nursing Studies Index): 버지니아 Henderson이 개발하였고, 1900년에서 1959년까지 간호학 문헌을 포함한다.
4. Index Medicus(IM): 가장 오래된 건강 관련 색인.
5. Health and Psychosocial Instruments(HAPI).

전자 데이터베이스(국외)

1. AIDSLINE(AIDS and HIV coverage)
2. BIOETHICSLINE(Biomedical ethics coverage)
3. CINAHL(Cumulative Index to Nursing and Allied Health Literature)
4. Cochrane Database of Systematic Reviews
5. EBM-Cochrane, ACP, Journal Club
6. EMBASE(Excerpta Medica Online)
7. HaPI(Health & Psychosocial Instruments)
8. MEDLINE
9. MEDLINEPlus
10. PsycINFO
11. QOLID(Quality of Life Instruments Database)
12. Social Sciences Citation Index

전자 데이터베이스(국내)

1. 한국교육학술정보원(http://www.riss.kr)
2. 한국학술정보(http://kiss.kstudy.com)
3. 구글학술정보(http://scholar.google.co.kr)
4. 학술컨텐츠(http://www.dbpia.co.kr)
5. 국립중앙도서관(http://www.nanet.go.kr)
6. 국가과학기술정보센터(http://www.ndsl.kr)
7. 한국학술지인용색인(http://www.kci.go.kr)
8. 의학논문데이터베이스(http://kmbase.medric.or.kr)
9. 각 대학 도서관

건강 관련 인터넷 홈페이지

1. Bureau of the Census(http://www.census.gov)
2. Centers for Disease Control and Prevention(http://www.cdc.gov)
3. Evidence-Based Nursing(http://www.bmjpg.com/dataebnpp.html)
4. Health Web(http://www.healthweb.org)
5. Healthy People 2020(http://www. healthypeople.gov)
6. Medscape(http://www.medscape.com)
7. National Guideline Clearninghouse(http://guideline.gov)
8. National Library of Medicine(http://www.nlm.nih.gov)
9. National Center for Health Statistics(http://www.cdc.gov.nchs/)
10. National Institute of Nursing Research(http://www.ninr.nih.gov/)

표 4.6 문헌고찰의 개요

연구 질문: 폐암 진단을 받은 여성의 흡연 행태는 무엇입니까?

1단계 개요 : 연구의 근거를 제공하는 개념을 확인한다.

- 흡연은 폐암과 관련이 있다.
- 흡연 행동은 사회 인구학 변수와 관련이 있다.

2단계 개요 : 각 주요 개념에 대한 소제목을 개발한다.

Ⅰ. 흡연은 폐암과 관련이 있다.

A. 담배를 피우는 여성의 발병

B. 성별에 따른 흡연의 차이

Ⅱ. 흡연 행동은 사회인구학 변수와 관련이 있다.

A. 피부색과 민족 배경의 여성 사이의 흡연 행태와의 관계

B. 청년층, 중년이나 고령자에게서의 흡연 행동의 관계

3단계 개요 : 각 소제목을 지원하는 가장 중요한 참고문헌을 추가한다.

Ⅰ. 흡연은 폐암과 관련이 있다.

A. 흡연 여성의 비율은 1974년 33%에서 1990년 23%로 감소했다. 그러나 여성흡연자의 감소속도는 남성의 경우보다 느리고, 여성의 경우 점점 더 이른 나이에 흡연을 시작한다(Centers for Disease Control, 1993; Grit, 1993, USDHHS, 1989).

B. 흡연과 금연 행동의 성별에 따른 차이를 조사한 결과, 여성들은 금연행동에 좀 더 어려움을 겪는 것으로 나타났다(Blake 등, 1989; Grit, 1982; Novotony 등, 1990; Orlandi, 1987). 여성은 남성보다 금연을 더 많이 시도하지만, 실제로 폐암 진단 후에 금연을 한 경향이 있다(Grit, Nisenbaum, Elashoff, & Holmes, 1991).

Ⅱ. 흡연 행동은 사회인구학 변수와 관련이 있다.

A. 백인, 히스패닉, 흑인 남녀의 흡연 패턴을 분석한 결과, 백인 여성의 흡연율이 가장 높았다(현재 흡연자의 29.6 %)(Spit 등, 1990).

B. 지속적인 흡연은 20세에서 34세 사이의 여성에서 가장 빈번하게 보고되었으며 65세 이상의 여성에서는 빈번하지 않은 것으로 나타났다. 그러나 중년 여성(45~ 65세)은 일일 흡연량이 가장 많았다.

에 시간을 절약하고, 잘 조직된 문헌고찰을 할 기회를 넓힌다. 개요가 매우 상세할 필요는 없다(표 4.6).

4. 적용할 수 있다면, 각 주요 제목을 논리적 소제목으로 나눈다. 차별화의 필요성은 연구문제에 따라 결정된다. 복잡한 문제는 더 많은 부제목이 필요하다(표 4.6 참조).

5. 한두 문장으로 각 연구의 주요 결과를 요약한다. 참고문헌 인용은 완벽해야 한다.
6. 두세 가지 주요 개념의 중요성을 설명하는 서문 단락을 작성한다.
7. 각 개념에 대한 설명의 끝부분에, 각 연구그룹에 관한 결과를 요약한다.; 주요 요점을 요약하고, 부제목의 중요도에 대해 언급하고, 제안된 연구문제와 관련성을 입증한다.
8. 전체적으로 문헌고찰을 작성한 후, 일관성, 연속성 및 한 주제에서 다음 주제로의 전환이 원활히 되는지를 검토한다. 각 인용문의 정확성을 신중히 확인한다.

연구문제 선정 및 정의에 대한 비판적 질문

비판하고자 하는 연구를 선택한 후 이 장에서 언급한 주요 용어 중심으로 연구를 살펴보자. 이 장에서 언급한 주요 용어가 모든 연구논문에 포함되어 있지는 않을 것이다. 다음 질문은 연구문제 선정 및 정의를 비판하기 위한 가이드라인이 될 수 있다.

1. 문헌고찰이 철저히 수행되었는가? 단락의 첫 두 문단 내에서 문제가 도입되었는가? 처음 몇 문단 내에서 독자는 연구의 주요 분야로 빠르게 빠져들 수 있어야 한다. 중요한 것은, 저자가 연구 분야를 간결하게 기술하고, 어떤 문헌을 고려하며, 왜 일부 문헌을 생략할 수 있는지를 생각하는 것이 중요하다.
2. 관심 주제에 대해 가장 관련성 높은 연구논문을 찾을 수 있는가? 문헌고찰에 포함하기로 선택한 논문은 얼마나 오래된(출판 날짜) 논문인가? 참고문헌 목록을 살펴보고, 선택한 문헌이 이 특정 연구의 근거를 지지하고 설명한다는 평가를 한다. 문헌고찰은 약간의 혼동의 소지가 있다. 그 목적은 일반 영역에 대한 포괄적인 이해를 입증하는 것이 아니다. 대신 저자는 본인의 연구를 통해 개발하려는 지식을 뒷받침하고 설명하기 위해, 이전 연구의 맥락에서 가설 및/또는 연구 질문을 제시해야 한다.
3. 저자는 주로 이차 문헌이 아닌 일차 문헌을 사용하였는가? 거의 모든 경우 간호학 저널에 실린 논문은 실제로 연구를 수행한 사람들(일차 문헌)이 작성한 최초 연구를 반영한다. 연구에 대한 설명이 완전히 정확하지 않을 수 있으므로 이차 문헌에 주의해야 한다.
4. 연구방법론의 비판적 평가와 결과 해석의 관점에서 핵심 논문에 대한 평가가 간결하게 제시되었는가? 문헌고찰이 각 연구의 역사적인 설명과 현재 연구로 이어지는 중요한 이정표와 함께 과거 연구의 요약인지 여부를 확인한다. 주요 연구 간의 기여도를 비교하고 대조하는 것은 중요하며, 기존 연구의 장단점을 논의하고 문헌 간의 중요한 차이를 확인한다.
5. 문헌에 대한 요약 진술이나 전반적인 평가가 있는가? 모든 잘 서술된 문헌고찰은 지금까지 연구자가 논의한 주제에 대한 과학 상태의 요약 진술(또는 문단)로 끝난다.

링크

다음 웹사이트에서는 학생들에게 연구문제를 선택하고 정의하는 데 유용한 정보를 제공한다.

- American Nurses Association/Online Journal of Issues in Nursing
  http://nursingworld.org/ojin
- OVID
  http://www.ovid.com
- PaperChase
  http://www.paperchase.com

핵심요약

1. 문제 진술은 연구할 주제와 그 배경에 대한 설명 및 그 의미에 대한 근거를 제시한다.
2. 좋은 문제는 두 개 이상의 변수 사이의 관계를 표현하며, 자료를 수집하고 분석하여 조사할 수 있다.
3. 연구의 목적은 연구의 전반적인 목표를 명시하는 단일 진술 또는 질문으로 표현된다.
4. 간호실무와 개인 경험은 연구문제의 좋은 출처이다. 아이디어는 또한 문헌, 간호이론 및 이전 연구로부터 도출될 수 있다.
5. 문헌고찰은 연구문제와 관련된 문헌을 확인, 획득 및 분석하는 것을 포함한다.

학습활동

문제 진술 1

관상동맥심장질환(Coronary Heart Disease, CHD)은 미국 여성의 주요 사망원인이다. 약 25만~50만 명의 미국 여성이 매년 CHD로 사망한다(Cochrane, 1992 : Rich-Edwards, Manson, Hennekens, & Buring, 1995, Steingart 등, 1991, Wenger, 1985). 그러나 대부분 여성은 다른 질병과 관련하여 CHD가 발병하는 위험을 인식하지 못한다. 예를 들어 유방암으로 사망한 여성 9명 중 1명과 비교하여 5명의 여성 중 한 명은 CHD로 사망한다(Rich-Edwards et al, 1995; Steingart et al, 1991). 실제로, CHD 여성의 사망률은 모든 신생물 질환의 사망률을 능가한다.

관상동맥심장질환은 오랫동안 남성의 질병으로 생각되어 왔다(Rich-Edwards 등, 1995). 최근까지 거의 모든 무작위적이고 통제된 CHD 연구에서 여성이 과소 표현되었다는 사실은 여성이 CHD에 크게 영향을 받지 않는다는 잘못된 믿음을 반영하는 것이다(Barry, 1992). 이러한 연구에서 여성을 제외하는 이유는 최기형성(teratogenicity)의 두려움, 여성의 월경주기, 임신 및 폐경으로 인한 변동성 증가, 즉 비용 증가와 성별에 따른 영향이 치료결과에 큰 영향을 미치지 않을 것이라는 잘못된 믿음이다(Annual Report/Women's Health Research, 1991).

결과적으로 CHD에 대한 표현, 병태생리학 및 치료결과의 성별 차이에 대해서는 거의 알려지지 않았다. CHD를 가진 여성을 대상으로 한 연구는 아직 초기 단계에 있다. CHD를 가진 여성에게 제공되는 치료의 과학적 기반은 주로 연구대상자 대부분이 남성이었던 임상시험에서 추정한 자료에 근거한다(Cochrane, 1992). CHD 여성에 관한 자료가 부족하여 성차별에 관한 의문점이 더 커졌다.

특히 우려되는 것은 심근경색(Myocardial Infarction, MI) 이후 남성과 비교하면 여성의 생존율이 낮다는 것이다. 이 발견은 Framingham Heart Study와 Infarct Size 또는 MILIS Trial의 제한에 대한 Multicenter 조사(Tofler 등, 1987; Wingate, 1993)와 같은 획기적인 연구의 자료를 기반으로 한다. 심근경색을 경험한 여성의 사망률 증가는 발병시기, 최적 또는 지연된 치료 또는 둘 모두에서 그들의 나이의 증가와 합병증을 반영할 수 있다(Wenger, Speroff, & Packard, 1993).

MI의 치료지연은 심근허혈의 발병 후 20~40분 후에 세포기능의 돌이킬 수 없는 상실과 함께 심근세포 사멸이 발생하기 시작하기 때문에 광범위한 결과를 낳는다. 조기 개입과 치료는 심근조직의 돌이킬 수 없는 손실을 극적으로 감소시킬 수 있다(Ayanian & Epstein, 1991; Maynard, 1992). 따라서 MI에 대한 조기개입이 가장 중요하다.

그러나 몇몇 연구에 따르면 여성은 동등하거나 더 심한 증상이 있음에도 불구하고 남성보다 덜 집중적이거나 덜 침습적인 평가를 받는 것으로 나타났다(Wenger 등, 1993). Tobin과 동료(1987)는 운동 중에 비정상적인 방사성 핵종 스캔을 한 남성의 40%에 비해 여성의 4%가 심장도관검사를 받았다고 밝혔다. Multicenter Survival and Ventricular Enlargement(SAVE) 실험의 자료에 따르면, 심근경색증을 앓는 여성은 심장도관삽입술을 받는 남성보다 심혈관카테터삽입술을 받을 확률이 적었다(Mark, Shaw, DeLong, Califf, & Pryor, 1994; Steingart 등, 1991). 메사추세츠주와 메릴랜드주의 보험청구(매사추세츠에서 11,865건, 메릴랜드에서 6,894건)를 분석한 결과, 알려진 CHD로 입원한 환자의 관상동맥조영술 추천에 대한 전체 비율은 여성보다 남성이 15~28% 더 높았다(Ayanian & Epstein , 1991).

Maynard와 Weaver(1992)는 응급실 평가 시와 입원 초기 며칠 동안 가슴 통증의 특징에 대해 여성에게 급성 MI의 진단에 도달하기 어렵게 하는 것이 있다고 제안했다. 사실 허혈성 유형의 감각을 느낀 여성의 임상적 제시는 남성의 경우와 다를 수 있다. 즉, 여성들은 실제로 MI와 관련된 다른 증상을 보일 수 있다. 심근경색 선별검사 및 중재(MITI) 레지스트리의 자료는 서로 다른 관련 증상을 나타냈다. 여성은 남성보다 더 자주 피로, 메스꺼움, 복부 통증을 호소했으며, 여성보다 더 많은 남성이 발한을 경험했다(Maynard, 1992). 또한 Framingham Heart Study의 자료에 따르면 남성보다 여성이 무증상 허혈(흉통이 없음)을 경험한 비율이 각각 34% 대 27%인 것으로 나타났다.

연구대상자 대부분이 남성인 임상시험에서 추정한 자료를 바탕으로 MI의 전형적인 증상과 비정상적인 증상을 구별하는 현재의 실무는 문제가 될 수 있다. 이 연구의 목적은 급성 심근경색증의 증상에 나타나는 성별 차이와 CHD를 가진 여성의 전형적인 평가 사이에 관계가 있는지를 결정하는 데 있다.

문제 진술 2

골다공증(osteoporosis)은 여러 가지 원인이 있는 연령 관련 골격장애로, 확인된 다른 질환이 없을 때 뼈의 부피가 감소하고 뼈의 취약성이 증가한다는 특징이 있다(Ockene, 1994; Lappe, 1994). 45세 이상의 모든 미국 여성의 50%가 골다공증에 걸리며, 75%는 90세까지 영향을 받는다(McMahon, Peterson, & Schilke, 1992). 백인 여성 4명 중 1명은 65세까지 1회 이상의 골절상이 있으며, 연간 150만 건의 골절이 발생한다(Erickson & Jones, 1992). 현재 폐경기 골다공증으로 인한 골절과 관련한 의료비용은 연간 70~100억 달러에서 2020년까지 연간 310~620억 달러에 이를 것으로 예상된다(Lappe, 1994).

폐경기 골다공증의 주요 치료법은 골격 성숙기간 최대 골밀도를 만들고 유지하는 것이다. 최대 뼈 질량은 30세에 도달한다. 젊은 여성에 대한 조기 개입의 목표는 골다공증의 위험요인에 영향을 주어 뼈의 질량을 최대화하는 것이다. Lappe(1994)는 폐경 후 골다공증이 발생하는 주요 위험요인을 유전적 영향, 대사 및 내분비 상태, 식이요인, 운동패턴, 그리고 약물, 알코올 및 담배에 대한 노출로 확인했다.

칼슘과 단백질을 식이요법으로 섭취하는 것은 30세까지 최대 골량을 달성하는 신체의 능력에 영향을 미친다. 출생 시, 총 골격은 칼슘 25g을 함유하고 식이 섭취로 인한 성숙 시 1,000g으로 증가한다(El-Choufli, Nelson, & Kleerekoper, 1994). 한 연구에서는 젊은 여성의 칼슘 섭취량을 모니터링하고, 칼슘 보충제를 사용하여 청소년과 젊은 여성에게 권장되는 칼슘 섭취량을 1200~1500mg/day로 유지할 것을 권고했다(Erickson & Jones, 1992).

신체활동 및 체중 부하 운동은 뼈에 기계적 하중을 가하는 과정을 통해 성숙 골격의 골밀도에 영향을 미친다. 이러한 종방향 힘(longitudinal force)은 조골세포(osteoblast)를 자극하여 생산을 증가시켜 뼈의 질량을 최대화하고 강화한다. 활동 수준이 감소하면 칼슘의 비뇨기계 배설이 증가하여 골량과 골격 성장이 증가한다(Rutherford, 1990). 운동의 신념과 수행의 성별과 발달상의 차이에 관한 연구는 2개 학군에서 6, 7, 8학년의 남녀를 비교했다(Garcia 등, 1995). 연구결과에 따르면 소녀는 계속해서 활동하지 않는 그룹으로 분류되어 골격 악화위험이 증가하여 평생 앉아서 생활할 수도 있는 것으로 나타났다.

폐경 전후 및 폐경 후 여성의 골다공증 예방을 목적으로 하는 행동과 관련된 몇 가지 연구가 발표되었다. 그러나 젊은 여성과 골다공증에 대한 자료는 없다. 폐경기 여성 91명을 대상으로 한 연구에서 이들 여성이 적절한 골다공증 예방행동을 수행하지 않았다는 사실이 밝혀졌다(Ali & Bennet, 1992). 이 연구는 골다공증에 대한 지식과 골다공증 예방행동, 우유 섭취 장벽과 혜택에 대한 인식과 운동과 같은 건강증진 행동 사이의 관계를 조사했다. 높은 수준의 지식은 더 일관된 건강 관행과 더 많은 우유 섭취와 관련이 있다. 나이가 많은 폐경기 여성은 일반적으로 젊은 폐경기 여성보다 골다공증에 대한 지식이 적었다.

골다공증에 대한 지식, 신념 및 예방 행동에 관한 연구의 부족은 여성의 골밀도에 영향을 미칠 수 있는 심각한 문제가 있음을 반영한다. 이 정보는 젊은 여성을 위한 적절한 교육 및 건강 유지 프로그램 개발에 중요하다. 이 설명 연구의 목적은 16세에서 22세 사이의 여성의 골다공증 위험 요소 및 예방 행동에 대한 지식을 평가하는 것이다.

1. 다음을 확인하여 문제 진술 1과 2를 평가한다.
   a. 연구 중인 사항
   b. 연구의 타당성

c. 연구의 초점(목적의 진술)

d. 연구대상자

2. 각 문제 진술 문항의 순위를 1에서 5까지 매긴다(5 = 뛰어남, 4 = 매우 좋음, 3 = 좋음, 2 = 보통, 1 = 나쁨).

a. 명확성

b. 간호학에서의 중요성

c. 포괄성

d. 논리적 표현

3. 관심 주제를 선택한다. 주제 내의 개념 중 하나와 관련된 4개의 논문을 확인하고 표 4.6과 유사한 개요를 완성해 본다.

REFERENCES

1. Haber, J: Research questions, hypotheses, and clinical questions. In LoBiondo Wood, G, and Haber, J(eds). Nursing Research: Methods and Critical Appraisal for Evidence-Based Practice, ed 7. Mosby, St. Louis, 2010, pp 27 – 55.
2. Brink, PJ, and Wood, ME: Basic Steps in Planning Nursing Research: From Question to Proposal, ed 5. Jones & Bartlett, Boston, 2001, pp 69 – 82.
3. Burns, N, and Grove, SK: The Practice of Nursing Research: Conduct, Critique, & Utilization, ed 4. WB Saunders, Philadelphia, 2001, pp 87, 90.
4. Domiano, KL, Hinck, SM, Savinske, DL, and Hope: KL: Comparison of upper arm and forearm blood pressure. Clin Nurs Res 17:241, 2008.
5. Heinrich, CR: Enhancing the perceived health of HIV seropositive men. West J Nurs Res 25:367, 2003.
6. Beck, CT: Replication strategies for nursing research. Image J Nurs Sch 26:191, 1994.
7. Martin, PA: More replication studies needed. Appl Nurs Res 8:102, 1995. 6041_
8. Locke, LF, Spirduso, WW, and Silverman, SJ: Proposals That Work: A Guide for Planning Dissertations and Grant Proposals, ed 5. Sage Publications, Newbury Park, CA, 2007, pp 63 – 90.
9. Polit, DF, and Beck, CT: Literature reviews: Finding and critiquing evidence. In Polit, DF, and Beck, CT(eds). Nursing Research: Generating and Assessing Evidence for Nursing Practice, ed 9. Lippincott Williams & Wilkins, Philadelphia, 2012, pp 94 – 125.
10. Gillis, A, and Jackson, W: Research for Nurses: Methods and Interpretation. FA Davis Company, Philadelphia, 2002, pp 79 – 84.

CHAPTER 5

이론과 개념 모델 적용

Applying Appropriate Theories and Conceptual Models

학습 목표

이 장을 마치면 다음을 수행할 수 있다.

1. 이론과 연구의 관계에 대해 토론한다.
2. 귀납적추론 및 연역적 추론의 과정을 묘사한다.
3. 세 가지 유형의 이론(거대이론, 중범위이론, 실무이론)을 구별한다.
4. 차용 이론의 중요성을 토론한다.
5. 개념과 구성개념을 구별한다.
6. 탐구 주제에 대한 이론 또는 개념 모델을 제안한다.

핵심 용어 해설

- 간호이론(nursing theory). 간호학문의 관심 현상을 설명하거나 특징짓는 구체적인 개념과 명제들의 집합
- 개념(concept). 현상이나 현상의 범주를 기술하는 상징적인 진술이나 언어
- 개념모델(conceptual model). 관심 있는 현상을 해결하기 위해 조합된 추상적 개념 및 일반적 개념의 집합
- 거대이론(grand theory). 학문 분야 내에서 복잡하고 광범위한 관점을 가진 이론. 다양한 개념을 포함하나 이 개념들은 잘 정의되어 있지 않고, 애매하고 명확하지 않은 관계를 가짐. 광범위한 영역을 설명
- 구성개념(construct). 이론에서 파생되었으며, 개념보다 더 높은 수준의 것으로, 관찰이 어렵고 추상적임.
- 귀납적 접근법(inductive approach). 관찰 가능한 자료를 수집하여 결론이나 가설을 유도하는 추론방식. 이 접근방식은 특정 관찰에서 연구를 통해 검증할 수 있는 일반적인 진술로 추론이 진행됨.
- 메타패러다임(metaparadigm). 특정 분야에서 관심을 갖고 있는 주요한 중심적 현상
- 실무이론(practice theory). 중범위이론보다 더 구체적이고, 실무의 방향이나 지침을 구체적으로 만드는 이론
- 연역적 접근법(deductive approach). 알려진 사실에서 출발하여 이론을 생성하는 추론방식. 일반적 사실에서 구체적인 결론으로 추론이 진행됨. 예측을 검증하고 기존 관계를 검정하는 데 사용하는 접근법
- 이론(theory). 문제나 사물의 본질에 대한 이해를 목적으로, 둘 이상의 변수 사이의 관계의 본질을 규정하는 조직적이고 체계적인 상호 관련 진술(개념)의 집합

- 중범위이론(middle-range theory). 현실세계의 한 부분을 보고 명확하게 정의된 변수를 포함하는 이론으로, 변수 간의 관계의 방향이 구체적으로 나타남.
- 차용이론(borrowed theory). 다른 학문에서 가지고 온 이론으로, 간호질문 및 연구문제에 적용

연구는 단지 연구 질문에 답하거나 가설을 시험하기 위해 수행되는 것이 아니라, 이론의 생성이나 시험을 통해 간호에 고유한 지식체계를 발전시키기 위해 수행된다. 이러한 지식을 효과적으로 구축하기 위해 연구과정은 결과의 분석과 해석을 용이하게 하는 어떤 이론적 구조 내에서 개발되어야 한다. 연구가 이론적 맥락 안에 놓일 때, 이론은 왜 그리고 어떻게 작용하는지, 그리고 그 변수가 서로 관련되어 있는지 추측할 수 있게 해 준다. 따라서 이론은 연구자가 특정한 상황을 넘어 일반화하고 다른 유사한 상황에서 일어날 일을 예측할 수 있도록 조사연구를 위한 구조를 제공한다.[1] 이론이 없는 연구는 정보나 자료가 단절되는 결과를 유발하고, 이러한 연구는 간호지식을 추가 및 축적시킬 수 없다. 이 장은 연구와 관련된 이론의 기본 개요를 제공하고 이론의 요소와 관련된 공통용어를 제시한다. 이론 및 개념 모델 평가기준을 설명한다. 이론과 개념 모델에 대해 더 많은 것을 배우고자 하는 학생들은 주제에 대한 심층적인 이해를 얻기 위해 추가로 책 읽기를 권한다.

이론의 개요

연구자들이 지식을 얻는 방법으로써 현상을 설명하고 예측하기 시작할 때, 경험적인(실증적인) 조사를 통해 사실이 수집된다. 이러한 사실이 축적됨에 따라, 개별적인 사실들을 의미 있게 만들기 위해서는 통합, 조직, 분류가 필요하다. 연구자들은 경험적 발견을 이론의 형태를 취하는 의미 있는 패턴으로 전환할 수 있다.

이론을 정의하는 것은 간호지식의 발전에 기여하는 많은 연구 분야 때문에 쉬운 일이 아니다.[2] 기초적인 수준에서, **이론(theory)**은 문제나 사물의 본질(속성)에 대한 이해를 목적으로, 둘 이상의 변수 사이의 관계의 본질을 규정하는 조직적이고 체계적인 상호 관련 진술(개념)의 집합이다.[3] 이론은 조직화되고, 개별적 사실과 관찰된 내용을 바탕으로 하는 복잡한 집합체에 의미를 부여한다. 이론은 관측 결과를 한데 모아 연구자가 변수와 변수 간의 관계에 대한 일반적인 진술을 할 수 있게 한다.

이론은 우리가 그것을 선택하는 방법에 따라 간호과학과 임상실무의 발전에 몇 가지 목적을 제공한다. 이론은 개별적인 경험적 발견에 의미를 부여하면서, 기존 지식을 요약한다. 이론은 연구의 구조나 틀을 제공하고, 간호실무를 기술, 설명, 예측하기 위한 필요한 자료를 체계적으로 수집하는 방법을 제공하여 간호지식을 조직화 할 수 있게 한다.[1]

'틀'이라는 용어는 연구의 개념적 토대를 말한다. 특정 개념 모델에 뿌리를 두고 있는 연구에서 틀은 종종 **개념적 틀**이라고 불린다. 이러한 용어들 – 이론적 틀, 개념적 틀, 그리고 개념적 모델 – 은 문헌 전체에서 상호 교환 가능하게 사용되기도 한다.

새로운 지식을 발견하기 위한 귀납적 접근 대 연역적 접근

이론이 임상실무와 연구에서 수행하는 역할은 '이론과 자료의 관계'를 조사할 때 가장 잘 설명된다. 그림 5.1은 관찰에서 출발하여 개념과 이론으로 올라가는 귀납적 추론과 이론에서 실증적 관찰로 내려가는 연역적 추론을 함께 나타낸 것이다. 연구자들은 이론의 역할과 자료수집의 역할이 과학적 방법의 필수적인 특징이라는 것에 동의한다. 새로운 지식을 발견하거나 시험하는 데에는 두 가지 방법이 있다. 연구자는 관찰에서 아이디어로(귀납적인 접근) 또는 아이디어에서 관찰(연역적 접근)로 이동할 수 있다. 이론을 강조하는 연구자인지, 관찰을 강조하는 연구자인지는 연역 이론-실험 접근방식인지, 발견 지향의 귀납적 조사인지를 통해 알 수 있다.

귀납적 접근법(inductive approach)은 관찰할 수 있는 자료를 수집하여 결론이나 가설을 이끌어내는 것이다. 이 접근법은 구체적인 관찰에서 시작하여 연구를 통해 검증할 수 있는 일반적인 진술로 이동한다. 귀납적 추론은 질적 접근법에 기초가 된다. 매우 특수하거나 제한된 자료를 사용하여 결론을 내리는 상황에서는 결과의 일반화가 잘못될 수 있다.[5] 따라서 연구결과는 자료가 수집된 표본에 대해서만 일반화될 수 있다.

연역적 접근법(deductive approach)은 알려진 사실에서 시작하여 이론을 생성하는 것으로 일반적인 것에서 구체적인 결론으로 이동한다. 이 방법은 예측을 시험하고 기존 관계를 검정하는 데 사용되는 접근법이다. 구체적인 가설은 상호 관련 현상에 대한 보다 일반적인 진술 역할을 하는 이론에서 추론될 수 있다. 연역적 추론은 모르고 있었던 기존의 관계를 밝히는 데 도움이 된다. 귀납적 추론과 마찬가지로, 연역적 접근을 사용할 때 내재적 문제가 드러날 수도 있다. 모든 문제를 연역적 접근법으로 검정할 수 있는 것은 아니며, 특히 측정방법이 불충분하거

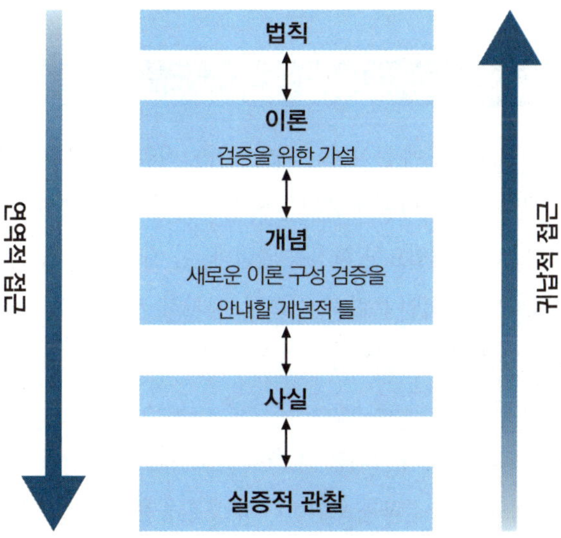

그림 5.1 귀납적 및 연역적 추론의 통합

나 개발되지 않은 경우에는 더욱 그러하다.

귀납적 추론 및 연역적 추론을 통해 생성된 간호지식의 타당성은 정보의 정확성 또는 전제(진술)의 정확성에 달려 있다. 그 근거가 되는 전제가 유효하다면 결론도 타당하다. 연구는 실제 간호사가 사용할 수 있도록 그 전제를 확인하거나 반박하기 위해 수행된다.[6]

간호이론의 분류

간호에 고유한 이론은 간호학이 다른 학문 분야와 어떻게 다른지를 정의하는 데 도움을 준다. Fawcett[7]은 **간호이론**을 간호학문과 관련 있는 관심의 현상을 설명하거나 특징짓도록 해주는 특별하고 구체적인 개념과 명제의 집합으로 정의한다.

메타패러다임(metaparadigm)이라는 용어는 특정 학문에서 관심을 갖고 있는 주요 현상을 말한다. 간호학의 주요 또는 중심 현상은 사람, 환경, 건강 및 간호라는 개념을 중심으로 나타난다.[7] 중심 현상에 관한 저술을 보급한 최초의 간호학자는 Fawcett이다. 그러나 네 가지 메타패러다임 개념은 1984년까지 간호학의 메타패러다임으로 공식화되지 않았다. 각 메타패러다임 개념의 정의는 표 5.1에 있다.

이러한 메타패러다임 개념을 다루는 이론을 간호이론이라고 한다. 간호이론은 사람, 환경, 건강 및 간호 문제를 해결하기 위한 복잡성과 추상성의 정도에 따라 분류된다. 거대이론(거시이론, macrotheory)은 포괄적인 개념체계를 설명하고, 중간이론은 상대적으로 한 분야에 초점을 가진 체계를 기술하며, 실무이론은 관심의 범위가 가장 좁다.

표 5.1 간호의 4대 메타패러다임 개념

1. 사람에 대한 메타패러다임 개념은 간호에 참여하는 개인, 가족, 지역사회 및 기타 집단을 말한다.
2. 환경에 대한 메타패러다임 개념은 한 사람에게 유의한 타인과 물리적 환경뿐 아니라, 그 사람의 가정에서부터 임상기관, 사회 전반에 이르는 간호가 필요한 환경을 말한다. 이 메타패러다임은 또한 개인의 건강과 관련된 모든 국소적, 지역적, 국가적, 전 세계적인 문화적, 사회적, 정치적, 경제적 조건을 가리킨다.
3. 건강에 대한 메타패러다임 개념은 간호가 필요한 사람의 현재 안녕 상태를 말하는데, 이는 최고의 건강상태에서 말기 질환까지 다양할 수 있다.
4. 간호에 대한 메타패러다임 개념은 간호의 정의를 말한다. 간호사가 대신 수행하거나 또는 다른사람과 공동으로 수행한 행위, 간호활동의 목표 또는 결과를 포함한다. 간호활동은 전형적으로 사정, 분류, 계획, 중재 및 평가의 체계적인 과정으로 간주된다.

거대이론

거대이론(grand theory)은 복잡하고 범위가 넓다. 거대이론은 넓은 영역을 설명하려고 노력하며, 잘 정의되지 않고 모호하고 불분명한 관계를 가진 수많은 개념을 포함하려고 한다. 이 이론들은 경험적 자료에 기초하지 않기 때문에 대개 간호실무를 위한 지침으로 유용하지는 않다. 대부분의 경우, 거대이론들을 실증적으로 시험하고 검정하기 위해 이론적 진술을 좀 더 세분화하고 분할할 필요가 있다.

스트레스 해소나 스트레스로부터 보호받기 위한 인간의 요구에 초점을 맞춘 체계적 접근방식의 사용은 간호학 분야의 핵심이다. Gerstle, All, Wallace[8]는 만성 통증을 가진 성인 환자의 삶의 질에 스트레스 요인이 미치는 영향을 조사하기 위해 Neuman의 체계 모델(Neuman's Systems Model)에 따라 탐색적 상관관계 연구를 실시했다. 환자의 건강, 신체기능의 상태 및 사회경제적 지위에 대한 인식과 더불어 심리적 · 정신적 · 영적 · 가족적 삶의 측면을 조사했다. Neuman 모델은 개인을 다섯 가지 요소(생리적, 심리적, 발달적, 사회문화적, 영적 요소)를 포함한 체계로 본다. 체계의 안정성은 스트레스 요인에 대처하는 능력에 의해 결정된다. Neuman 모델을 토대로 한 결과, 고령자, 여성, 취업 중인 사람이 삶의 질이 높은 것으로 나타났고, 저소득층, 치료비용을 많이 내는 사람, 노동자 보상보험이 부족한 사람들이 삶의 질이 낮은 것으로 나타났다. 간호이론가들이 개발한 다른 거대이론의 예는 표 5.2에 제시되어 있다.

표 5.2 거대이론

- Faye G. Abdellah: Patient-Centered Approaches to Nursing
- Virginia Henderson: The Principles and Practice of Nursing
- Dorothy Johnson: The Behavioral System Model
- Imogene King: King's Systems Framework and Theory of Goal Attainment
- Madeline Leininger: Cultural Care Diversity and Universality Theory
- Myra E. Levine: The Conservation Model
- Betty Neuman: The Neuman Systems Model
- Margaret Newman: Health as Expanding Consciousness
- Dorothea E. Orem: The Self-Care Defi cit Nursing Theory
- Rosemarie Rizzo Parse: The Theory of Human Becoming
- Martha Rogers: The Science of Unitary and Irreducible Human Beings
- Sister Callista Roy: The Roy Adaptation Model
- Jean Watson: Nursing-Human Science and Human Caring: A Theory of Nursing

중범위이론

중범위이론(middle range theory)[9]은 1960년대 후반에 사회학 분야에서 처음 소개되었다. 1970년대 중반에 이르러서는 지식개발의 최신 단계로 중범위이론이 인정되었다. Merton은 **중범위이론**[9]을 현실 세계의 한 부분을 바라보고 명확하게 정의된 변수를 포함하는 이론이며, 이는 관계의 본질과 방향을 구체화한다고 하였다.

지난 10년 동안 중범위 간호이론은 거대이론보다 인기가 더 많았다. 이 이론은 보다 세부적이고 특정 범위 내에서 구성되고, 구체적이고 조작적으로 잘 정의된 개념/변수가 있으며, 실무와 연구의 관계를 강하게 드러내기 때문이다. 간호학은 간호과학과 실무의 실질적인 요소를 정의하거나 수정하는 데 적합한 중범위 간호이론을 인정해 왔다. 중범위이론의 목적은 현상을 기술하고, 설명하고, 예측하는 것이다. 거대이론과는 다르게 중범위이론은 명백하고, 검증이 가능하다. 중범위이론은 간호학 분야에 포함된 일상적인 실무와 연구를 위한 지침을 제공하고, 실무와 연구를 연결하는 개념과 관계가 포함된다. Smith와 Liehr[10]은 12개의 중범위이론을 종합하여 발표하였다. 12개의 중범위이론을 각각 읽어 보면, 간호학은 연구와 이론을 통해 간호학을 넓힐 수 있는 새로운 기회를 제시하면서 이론적 지식을 발전시킨 것이 분명하다.

표 5.3 중범위이론

- Kathryn Barnard: Parent-Child Interaction
- Cheryl Beck: Postpartum Depression Theory
- Patricia Benner: Benner's Model of Skills Acquisition in Nursing
- Mary Burke and Margaret Hainsworth: Chronic Sorrow
- Cheryl Cox: Motivation in Health Behavior(Health Self-Determinism)
- Joan Eakes: Theory of Chronic Sorrow
- Joan Haase and Sandra Peterson: Resilience
- Katharine Kolcaba: Theory of Comfort
- Elizabeth Lenz: Theory of Unpleasant Symptoms
- Ramona Mercer: Maternal Role Attainment
- Merle Mishel: Uncertainty of Illness Theory
- Nola Pender: Health Promotion Model
- Hildegard Peplau: Interpersonal Relations
- Pamela Reed: Self-Transcendence Theory
- Cornelia Ruland and Shirley Moore: End-of-Life Care
- Sherri Ulbrich: Theory of Exercise as Self-Care
- Janet Younger: Mastery of Stress in Mothers of Preterm Infants

표 5.4 실무이론

- Theories of Caring, Empowerment, and Communication
- Theories of Clinical Inference and Clinical Decision Making
- Theories of Suctioning, Wound Care, Rest, and Learning
- Theory of End-of-Life Decision Making

중범위이론의 예로 Pender의 건강 증진 모형(Pender's Health Promotion Model)이 있다. Kerr, Lusk 및 Ronis[11]는 Pender의 건강 증진 모형을 사용하여 멕시코계 미국인 근로자의 청력보호장치(Hearing Protection Device, HPD) 사용에 영향을 미치는 요소를 확인했다. 사회인지 이론에서 파생된 건강 증진 모형은 유용한 중범위이론이다. 건강 증진 모형에는 수정 요인, 인지-지각 요인 및 청력보호장치 사용에 대한 건강 관련 요인이라는 세 가지 주요 구성요소가 포함되어 있다. 인구통계학적 특성과 대인관계 영향과 같은 수정 요인은 건강 관련 행동에 대한 간접적인 영향으로 제시되며, 행동에 직접적인 영향을 미치는 인지지각요인을 통해 그 영향력을 행사한다. 간호학문에 사용되는 중범위이론의 예가 표 5.3에 제시되어 있다.

실무이론

규범적 이론(prescriptive theory)이라고도 불리는 **실무이론(practice theory)**은 간호실무의 과학적 발달에 중요하다.[3] 실무이론은 중범위이론보다 구체적이며 구체적인 실천 방향이나 지침을 만들어 낸다. 이러한 이론은 간호사가 실무에서 어떠한 일을 하는지, 실무에서 어떻게 일하고 있는지, 그것을 통해 어떠한 영향을 받는지(결과) 등 간호사의 실무에 대한 지식을 제공하기 위한 것이다.[3] 실무이론은 종양간호, 산과간호, 수술실간호 등과 같은 전문분야의 특정 요소를 다루거나, 간호관리나 간호교육과 같은 간호 분야의 또 다른 측면과 관련될 수 있다. 이러한 이론은 암 통증 완화와 같은 전형적인 간호요소 또는 사망이나 생의 말기 간호 등과 같은 특별한 경험요소들을 설명한다. 실무이론은 개념의 수가 적고 쉽게 이해할 수 있다. 실무이론은 일반적으로 범위가 좁고 특정 인구에 국한되며 현실의 작은 측면을 설명한다.[1] 실무이론의 몇 가지 예가 표 5.4에 제시되어 있다.

차용이론

실무 과정으로써 간호는 종종 간호에만 국한되지 않는 현상을 다룬다. 간호학에서 개념적 틀로 사용되는 상당수의 이론은 사회학(예 : 환자역할 이론), 심리학(예 : 사회인지 이론) 또는 생리학(예 : 통증인지 이론)과 같은 다른 분야의 이론적 연구를 기반으로 한다. **차용이론(borrowed theory)**은 다른 분야의 이론은 간호질문과 연구문제에 적용하는 것이다. 차용이론에서 얻은 지식은 간호에 대한 적합성과 관련성이 명확할 경우 유용하다. 예시 5.1에서 계획된 행동 이론(Theory of planned Behavior, TPB)을 이용하여 부모가 청소년의 행동에 미치는 영향을 설명하고 청소년의 성적 위험행위를 설명하는 연구의 예를 볼 수 있다. 차용이론의 예는 표 5.5에 제시되어 있다.

예시 5.1 간호학 연구에서 재정의된 차용이론

이 연구의 목적은 건강행동의 주요 이론 중 하나인 계획된 행동 이론(Theory of Planned Behavior, TPB)이 청소년의 행동에 부모의 영향을 보다 분명하게 반영하도록 어떻게 발전할 수 있는지 제안하는 것이다. TPB가 많은 건강행동을 이해하는 데 있어 유용성과 예측 타당성으로 잘 알려져 있지만, 이 모델은 개인 수준에 속한다. 개인 밖의 영향력은 포함되지 않으며, 오히려 집단적으로 '외부 영향'의 범주로 분류된다. 그러나 청소년 사이의 성적 위험 행동과 같은 문제를 다룰 때, 부모의 영향력 배제는 TPB의 유용성을 제한하는 중요한 누락이다.

이 분석에서 TPB는 청소년의 가장 근접한 환경인 부모와의 주요 영향을 통합할 수 있다고 설명되었다. 이 모형을 지지할 수 있는 경험적 증거가 이미 존재한다. 이 연구에서 사용된 계획된 행동이론(TPB)은 청소년을 대상으로 한 HIV 관련 위험 행동을 줄이기 위한 가족 기반 예방 프로그램의 개념적 토대를 나타낸다.

Source: Hutchinson, MK, and Wood, EB: Reconceptualizing adolescent sexual risk in a parent-based expansion of the theory of planned behavior. J Nurs Schol 39:141, 2007.

표 5.5 차용이론

- Theories from Sociology
- General Systems Theory
- Role Theory
- Feminist Theory
- Critical Social Theory
- Theories from the Behavioral Sciences (e.g., Theory of Planned Behavior)
- Psychoanalytic Theory
- Interpersonal Theory
- Operant Conditioning
- Human Needs Theory
- Person-Centered Theory
- Stress, Coping, Adaptation Theory
- Theories from the Medical Sciences (e.g., Homeostasis)
- Germ Theory and Principles of Infection
- Theories of Immunity and Immune Function
- Genetic Principles and Theories
- Pain Management: Gate Control Theory

개념

개념은 이론을 구축하는 구성요소이다. 개념은 그 개념을 포함하는 특정한 이론 안에서 정의되고 이해된다. 개념은 현상이나 현상의 범주를 묘사하는 상징적인 표현이다.[3] 태어나면서부터 우리는 '놀이', '음식' 또는 '어머니'와 같은 개념의 형태로 우리 주변의 세계에 대한 경험적 인상(empirical impression)을 구조화하기 시작하는데, 각각의 개념은 인식과 기대라는 복잡성을 내포하고 있다. 개념은 매우 추상적인 것(예: 희망, 사랑, 권한 부여, 슬픔)에서 비교적 구체적인 것(예: 통증, 출혈, 온도)에 이르기까지 추상화 수준이 다양하다. 개념은 사람들이 세상의 현실에 대한 의미를 전달할 수 있게 하는 단어로 만들어진다. 개념은 경험과 감정의 맥락 안에서 발전하여, 현실에 대한 우리의 인지를 충족시킨다. 우리는 일련의 행동, 사물 및 과정에 표식을 제공하는데, 이렇게 함으로써 우리는 이 개념들을 식별하고 논의할 수 있다. 개념은 단일 단어(예 : 슬픔) 또는 문구(예 : 모성 역할 애착, 건강증진 행동)일 수 있다. 개념은 또한, 이론적 또는 조작적 정의를 가질 수 있다. 이론적 정의에서 해당 개념은 다른 개념과 관련하여 정의된다. 이론적 정의는 이론의 맥락에서 용어에 의미를 부여한다. 조작적 정의는 관찰과 측정이 가능하도록 해당 개념의 경험적(실증적) 지표를 제시한다. 개념에 대한 이론적 정의와 조작적 정의의 예가 예시 5.2에 나와 있다. 회복력에 대한 이론적 정의가 소제목 '회복력'(문헌 고찰 내) 단락에서 어떻게 제공되는지, 조작적 정의가 소제목 '방법' 단락에서 어떻게 제공되는지 확인할 수 있다.

이론에서 파생되고 관측 불가능하고 추상적인 고차원적 개념을 **구성 개념**이라고 한다. 구성 개념의 예로는 동기부여, 지능, 불안, 자기 개념, 성취 및 적성이 있다. 구성개념을 조작화하여 측정하면 이 개념들을 관찰할 수 있다.

예시 5.2 이론적 정의와 조작적 정의의 예: 회복력

회복력

Stewart 등(1997)은 회복력을 중요한 변화, 역경 또는 위험에 성공적으로 대처할 수 있는 개인의 능력이라고 정의한다. 그 능력은 시간이 지남에 따라 변화하며 사람과 환경 내의 보호요인에 의해 향상된다.

연구방법

측정도구

회복력척도(Resilience Scale : RS). 개인의 능력에 대한 믿음, 자아수용에 대한 신념 그리고 개인의 적응력을 향상하게 하는 삶으로 정의된 회복력은 회복력 척도(RS)로 측정된다. RS는 7점의 리커트(Likert) 응답 형식의 25개 항목 자체보고 척도이다. 가능한 점수는 25에서 175까지였으며 점수가 높을수록 회복력이 높음을 나타낸다.

Source: Rew, L, Taylor−Seehafer, M, Thomas, NY, and Yockey, RD: Correlates of resilience in homeless adolescents. J Nurs Schol 33:33, 2001.

개념 모델

개념 모델은 개념적 틀 및 개념체계와 같은 용어와 동의어이다. 개념 모델은 관심 있는 현상을 다루기 위해 조합된 추상적이고 일반적인 개념의 집합으로 정의된다.[4,7] 개념 모델은 특정한 관심영역을 묘사하기 위해 고유한 방법으로 결합된 아이디어나 개념을 나타낸다. 이 과정은 '다른 사람의 관점에서' 또는 '다른 사람의 입장에서' 세상을 경험하는 것과 비유될 수 있다. 사람마다 인생 경험이 다르기 때문에, 다른 사람의 입장에서 생각해 봄으로써 사건에 대한 다른 경험을 할 수 있다. 마찬가지로 개념적 모델은 세계를 보기 위한 의미 있는 틀에 연구자의 구체적인 생각이나 개념을 집어넣는 것이다.[9] 개념 모델은 이론적 기틀에 비해 느슨하게 구조화되어 있지만, 어떤 기틀을 제공함으로써 세상의 특정 인식과 소통할 수 있도록 해 준다. 또한 개념 모델은 이론과 마찬가지로 검정할 가설의 생성을 용이하게 할 수 있다.

Lazarus와 Folkman의 스트레스와 대처 이론에 대한 논의가 예시 5.3에 있다. 이론적 기틀이 연구의 문헌고찰 및 서론 부분에서 별도의 소제목으로 작성될 수 있다. 저자는 특히 이론적 기틀이 연구문제의 맥락 안에서 간호와 관련되어 있는지 주의를 기울여야 한다.

예시 5.3 간호문제 진술과 이론적 기틀의 적용

부모 양육자의 성장을 위한 이론적 기틀

소아완화요법(pediatric palliation)은 부모양육자에게 스트레스를 주는 충격적 사건이지만, 부모의 경험을 이해하기 위한 힘-기반 접근법(strength-based approach)도 중요하다. Folkman(1997)은 스트레스와 대처의 이론적 틀과 Tedeschi와 Calhoun(1996, 2004)의 외상 후 성장(Post-Traumatic Growth, PTG) 구축의 개념을 개정하여 부모양육자의 긍정적인 측면과 부정적인 측면을 모두 이해할 수 있는 관점을 제공하고 있다. Lazarus와 Folkman(1984)은 원래 어떤 사건의 평가에 근거하여, 그 고통이 해소되지 않았다면 결과가 부정적일 수 있고, 해결되었더라면 긍정적일 수 있는, 결과에 따른 스트레스와 대처의 인지 이론을 제안했다. 개정된 모델에서, Folkman은 긍정적인 감정이 사실 문제 해결과 상관없이 존재할 수 있고, 지속적인 고통과 동시에 일어날 수 있다는 것을 인식했다. Tedeschi와 Calhoun(1996)은 PTG의 개념을 정의하고, 새로운 가능성의 경험, 관계의 향상, 힘의 향상, 삶에 대한 인식의 증가, 영적 변화 등으로 PTG를 논의하였다. 이들의 모델은 PTG 획득과 관련된 과정을 설명하면서 Folkman의 모델과 유사하게 PTG가 지속적인 고통과 동시에 발생할 수 있음을 시사했다.

연구의 목적

이 글에서 보고된 결과는 단면 서술적 연구에서 얻은 자료의 이차 분석에서 나온 것이다. 일차 연구는 간병이라는 맥락에서 PTG의 이론적 구조에 초점을 맞추었으며, 특히 생명을 제한하는 질병을 가진 아이의 부모 보호자가 생존하는 것뿐만 아니라 경험을 통해 성장할 수 있도록 하는 요인에 중점을 두었다.

Source: Schneider, M, Steele, R, Cadell, S, and Hemsworth, D: Differences on psychosocial outcomes between male and female caregivers of children with life-limiting illnesses. J Pediatr Nurs 26:186, 2011.

간호의 개념모델

간호학의 개념 모델은 연구의 방향을 제공할 뿐만 아니라 네 가지 중심 메타패러다임 개념(사람, 환경, 건강, 간호)과 관련하여 간호도 제시한다. 일부 간호연구자들은 네 가지 개념을 모두 반영하지 않는 간호학의 개념 모델을 사용하기도 하지만, 간호 모델을 활용하는 이점은 연구자가 처음부터 간호학의 관점에서 연구를 바라본다는 것이다. 간호 틀 내에서, 각 간호 모델은 고유한 방식으로 개념을 정의하고 연관시킨다. 본질적으로 개념적 간호 모델은 간호학을 보는 방식과 간호연구가 취해야 할 방향을 제시한다.

이론과 개념 모델 적용에 대한 비판적 질문

비판하고자 하는 연구를 선택한 후 이 장에서 언급한 주요 용어 중심으로 연구를 살펴보자. 이 장에서 언급한 주요 용어가 모든 연구논문에 포함되어 있지는 않을 것이다. 다음 질문[1]은 이론과 개념 모델 적용을 비판하기 위한 가이드라인이 될 수 있다.

1. 이론적 기틀이 명확하게 확인되었는가? 이론적 기틀에 대한 논의는 연구보고서의 여러 단락에 통합되어 있어야 한다. 첫째, 이론적 기틀은 우선 문제 진술에서 소개하고 간략하게 설명해야 한다. 둘째로, 그 틀은 대개 문헌고찰 끝 단락에 상세하게 설명되어야 한다. 이론에 대한 설명은 일차 자료에서 나온 것이어야 한다. 또한 이론적 기틀은 많은 간호사에게 익숙하지 않기 때문에 특정 이론을 읽고 간호과학을 확장하는 이론의 개념, 관계 및 유용성에 익숙해지는 것이 매우 중요하다. 이론 자체가 이해되지 않으면 이론이 명확하게 진술되었는지 여부를 판단하기가 어려울 것이다.
2. 어떤 유형의 이론(거대이론, 중범위이론, 실무이론 등)이 논의되어 있는가? 그 이론은 간호이론인가? 아니면 다른 분야의 차용이론인가? 표 5.2 ~ 5.5에 인용된 이론의 유형을 살펴보고 연구 논문에서 언급한 이론을 확인한다. 수행된 문헌 고찰의 깊이와 정도를 조사하는 것 또한 중요하다. 저자가 문제를 설명하기에 충분한 양의 정보를 제공했는가? 그 연구가 관심 있는 현상의 이해에 기여하는가? 간호에 대한 네 가지 메타패러다임 개념과 관련된 논의가 있는가?
3. 이 연구에서 개념이 명확하고 조작적으로 정의되어 있는가? 개념은 관심 현상에 대한 관련성을 바탕으로 이론적 기틀을 위해 선택된다. 따라서 우려되는 현상을 기술하는 문제 진술은 이론적 기틀을 설명하기 위한 개념에 대해 풍부한 원천이 될 것이다. 이 이론적 기틀에 포함된 각 개념은 연구보고서의 연구방법 부분에서 이론적 · 조작적으로 정의되어야 한다. 이것은 기틀이 연구의 설계, 자료수집 전략 및 자료분석 방법에 어떻게 영향을 미치는지, 또는 어떻게 반영되는지를 설명한다.
4. 연구결과가 이론적 근거와 관련이 있는가? 연구결과가 이론적 기틀을 어떻게 설명하고, 지지하고, 이의를 제기하고, 반박하는지에 관해 논의할 필요가 있다.

핵심요약

1. 이론은 관심 있는 현상을 기술, 설명, 예측하기 위해 현실세계의 관점에서 제공되는 상호 연관된 개념의 집합이다.
2. 간호지식은 귀납적 추론과 연역적 추론을 통해 습득할 수 있다.
3. 세 가지 유형의 이론(거대이론, 중범위이론, 실무이론)은 추상화 수준에 따라 분류된다.
4. 거대이론은 포괄적이며, 주제에 관하여 모든 것을 기술하고 설명하려고 한다. 중범위이론은 특정 연구 분야에 초점을 맞추며, 가설이 도출될 수 있는 분명한 명제를 가지고 있다. 실무이론은 보다 구체적이고 실천에 대한 구체적인 지시나 지침을 만들어 낸다.
5. 간호에 대한 적합성과 관련성이 명확해진다면, 차용이론에서 얻은 지식은 유용하다. 개념은 이론의 구성요소이다.
6. 개념 모델은 관심 현상을 다루기 위해 조합된 추상적인 개념과 일반적인 개념의 집합이다.
7. 개념적 간호 모델은 간호에 대한 관심의 중심적 현상(즉, 사람, 환경, 건강 및 간호)을 다룬다.

학습활동

1. 표 5.2에 나열된 거대이론 중 하나를 선택하고, 이론가의 원작의 주요 출처 하나를 읽어 본다. 특정 이론의 작업을 인용하는 여러 연구 논문을 검토하고, 다음 질문에 답해 본다.
   a. 연구 논문이 이론을 적절하게 사용하는 것으로 보이는가?
   b. 연구가 이론을 일관되게 사용하였는가?
   c. 연구가 이론의 지식 기반에 기여했는가? 만약 그렇다면, 어떻게 하였는가?

2. 표 5.3에 나열된 중범위이론 중 하나를 선택하고, 이론가의 원작의 주요 출처 하나를 읽어 본다. 특정 이론의 작업을 인용하는 여러 연구 논문을 검토하고, 다음과 같은 질문에 답해 본다.
   a. 연구논문이 이론을 적절하게 사용하는 것으로 보이는가?
   b. 연구가 이론을 일관되게 사용했는가?
   c. 연구가 이론의 지식기반에 기여했는가? 만약 그렇다면, 어떻게 하였는가?

REFERENCES

1. McEwen, M, and Wills, EM: Theoretical Basis for Nursing. Lippincott Williams & Wilkins, Philadelphia, 2002, pp 23 – 68.
2. Chinn, PL, and Kramer, MK: Theory and Nursing: Integrated Knowledge Development, ed 5. Mosby-Year Book, St. Louis, 1999, p 50.
3. Kim, HS: The Nature of Theoretical Thinking in Nursing, ed 2. Springer Publishing Company, New York, 2000, pp 1 – 30.
4. Polit, DF, and Beck, CT: Theoretical Frameworks. In Polit, DF, and Beck, CT(eds). Nursing Research: Generating and Assessing Evidence for Nursing Practice, ed 9. Lippincott Williams & Wilkins, Philadelphia, 2012, pp 126 – 149.
5. Fulton, S, and Krainovich-Miller, B: Gathering and appraising the literature. In LoBiondo-Wood, G, and Haber, J(eds). Nursing Research: Methods and Critical Appraisal for Evidence-Based Practice, ed 7. Mosby-Year Book, St. Louis, 2010, pp 56 – 80.
6. Gillis, A, and Jackson, W: Research for Nurses: Methods and Interpretation. FA Davis Company, Philadelphia, 2002, pp 10, 37 – 67.
7. Fawcett, J: Analysis and Evaluation of Contemporary Nursing Knowledge: Nursing Models and Theories. FA Davis Company, Philadelphia, 2000, pp 3 – 33.
8. Gerstle, DS, All, AC, and Wallace DC: Quality of life and chronic nonmalignant pain. Pain Mgmt Nurs 2:98, 2001.
9. Merton, RK: Social Theory and Social Structure. The Free Press, New York, 1968.
10. Smith, MJ, and Liehr, PR: Middle Range Theory for Nursing, ed 2 Springer Publisher Company, New York, NY, 2008.
11. Kerr, MJ, Lusk, SL, and Ronis, DL: Explaining Mexican American workers' hearing protection use with the health promotion model. Nurs Res 51:100, 2002.
12. Brockopp, DY, and Hastings-Tolsma, MT: Fundamentals of Nursing Research, ed 3. Jones & Bartlett Publishers, Boston, 2003, pp 81 – 135.

CHAPTER 6

가설과 연구질문 설정

Formulating Hypotheses and Research Questions

학습 목표

이 장을 마치면 다음을 수행할 수 있다.

1. 가설을 정의한다.
2. 가설의 특징을 파악한다.
3. 여러 가지 유형의 가설을 파악한다.
4. 귀납가설 대 연역가설, 지시적 가설 대 비지시적 가설, 단순가설 대 복합가설 및 통계적 가설 대 연구가설을 비교하고 대조한다.
5. 연구질문의 적절한 사용법을 기술한다.
6. 독립변수와 종속변수, 외생변수를 정의한다.

핵심 용어 해설

- 가설(hypothesis). 탐구하려는 변수 간의 가상적인 관계를 제시한 진술문
- 단순가설(simple hypothesis). 독립변수 하나와 종속변수 하나 사이의 관계를 예측하거나 설명하는 가설
- 독립변수(independent variable). 연구자에 의해 통제되거나 조작된 변수로, 예측변수라고 말함. 보통 원인변수로 상징되며 X로 표기함.
- 변수(variable). 연구하고자 하는 측정 가능한 형태의 개념
- 복합가설(complex hypothesis). 두 개 이상의 독립변수나 종속변수 간의 관계를 예측하거나 설명하는 가설
- 비지시적 가설(nondirectional hypothesis). 두 변수 간 관계의 방향이나 속성을 정확하게 규정하지 않는 가설
- 연구가설(research hypothesis (H^1 or H^a)). 두 변수 사이에 차이나 관계가 있음을 진술하는 가설. 대안가설(alternative hypothesis), 서술가설(declarative hypothesis), 또는 과학적 가설(scientific hypothesis)라고도 부름.
- 연구질문(research question). 하나 이상 변수를 이용하여 현재 시제로 간결하게 질문하는 것
- 영가설(null hypothesis (H^0)). 두 변수 사이에 차이나 관계가 없음을 진술하는 가설. 통계적 가설(statistical hypothesis)이라고 부르기도 함.
- 외생변수(extraneous variable). 연구에서 통제하기 힘든 변수로, 연구의 내적 타당성을 위협하기도 함.

• 종속변수(dependent variable). 처치 또는 중재의 영향으로 관측되거나 평가되는 변수. 실험절차에 의한 영향 또는 결과로 정의할 수 있음. 또는 결과변수라 말하며 'Y'로 표기함.
• 지시적 가설(directional hypothesis). 두 변수 간의 관계에 대해 기대하는 방향을 제시하고 관계의 특성을 예측하는 가설

가설과 연구 질문들은 문헌고찰이 완료된 후에 수립된다. 문헌고찰은 선행연구 결과를 확인하고 연구자가 제안하는 연구가 이전의 지식과 어떻게 관련되는지 이해하기 위한 기초를 제공한다. 가설과 연구 질문은 연구 설계와 표본추출 기법 그리고 자료 수집 및 분석을 위한 계획에 영향을 미친다. 가설과 연구질문들을 진술하기 위해서 연구자는 연구에 적합한 변수들을 확인해야 한다. 이러한 변수들을 어떻게 정의할지에 대한 결정은 변수 측정을 위해서 중요하다. 이 장에서는 가설들과 연구 질문들의 작성에 초점을 맞추고 있다; 다양한 종류의 변수들을 소개하고 설명한다.

가설

가설은 둘 이상의 변수 사이의 관계 또는 차이를 연구의 기대결과나 결과 측면에서 설명하거나 예측하는 문장이다. 연구자는 단지 가설을 증명하려는 것보다는 그 가설을 지지하거나 반박하기 위해 자료를 수집하려고 한다. 연구가 성공하기 위해서는 수집하려는 자료가 가설을 지지해야 한다는 일반적인 오해가 있다. 연구는 가치있는 것으로 여겨지는 어떤 것을 반드시 증명하지 못할 수도 있다. 가장 중요한 연구결과 중의 일부는 가설을 뒷받침하지 못하는 자료를 이용한 연구로부터 도출되기도 하였다. 연구자료가 가설을 지지하지 못할 때, 연구자들은 가설을 재평가하고 싶은 생각이 든다.

가설은 여러 가지 목적으로 사용된다. 하나는 지식의 진보를 위한 과학적 탐구를 이끄는 것이다. 연구자들은 개별적 자료의 단순한 수집에서 벗어나 그 자료들에 대한 관계와 일반화를 모색해야 한다. 또 다른 가설설정의 목적은 연구설계와 자료수집, 자료분석 그리고 해석에 대한 방향을 제공하는 것이다. 가설은 표본추출과 통계분석, 변수의 관계 검정방법의 근거를 제공한다. 예를 들어, 연구의 목적이 변수 간의 특정 관계를 설명하는 것이라면, 변수 연결에 중점을 둔다. 마지막으로, 가설은 연구결과를 보고하기 위한 개념적 기틀을 제공할 수도 있다.: 각 가설들은 개별적으로 검정될 수 있으며, 각 가설과 관련된 결론을 진술할 수 있다. 연구보고서에서 개념적 기틀 부분은 좀 더 의미 있고 알아보기 쉽도록 표현하기 위해 각 가설을 중심으로 구성된다.

서술적 연구(현상을 설명하기 보다 서술하는 것으로 분류되는)는 가설이 필요하지 않다. 서술적 연구는 추후 연구의 토대를 마련하는 데 중요하다.

가설의 특징

간호사는 연구를 효과적으로 읽고 비평할 수 있으려면 좋은 가설을 구성하는것이 무엇인지를 알아야 한다. 좋은 가설은 둘 이상의 변수 사이의 기대 관계(또는 차이점)을 명확하고 간결하게 나타낸다. 가설을 진술하는 데 사

용되는 특정 형식에 관계없이, 가설에는 연구 중인 변수, 모집단 그리고 예상 결과들이 포함된다. 가설을 진술하는 일반적인 모델은 다음과 같다.: X를 제공받는 연구대상자는 X를 제공받지 않는 연구대상자보다 Y를 받게 될 가능성이 더 높다.

다음의 예제에서, X는 처치(독립변수) 또는 연구자에 의해 조작화된 변수를 나타내고, Y는 관찰된 결과(종속 변수)를 나타낸다. "보다 크다(greater than)", "보다 적다(less than)", "긍정적으로(positively)", "부정적으로(negatively)", 그리고 "차이(difference)"와 같은 단어와 구들은 제안된 가설의 방향을 나타낸다.

편도절제술에 대한 사전정보를 제공받은 5~10세 아동은 사전정보를 받지 못한 동일한 연령의 아동에 비해 수술 후 불안을 덜 경험할 것이다.

연구대상자 = 5~10세 사이의 편도선 절제술을 받은 아동

X = 수술 전 정보 제공

Y = 수술 후 불안감 감소

10분간의 잔잔한 음악을 들은 요양원 거주자는 그러한 중재를 받지 않은 거주자보다 초조 증상이 줄어들 것이다.

연구대상자 = 요양원 거주자

X = 10분간의 잔잔한 음악

Y = 초조 증상(agitation) 감소

유머감각이 높은 암환아는 유머감각이 낮은 암환아보다 암에 더 잘 적응한다.

연구대상자 = 암환아

X = 유머 감각(높음 대 낮음)

Y = 암에 대한 적응을 잘함

관상동맥우회술 시 내흉동맥으로 이식술을 받은 환자는 복재정맥 이식술을 받은 환자보다 흉통이나 불편감이 더 심할 것이다.

연구대상자 = 관상동맥 우회술을 받은 환자

X = 관상동맥 우회술 시 내흉동맥 이식술 시행

Y = 심한 흉통 또는 불편감

예제 6.1은 한 연구에서 세 가지 가설의 제공한다. 세 가지 예시 모두에서, 연구 중인 모집단(여자 청소년), 처치(건강통합 프로그램의 참여 또는 참여하지 않음), 그리고 결과(높은 웰니스 점수, 일반적 건강상태의 개선, 높

예시 6.1	연구에서 제시된 세가지 가설

가설 1: 체육 수업에 등록한 여자 청소년 중에서 건강통합 프로그램을 이수한 사람은 프로그램에 참여하지 않은 대조군 그룹보다 건강점수 총점이 더 높을 것이다.

가설 2: 체육 수업의 일부로 건강통합 프로그램을 이수한 여자 청소년은 이 프로그램에 참여하지 않고 체육수업을 진행한 여자 청소년 대조군 그룹보다 일반적인 건강상태가 더 많이 개선될 것이다.

가설 3: 체육 수업에 등록한 여자 청소년 중에서 건강통합 프로그램을 이수한 사람은 프로그램에 참여하지 않은 대조군 그룹의 여자 청소년보다 건강증진 행동을 위한 자기효능감이 더 높다고 보고될 것이다.

Source: Chilton, JM, Haas, BK, and Gosselin, KP: The effect of a wellness program on adolescent females. Western J Nurs Res 36:581, 2014

예시 6.2	가설에 제시된 변수의 조작적 정의

이 연구의 목적은 기능적 장애가 있는 노인(높은 스트레스 조건)을 돌보는 사람들의 우울과 피로를 측정하여, 그들의 개별적 강인함과 돌봄제공으로 인한 중압감 사이의 관계를 조사하고, 변혁적 대처전략의 사용이 강인함과 돌봄제공자의 결과 사이의 관계를 매개하는지 확인하기 위한 것이다.

가설

1. 높은 강인함을 가진 돌봄제공자(caregivers with higher individual hardiness)는 우울(Center for Epidemiological Studies Depression Scale, CES-D)과 피로(Piper Fatigue Scale, PFS) 척도를 이용하여 측정한 중압감의 점수가 낮을 것이다.
2. 높은 강인함을 가진 돌봄제공자는 낮은 강인함을 가진 돌봄제공자보다 변혁적 대처전략(the Jalowiec Coping Scale, Confrontive and Optimistic Scales의 두 가지 보조 척도에 의해 측정된)을 더 잘 사용할 것이다.

Source: Clark, PC: Effects of individual and family hardiness on caregiver depression and fatigue. Res Nurs Health 25:37, 2002, with permission.

은 자기효능감)이 제시되었다.

가설이나 연구 질문의 모든 명사는 먼저 이론적으로 정의되어야 하고 그 다음에는 조작적으로 정의되어야 한다. 만약 연구대상자들의 특성이 논문에서 더 이상 정의되지 않은 경우, 당신은 '연구대상자'라는 용어의 해석을 어떻게 할 것인가? 50세 이상의 사람? 60세 이상? 70세 이상? 연구결과를 간호실무에 적용할 때, 특정 모집단과 관련된 연구결과의 적용 가능성에 대한 판단을 내릴 수 있도록 연구대상자가 어떻게 정의되는지 확인해야 한다. 마찬가지로, "기억력에 대한 자기효능감의 증가"라는 말의 정의 또한 이 예시에서 제공되어야 한다. 이 연구보고서의 후반부에서, 연구 중인 모집단에 대한 설명과 함께, '처치'와 '기억 자기효능감'에 대한 설명이 제공되었다.

가설에 나타나는 변수들은 반드시 조작적으로(operationally) 정의되어야 한다. 이는 연구에서 사용하게 될 도구

(instruments)나 척도(scales) 또는 두 가지 모두의 측면에서 변수를 측정하는 방법을 명시해야 함을 의미한다. 연구는 연구 중인 개념과 변수에 대한 명확한 정의가 부족하다는 비판을 받아 왔다. 개념과 변수는 문제와의 관계에 따라서 논리적으로 정의될 필요가 있다. 예시 6.2에서 제시된 가설은 종속 변수를 측정하는 도구를 정의하고 있다. 첫 번째 가설에서, 우울은 the Center for Epidemiological Studies Depression Scale(CES-D)의 점수로 측정되며, 피로는 the Piper Fatigue Scale(PFS)의 점수로 측정된다. 두 번째 가설에서, 변혁적인 대처(transformational coping)는 the Jalowiec Coping Scale의 두 보조척도를 활용하여 측정된다. 두 예시 모두 양적 측정도구를 사용하여 자료를 수집하게 됨을 보여 준다. 그런 다음, 많은 통계적 기법이 등간변수(interval variables)와 비율변수(ratio variables)를 측정하기 위해 적용될 수 있다.

하나의 가설은 두 가지 변수 사이의 기대되는 관계를 반드시 서술해야 한다. 예를 들어, "만성 비악성 통증(CNP, chronic nonmalignant pain)의 정도가 사람마다 서로 다르다면, 그들의 삶의 질(QOL)도 사람마다 서로 다를 것이다."라는 예에서는 검정할 수 있는 제안된 관계가 없다. 예상되는 관계는 다음과 같이 서술될 수 있다 .

통증관리 프로그램을 수료한 만성 비악성 통증이 있는 성인 그룹은 통증관리 프로그램을 수료하지 않은 만성 비악성 통증이 있는 성인 그룹에 비해 삶의 질에 대한 인식이 높다.

하나의 가설에서 변수들 사이의 여러 가지 관계들을 나타내는 것은 해석하기 어려울 수 있다. 가설을 두 변수 사이의 단일 관계로 제한하는 것은 의도된 관계와 자료분석에 따른 결론을 이해하는 측면에서 좀 더 명확하다.

잘 진술된 가설은 반드시 검정될 수 있다. 가설 검정을 통해 가설이 옳고 그름을 증명하는 일은 결코 없다. 가설은 자료수집 및 자료분석을 기반으로 지지되거나 지지되지 않을 뿐이다. 가설에 나타난 변수는 관찰과 측정 및 분석에 적합해야 한다. 가설에서 제안된 예측 결과는 가설을 검정할 때 실제 결과와 일치하거나 일치하지 않을 것이다. 가설은 변수들의 관계를 확인하거나 확인하지 못함으로써 과학적 지식을 발전시킨다. 일부 연구에서는 하나 이상의 가설이 필요할 수도 있다.

가설의 유형

가설은 단순가설 대 복합가설, 지시적가설 대 비지시적 가설, 그리고 통계적가설 대 연구가설로 분류된다.

단순가설 대 복합가설

단순가설은 두 변수 사이의 관계를 나타낸다. 간단하지만 명확하게 명시된 형식을 사용하면 독자들로 하여금 자료분석에 따른 결론을 쉽게 이해하고 공식화해 준다. **복합 가설**은 둘 이상의 독립변수와 둘 이상의 종속변수 사이의 관계를 나타낸다. 단순가설은 복합가설에 비해 검정하고 측정하고 분석하기가 더 쉽다. 간호연구는 '복합성'을 가진 인간을 대상으로 하기 때문에, 간호연구에서 제시되는 많은 가설은 복합적일 수 있다. 하지만 연구자가 고려해야 할 가장 중요한 고려사항은 다음과 같다.

당신의 연구에 가장 적합한 가설의 유형은 무엇인가?

당신이 계획하고 있는 연구가 실현 가능한가?

만일 예를 들어, 당신의 연구에서 복합가설이 적합하지만 자료를 수집하지 못하거나 그것을 검정할 수 없는 경우, 대신 단순가설을 사용하여야 한다. 단순가설과 복합가설의 몇 가지 예시가 표 6.1.에 제시되어 있다.

표 6.1 단순가설과 복합가설

단순가설

1. 연구대상자는 표준 투약경로에 비해 two-track을 이용한 근육 주사의 투여 후 불편감이 덜할 것이다.
   독립변수 = 투약 유형(two-track 대 표준)
   종속변수 = 불편감
2. 당뇨에 대한 지식이 더 많은 환자는 당뇨에 대한 지식이 적은 환자보다 치료요법에 대한 순응률이 훨씬 더 높을 것이다.
   독립변수 = 지식의 정도(크거나 작음)
   종속변수 = 치료 순응도
3. 10분 이내에 720mL의 얼음물을 섭취하는 건강한 청년은 10분 이내에 720mL의 상온수를 섭취하는 건강한 청년에 비해 수축기 혈압이 유의하게 높아질 것이다.
   독립변수 = 물의 온도(얼음물 대 상온)
   종속변수 = 수축기 혈압

복합가설

1. 생후 1시간과 2시간, 3시간에 수유한 신생아는 생후 4시간에 처음 수유한 신생아보다 초기에 대변을 보고, 혈청 간접 빌리루빈 수치가 낮으며, 생후 48시간에 황달이 적게 관찰되며, 체중 감소율이 낮다.
   독립변수 = 수유시간(생후 1시간, 2시간, 3시간 대 4시간)
   종속변수 = 대변 본 시간, 간접 빌리루빈 수치, 생후 48시간에 황달 유무, 체중 감소 비율
2. 수술 전 교육을 받은 복부 수술 환자는 구조화된 수술 후 교육을 받은 복부 수술 환자보다 통증 지각이 감소하고 진통제를 덜 요청할 것이다.
   독립변수 = 교육의 시기(수술 전 대 수술 후)
   종속 변수 = 통증 지각, 진통제 요청
3. 일차 간호방법을 이용하여 간호를 제공하는 간호사는 기존의 팀 간호방법으로 간호를 제공하는 간호사에 비해 간호에 대한 환자 만족도가 증가하고 결근이 감소하며 근무 환경에 대한 인식이 개선될 것이다.
   독립변수 = 간호전달체계(일차 간호방법 대 팀간호방법)
   종속변수 = 환자 만족도, 결근, 근무환경에 대한 인식

예시 6.3	연구에서 제시된 두가지 지시적 가설

연구가설:

가설 1 (H1): 무작위 할당을 통하여 표준치료(SC, standard care)와 수술 전 정보영상 중재(IVI, informational video intervention)를 같이 제공받은 연구대상자는 표준치료(SC)만 받은 그룹에 비해 불안의 정도가 낮을 것이다.

가설 2 (H2): 무작위 할당을 통하여 표준치료(SC, standard care)와 수술 전 정보영상 중재(IVI, informational video intervention)를 같이 제공받은 연구대상자는 표준치료(SC)만 받은 그룹에 비해 만족도 점수가 높을 것이다.

Source: Gavigan, A, Cain, C, and Carroll, DL: Effects of informational sessions on anxiety precardiovascular procedure. Clin Nurs Res 23:281, 2014

비지시적 가설 대 지시적 가설

비지시적 가설은 변수 간의 관계를 나타내지만 특정한 방향은 없다. 비지시적 가설은 선행연구가 서로 상반된 결과를 제공하거나 관계의 방향을 알 수 없는 경우에 사용된다. 방향성 없는 가설을 작성하는 대신 연구자들은 "X와 Y의 관계는 무엇인가요?"라고 물을 수 있다. **지시적 가설**은 변수 간의 관계 방향을 나타낸다. 지시적 가설은 일반적으로 선행연구 결과나 개념 모델에서 도출된다. 지시적 가설은 비지시적 가설보다 더 명확하고 논리적이다. 특정 주제에 대한 지식이 증가함에 따라, 연구자는 지시적 가설을 사용하여, 연구 중인 변수 간의 관계의 방향을 더 잘 나타낼 수 있다. 지시적 가설의 두 가지 예시가 예시 6.3에 나타나 있다.

통계적 가설 대 연구 가설

통계적 가설이라고도 하는 **영가설, 귀무가설**(H^{0})은 두 변수 사이에 어떤 관계(혹은 차이)도 존재하지 않는다는 것을 나타낸다. 통계적 가설은 관찰된 관계가 우연인지 실제인지를 결정하기 위해 통계적 기법을 이용하여 검정하기에 적합하기 때문에 일반적으로 사용된다.

영가설은 연구결과에 대한 연구자의 실제 기대를 반영하지 않기 때문에, 종종 두 가지 가설이 함께 언급된다. 이것은 다양한 방법으로 행해진다. 선언적(declarative) 형태의 연구 가설이 통계적 검정을 허용하는 통계적 가설과 함께, 연구자의 실제 기대를 전달하는 데 사용될 수 있다. 또 다른 전략은 연구 가설을 제시하고, 영가설을 가정하는 연구자료를 분석하고, 연구가설에서 확인된 대상 모집단을 기반으로 추론하는 것이다. 존재하지 않는 관계를 확인하기 위해 설계된 연구는 실제적으로 거의 없기 때문에, 영가설은 종종 학술지 연구논문에 제시되지 않는다.

과학적 가설 또는 대립(alternative) 가설이라고도 하는 **연구가설**(H^{1} or H^{a})은 변수 간의 관계나 차이가 존재함을 나타낸다. 이러한 가설은 연구자가 연구를 수행한 결과로써 무엇을 발견하기를 기대하는지를 나타낸다. 연구가

예시 6.4 지시적 가설 및 연구가설(대립 가설)

주요 가설은 다음과 같다:

1. 대처능력 훈련(CST, the Coping Skills Training) 프로그램 중재에 참여하는 천식이 있는 청소년은 그렇지 않은 청소년에 비해 천식 관련 자기효능감과 삶의 질(QOL), 사회적 지지 그리고 6주 후 최대 호기 유량(Peak Expiratory Flow Rate, PEFR) 수치가 유의하게 높아질 것이다.
2. 대처능력 훈련(CST, the Coping Skills Training) 프로그램 중재에 참여하는 천식이 있는 청소년은 중재 이전과 비교했을 때 중재 후 천식 관련 자기효능감과 삶의 질(QOL), 사회적 지지 그리고 최대 호기 유량(PEFR) 수치가 유의하게 높아질 것이다.

Source: Srof, B, Velsor-Friedrich, B, and Penckofer, S: The effects of coping skills training among teens with asthma. Western J Nurs Res 34:1043, 2012.

설은 단순이나 복합적, 지시적 또는 비지시적일 수 있다. 예시 6.4에서 설명된 두 가설 각각에서, 저자는 지시적이고 복합적인 가설을 제시한다.

가설을 범주화하는 또 다른 방법은 가설이 도출된 방식을 따르는 것이다. 가설은 연역적으로 또는 귀납적으로 도출될 수 있다. 귀납적 추론은 특정 관찰에서 결과를 일반화시키는 방향으로 진행된다. 예를 들어, 제2형 당뇨병 환자들을 여러 해 관찰하다 보면, 혈당 모니터링에 대해 이야기할 때마다 그들에게 특정한 관찰이나 패턴이 나타나는 것을 알 수 있다. 귀납적 추론은 이러한 특정한 관찰이 모집단인 당뇨환자들에게 간호의 방법으로 일반화되도록 할 때 사용된다. 연구자는 이러한 관찰을 통해 제2형 당뇨환자들의 혈당 모니터링의 중요성을 구체화하기 위한 개념 모델 또는 개념적 기틀을 제안할 수 있고, 이는 체계화된 연구를 거쳐 검정될 수 있다. 특정 변수가 대부분의 상황에서 관련이 있는 것으로 알려지면, 이는 잠정적인 설명이나 기술의 개발을 보증한다. 그런 다음, 관련 문헌을 조사하고 검정할 가설을 수립한다.

연역적 가설은 이론에서 도출되며 주어진 이론을 반박하거나 확장, 또는 지지하는 근거를 제공함으로써 간호학에 기여한다. 예를 들어, 히스패닉 건강보호 모델(HHPM, Hispanic Health Protective Model)이라고 부르는 포괄적 이론적 기틀은 건강신념, 건강증진 및 건강보호 모델을 사용하여 설계되었다. 예시 6.5에 5개의 연역적 가설이 나타나 있으며, 이론적 기틀에 기반하고 있다.

가설검정

가설검정은 과학적 연구에 관한 모든 것이다. 가설을 검정하기 위해서, 연구자는 표본, 측정도구, 설계 및 자료수집을 위한 절차를 결정한다. 검정 가능한 가설은 수집된 자료를 기반으로 지지되거나 지지되지 않는 관계를 제시하고, 이와 함께 측정 가능한 변수를 포함한다.

예시 6.5 히스패닉 건강보호 모델(HHPM)을 기반으로 하는 연역적 가설의 예

가설

가설 1. 개인적 특성(인구학적, 생활양식 태도(lifestyle profile), 문화적응 상태)는 히스패닉계 사람의 현재 건강상태의 인식, 건강관리 인식, 자기관리의 인식의 장애와 총체적 결과에 직접적인 영향을 미친다.

가설 2. 문화적응 상태와 생활양식 태도는 건강 관련 영향과 행동별 영향을 통해 자기관리와 총체적 결과에 간접적으로 영향을 미칠 것이다.

가설 3. 건강상태에 대한 생리학적 지표(A1C, 지질, 혈압, 체질량지수 및 합병증)은 자기관리 장애, 생활양식 태도 및 생리학적 결과에 대한 히스패닉계 사람의 인식에 직접적으로 영향을 미친다.

가설 4. 현재 건강상태는 자기관리 인식의 장애, 대인관계 지지 및 자기효능감을 포함한 활성화 요인에 대한 히스패닉계 사람의 인식에 직접적인 영향을 미칠 것이다.

가설 5. 건강관리에 대한 히스패닉계 사람의 일반적인 신념은 자기효능감, 자기관리 행동 및 생리학적 측정에 직접적인 영향을 미칠 것이다.

Source: Latham, CL, and Calvillo, E: Predictors of successful diabetes management in low-income Hispanic people. Western J Nurs Res 31:364, 2009.

가설은 통계적 분석을 통해 평가된다. 적절한 통계적 측정방법의 선택은 자료의 속성뿐만 아니라 해당 자료의 측정 수준에 따라 달라진다. 연구변수 간의 관계의 존재, 유형 및 강도를 결정하기 위해 상관분석이 수행된다. 추론적 통계(예: t-test, ANOVA)는 변수들의 범주 또는 수준 간의 차이를 검정하는 가설을 평가하는 데 사용된다. 가설의 검정에서 얻은 결과는 특정 연구용어를 사용하여 설명된다. 연구가 완료되고 두 변수 간에 유의미한 관계가 존재하거나 그룹 간에 차이가 있을 경우, 귀무가설은 '기각'된다. 귀무가설 또는 통계적 가설의 기각은 연구가설을 지지하는 것과 유사하다. 이것은 관계나 차이가 존재할 가능성을 나타낸다. 귀무가설이나 통계적 가설을 기각하지 못한다는 것은 실제 차이에 대한 의견을 뒷받침할 증거가 충분하지 않다는 것을 의미한다.

연구질문

연구가 항상 가설을 포함하지는 않지만, 대신 연구질문으로 구성될 수 있다. **연구질문**은 하나 이상의 변수(또는 개념)를 포함하고, 현재 시제로 작성된 간결한 의문문이다. 연구질문은 변수를 설명하고, 변수 간의 관계를 조사하고, 선택한 변수에 대한 둘 이상의 그룹 간의 차이 결정하는 데 중점으로 둔다.

연구자들은 "확인하기 위해(to identify)", "서술하기 위해(to describe)"와 같은 문구를 사용하여 연구의 유형과 목적을 명시한다. 연구질문은 현상에 대한 사전지식이 제한되어 있고, 연구가 현상을 확인하거나 서술하려고 할 때(탐색적 연구 또는 서술적 연구처럼) 또는 둘 다일 때 사용된다. 연구질문 작성을 위한 일반적인 모델은 다음과 같이 구성된다.

1. X는 어떻게 설명되는가? (변수 설명)
2. X에 대한 인식은 무엇인가? (변수 설명)
3. X는 Y와 관련이 있는가? (관계 검정)
4. X와 Y의 관계는 무엇인가? (관계 검정)
5. Y와 관련하여 그룹 1과 그룹 2 간의 차이가 있는가? (차이 결정)

예시 6.6에 제시된 네 가지 연구질문은 주로 전립샘암에 걸릴 위험이 있는 저소득층, 아프리카계 미국인 남성들의 정보 출처와 선호하는 정보매체를 설명하는 데 초점을 둔다. 예시 6.7에서, 연구의 초점은 건강증진행동(HPBs, health promotion behaviors)과 참여자의 지각된 동기 및 그러한 행동에 참여하는 지각된 장애 사이의 관계를 조사하는 것이다. 예시 6.8은 그룹 간의 차이를 결정하는 세 번째 유형의 연구질문을 보여준다.

예시 6.6 연구질문 : 변수 서술하기

다음과 같은 연구질문(RQ, research questions)이 제시되었다.

RQ 1: 전립샘암에 걸릴 위험이 있는 남성은 어떤 정보의 출처에 의존하는가?

RQ 2: 전립샘암에 걸릴 위험이 있는 남성은 어떤 매체를 통해 건강정보를 얻는 것이 가장 편하다고 느끼는가?

RQ 3: 정보의 출처는 전립샘암에 대한 인식을 어떻게 예측하는가?

RQ 4: 정보의 출처는 전립샘암 검진에 대해 어떻게 예측하는가?

Source: Song, H, Cramer, EM, and McRoy, S: Information gathering and technology use among low-income minority men at risk for prostate cancer. Am J Mens Health 9:235, 2015.

예시 6.7 연구 질문 : 관계 검정하기

목적

흑인 남성이 직면한 건강 불균형과 이 그룹과 관련된 건강증진행동(HPBs)에 대한 정보가 부족한 것을 고려할 때, 연구의 목적은 HPB, 흑인 남성그룹의 HPBs 참여의 동기부여 요인과 장애요인 사이의 관계를 확인하기 시작하는 것이다.

연구 질문

1. HPBs와 참여자가 인식하는 동기부여 요인과 그러한 행동에 참여하는 데 장애가 되는 요인 간의 관계는 무엇인가?

Source: Calvert, WJ, and Isaac-Savage, P: Motivators and barriers to participating in health promotion behaviors in black men. Western J Nurs Res 35:829, 2013.

예시 6.8	연구질문 : 차이 결정 확인하기

목적

이 연구의 목적은 심부전 및 진행성 질환을 가진 대상자들로부터 자가보고된 영성을 조사하고, 그 상대적 중요성과 전반적인 삶의 질에 미치는 영향을 조사하는 것이다. 구체적인 연구질문은 다음과 같다.

1. 의학적 치료를 받은 심부전환자와 심장이식을 받은 사람 간에 종교적 또는 실존적 안녕에 차이가 있는가?
2. 종교적 안녕 또는 실존적 안녕에 성별 차이가 있는가?

Source: Berry, TA, Baas, LS, Fowler, C, and Allen, G: Spirituality in persons with heart failure. J Holist Nurs 20:5, 2002.

연구질문은 의문문으로 쓰여진다. 의문문 형식은 답변을 추구한다. 모든 연구변수와 연구대상 모집단이 무엇인지에 대한 내용이 의문문에 제시된다. 문제 진술과 달리, 연구질문은 더 정확하고 구체적이다. 연구질문은 목적 진술에서 자연스럽게 흘러나오며, 연구의 조점을 좁혀 나간다.

변수의 분류

변수는 어떤 측정 가능한 특성을 가지며, 이 특성은 연구대상자 간에도 차이가 있다. 정의에서 시사하듯이, 연구에서 확인하려는 특성이나 현상은 어떤 점에서는 다양하게 나타난다. 연구변수는 독립변수 또는 종속 변수로 분류된다.

독립변수는 다른 변수에 미치는 영향을 결정하기 위해 관찰, 도입 또는 조작되는 변수이다. 연구접근법에 따라, 독립변수는 실험(experimental), 처치(treatment), 중재(intervention) 또는 예측(predictor) 변수로 분류될 수 있다. 여기서 말하는 "실험"과 "처치"라는 용어는 환자를 위해 임상에서 시행되는 실험적인 치료(experimental treatment)와 혼동되어서는 안 된다. "처치"는 어떤 조작을 의미하며 반드시 치료적인 절차는 아니다. 다음 가설을 생각해 보자.

> 편도선 절제술에 대한 사전정보를 제공받은 5~10세 아동은 사전정보를 받지 못한 동일한 연령의 아동에 비해 수술 후 불안을 덜 경험할 것이다.

이 사례에서, 편도선절제술에 대한 사전정보를 제공하는 것은 독립변수이고, 또한 수술 후의 불안에 미치는 영향을 확인하기 위해 사용된 처치(조작)가 된다. "수술 후 불안"은 연구의 종속변수 또는 연구의 초점이다.

기준 또는 결과변수라고도 하는 **종속변수**는 처치가 적용된 후 변화나 반응에 대해 관찰되는 변수이다. 종속변수는 연구에서 조사, 확인해야 하는 변수이다. 연구자가 연구를 수행한 결과라고 결정하는 것이 바로 이 변수이다. 연구자는 종속변수의 가변성(variability)에 영향을 미치는 조건을 조작할 수 있다. 연구자는 종속변수를 이해, 설명하거나 예측하고자 한다. 연구자들은 연구대상자가 독립변수를 경험하거나 처치에 노출된 후에 측정할 것이 무엇인지를 구성한다. 다음 가설을 생각해 보자:

> 편두통을 경험하는 25~50세의 바이오피드백 요법을 받는 남성은 동일한 연령의 바이오피드백 요법을 받지 않는 남성보다 편두통을 덜 호소한다.

이 가설에서 독립변수 혹은 중재(처치)는 바이오피드백 요법이다. 이 요법은 25~50세 사이의 남성의 편두통 발병횟수를 조절하기 위해 설계되었다. 25~50세 사이의 또 다른 남성집단은 중재를 받지 않는다. 두통의 횟수는 종속 변수이고 연구의 관심영역을 나타낸다. 두통의 횟수는 바이오피드백 중재에 대한 효과 및/또는 반응을 반영한다. 여러 개의 독립변수나 종속변수, 또는 둘 모두를 하나의 연구에서 사용할 수 있다.

외생변수는 연구에서 조사하려는 변수는 아니지만, 연구와 관련이 있을 수도 있고, 관련이 없을 수도 있는 특성이다. 이러한 변수는 모든 연구에 존재하며 주로 양적연구와 관련이 있다. 외생변수는 통제되거나 통제되지 않은 변수, 인식되거나 인식되지 않은 변수로 분류된다. 만일, 이러한 외생변수를 고려하지 않으면, 결과의 해석을 혼동할 수 있고, 독립변수의 효과를 혼동시킬 수 있다. 그래서 외생변수를 교란변수(confounding variable)라고도 한다. 연구자는 외생변수를 식별하고 통제하기 위해 시도해야 한다. 외생변수의 영향을 통제하기 위해 유사실험과 실험설계가 개발되었다.

가설과 연구질문 작성에 대한 비판적 질문

비판하고자 하는 연구를 선택한 후 이 장에서 언급한 주요 용어 중심으로 연구를 살펴보자. 이 장에서 언급한 주요 용어가 모든 연구논문에 포함되어 있지는 않을 것이다. 다음 질문은 가설과 연구질문 작성을 비판하는 데 지침이 될 것이다.

1. 이 연구에서의 가설 및/또는 연구질문을 식별할 수 있는가? 지시적 또는 비지시적 가설인가? "이 연구는 다음의 가설을 검정하였다." 또는 "~라고 가설을 세웠다."와 같은 구문은 조사연구에서 가설을 찾는 데 도움이 된다. 연구질문은 식별하기 쉽다. 연구질문은 변수 설명, 관계 검정, 및/또는 차이 결정에 중점을 둔다. 연구질문이 사용될 때, 연구의 목적은 서술적이거나 탐구적인 경향이 있다.

2. 연구에 가설이 포함되어 있는 경우, 두 개 이상의 변수 간에 예상되는 관계가 있도록 표현되어 있는가? 모든 가설이 이 장에 설명된 대로 분명하게 명시되어 있지 않을 수 있음을 기억하자.

3. 조사연구에 가설이 없는 것이 정당한가? 연구질문과 연구의 설계를 고찰하라. 서술적 연구는 관계 설명, 가설검정 또는 예측하려는 의도 없이 존재하는 것을 설명하려고 시도한다. 서술적 연구의 결과는 종종 검정할 수 있는 가설의 형성으로 이어진다.

4. 연구에 연구질문이 포함되어 있는 경우, 명확하고 간결하게 진술되었는가? 연구질문이 "why"로 시작하는지 확인하자. 이러한 연구질문은 대답하기 어렵다. 이러한 질문은 개인적인 가치나 판단을 반영할 수 있으며, 연구 근거를 기반으로 하지 않을 것이다.

5. 연구변수가 어떻게 정의되었는지 식별할 수 있는가? 일단 연구문제가 공식화되면, 변수는 조작적으로 정의되어야 한다. 측정값을 얻는 데 사용되는 도구 및/또는 절차를 포함하여 변수가 측정되는 방법을 연구에서 설명하는지 확인한다. 조작적 정의는 절차가 재현될 수 있도록 충분히 상세해야 한다.

핵심요약

1. 가설은 연구결과에 대한 연구자의 예측이다.
2. 가설은 연구자의 노력 방향을 제시하며, 연구방법과 수집될 자료의 유형을 결정한다.
3. 좋은 가설은 측정 가능한 용어로 두 개 이상의 변수사이의 기대 관계(또는 차이)를 명확하고 간결하게 기술한다.
4. 가설은 (1) 단순가설 대 복합가설, (2) 비지시적가설 대 지시적가설, 그리고 (3) 통계적가설 대 연구가설로 분류할 수 있다.
5. 연구질문은 현재 시제로 표현되고, 하나 이상의 변수를 포함하는 명확하고 간결한 의문문이다.
6. 연구질문은 현상에 대한 사전지식이 제한되고, 연구가 현상(탐색 또는 서술적 연구)을 식별하거나 설명하려고 할 때 또는 둘 다일 때 사용된다.
7. 변수는 모집단 내에서도 차이가 나타날 수 있으며, 측정 가능한 특성이다.
8. 실험적 또는 처치 변수라고도 불리는 독립변수는 결과나 결과물을 예측 또는 설명하는 데 사용된다. 종속변수는 독립변수에 대한 효과 또는 반응이다. 결과변수라고도 한다.

학습활동

1. 나열된 가설이 단순 또는 복합, 지시적 또는 비지시적, 통계적(귀무) 또는 연구(대립) 가설인지 식별하라.
   a. 겸상적혈구 질환환자의 자기효능감과 불확실성 간의 관계가 있다.
   b. 천식 아동을 위해 영상 프로토콜을 사용하면, 영상 프로토콜을 사용하지 않은 천식 아동에 비해 호흡곤란

수준이 낮고, 약리학적 제제를 더 적게 사용한다.

c. 간호전화 중재그룹(nursing telephone intervention group)에 등록된 화학요법을 받는 암환자는 표준간호를 받는 대조군 암환자에 비해 희망점수가 더 높다.

d. 간호대학 3학년과 4학년 학생 간에 에이즈환자를 돌보는 것에 대한 태도에는 차이가 없다.

e. 높은 수준으로의 인지된 스트레스는 제2형 당뇨병 노인의 혈당 상승과 유의미한 관련이 있다.

2. 다음 각 가설에서 독립변수와 종속변수를 식별하라.

a. 유머감각이 높은 암환아는 유머감각이 낮은 암환아에 비해 면역기능이 더 높고 감염발생률이 낮다.

b. 태도와 지각된 조절은 제 1형 당뇨병을 새롭게 진단받은 환자가 당뇨교육 프로그램에 등록하려는 의향을 의미 있게 예측한다.

c. Kinetic Treatment Table에서 치료되는 척추부상 환자는 Stryker Frame/Wedge 회전장치에 고정되어 있는 척추부상 환자에 비해 신경집중치료실에서 입원기간이 짧다.

d. 관상동맥우회술 시에 내흉동맥를 이용하여 이식술을 받은 환자는 복재정맥으로 이식받은 환자에 비해 흉통의 강도, 질, 위치에 차이가 있다.

e. 대동맥 내 풍선펌프로 치료한 환자의 다양한 건강 관련, 생리학적 및 풍선 관련 요인과 하지허혈 발생 사이에는 관계가 있다.

3. 예시 6.8에서 예시된 논문을 읽고, 논문에서 제공된 제한된 정보 내에서 "영적 안녕"과 "안녕 지수"라는 용어가 어떻게 정의되었는지 설명하라.

REFERENCES

1. Polit, DF, and Beck, CT: Research problems, research questions, and hypotheses. In Polit, DF, and Beck, CT(eds). Nursing Research: Generating and Assessing Evidence for Nursing Practice, ed 9. Lippincott Williams & Wilkins, Philadelphia, 2012, pp 73 – 93.
2. Langford, RW: Navigating the Maze of Nursing Research. Mosby, St. Louis, 2001, pp 92 – 135.
3. 김혜련, 윤숙희: 집단 인지정서행동요법 프로그램이 간호사의 직무스트레스, 소진, 직무만족, 조직몰입 및 이직의도에 미치는 효과. 한국간호과학회지 48:432, 2018. (표 6.1)
4. 신나연, 강윤희: 구강 냉요법이 항암화학요법을 받는 부인암 환자의 구내염, 활성산소, 염증성 사이토카인, 구강 안위감에 미치는 효과: 무작위대조군실험설계. 한국간호과학회지 49:149, 2019. (표 6.1)
5. 송은정, 이미영: 아로마요법이 관상동맥조영술 대상자의 스트레스, 자율신경계, 혈압에 미치는 효과. 한국간호과학회지 48:1, 2018. (표 6.1)

CHAPTER 7

표본추출과 연구환경

Selecting the Sample and Setting

학습 목표

이 장을 마치면 다음을 수행할 수 있다.

1. 표본과 모집단의 개념을 설명한다.
2. 확률 표본추출법과 비확률 표본추출법을 설명한다.
3. 무작위선정과 무작위할당을 구별한다.
4. 표본의 대표성을 설명한다.
5. 외적 타당도를 설명한다.

핵심 용어 해설

- 계층화된 무작위 표본추출(stratified random sampling). 무작위 추출법. 모집단을 하나 또는 그 이상의 변수에 따라 계통 또는 계층으로 나누고, 각 계층에서 단순무작위로 표본 추출
- 계통 표본추출(systematic sampling). 모집단의 모든 k번째(여기서 'k'는 편리한 숫자) 구성원을 표본으로 선택
- 근접 모집(accessible population). 연구자가 쉽게 접근할 수 있는 표적 모집단
- 네트워크 표본추출(network sampling). 소셜 네트워크의 장점을 가지고 있는 비확률 표본추출
- 눈덩이 표본추출(snowball sampling). 비확률적 표본추출법. 유사한 특성을 가진 다른 연구대상자를 추출하기 위해 이미 선정된 표본에게 의존하는 표본추출방법
- 단순 무작위 표본추출(simple random sampling). 표본추출의 한 방법, 모든 연구대상자는 선정될 균등한 기회를 가짐.
- 모집단(population). 연구대상이 되는 전체 연구대상자. 표적 모집단
- 무작위 배정(random assignment). 실험군 또는 대조군에 무작위로 연구대상자를 할당하는 방법
- 무작위 선정(random selection). 연구대상자가 선정되기 위해 균등하고 독립적인 기회를 주는 선정 방법
- 비확률 표본추출법(nonprobability sampling). 무작위가 아닌 방법으로 표본을 추출하는 방법
- 외적 타당도(external validity). 다른 모집단이나 연구대상자에게 일반화할 수 있는 연구결과의 범위
- 의도 표본추출(purposive sampling). 비확률적 표본추출법으로, 연구자는 사전에 명시된 특징을 명확하게 나타내는 연구대상자만을 선정. 판단적인 추출 혹은 이론적인 추출

- 집락 표본추출(cluster sampling). 군집 표본추출. 연구자가 연구대상자 1명의 개인을 뽑는 것이 아니라 단계적 방법으로 집단 단위로 모집단을 연속적으로 추출하는 방법
- 편의 표본추출(convenience sampling). 비확률 표본추출의 한 유형으로서, 연구자가 즉시 이용할 수 있는 연구대상자나 요소를 연구자의 임의대로 편의에 의해 표본을 선정하는 방법. 임의 표본추출
- 표본(sample). 모집단의 부분집합
- 표본추출 프레임(sampling frame). 모집단을 구성하고 있는 모든 요소의 목록
- 표본추출(sampling). 모집단으로부터 표본을 선정하는 과정
- 표적 모집단(target population). 연구 결과를 의도하는 모집단. 비록 의도된 (표적)모집단의 구성원이 명백할지라도, 이 모집단의 구성원에게 접근하는 것은 어려울 수 있음.
- 할당 표본추출(quota sampling). 비확률적 표본추출법. 모집단의 특성을 미리 파악해 모집단을 여러 계층으로 나누고 계층이 모집단에서 차지하는 비율을 파악하여 그 비율대로 연구대상자를 임의추출하는 방법
- 확률 표본추출법(probability sampling). 모집단에 속한 모든 요소가 표출 시 동등한 확률을 가지는 것

표본추출의 목적은 작은 집단으로부터 얻은 연구결과를 모집단에 일반화하기 위해 작은 집단으로부터 정보를 얻는 것이다. 연구결과를 모집단에 대해 일반화하는 것은 표본의 특징에 기반하기 때문에 표본은 모집단을 대표해야한다. 표본추출과 연구의 목적과 설계를 매칭시키는 것은 연구결과를 의미 있게 해 준다. 표본추출 기법에 대한 명확한 이론적 근거는 연구대상자를 올바르게 선정할 수 있게 도와 준다. 이 장에서는 연구설계, 표본추출 유형 및 방법, 표본의 크기에 따른 표본추출의 기본적인 개념에 초점을 맞추고 있다.

표본추출 개념

모집단과 표본

표본 선택에 있어서 첫 번째 단계는 모집단을 정의하는 것이다. 모집단은 연구대상이 되는 전체 연구대상자, 상황, 요소를 말하며, 각각의 특성을 가지고 있는 그룹이다.[1,2] **모집단**은 개인이나 요소, 즉 의무기록, 환자의 낙상, 의학적 진단, 간호 시 발생한 사건, 또 다른 관심사와 같은 것으로 구성될 수 있다. 예를 들면, 연구자가 지리적 위치에 따른 사기업과 공기업의 특성의 차이에 관심이 있다고 가정할 때, 기업의 유형이나 지리적 위치와 같은 유형은 이 모집단을 정의하는 단위가 될 수 있다.

특정한 모집단의 모든 사람을 연구하는 것은 실현 불가능하기 때문에 모집단의 작은 부분집합인 **표본**을 선정하여 연구한다. 표본이 전체 모집단을 대표한다면, 연구자는 연구결과가 전체 모집단과 연구 중인 표본을 포함하여 일반화될 수 있다고 결론을 내릴 수 있다.

표적모집단(target population)은 연구자가 연구결과를 일반화하고자 하는 전체 사례집단이다. 예를 들면, 제2형 당뇨환자를 대상으로 연구할 때 표적모집단은 제2형 당뇨를 진단받은 모든 사람을 말한다. 제2형 당뇨를 진단받

은 모든 연구대상자에게 접근하는 것은 불가능하므로 연구자는 연구대상자로 선정될 가능성 있는 표적모집단의 비율을 확인한다.[1,2] **근접모집단**은 연구자가 쉽게 접근할 수 있으며, 표접모집단을 대표할 수 있는 사례집단이다. 예를 들어 표적모집단이 제2형 당뇨를 진단받은 모든 사람이라면 근접모집단은 가정방문서비스를 제공받는 제2형 당뇨환자로 제한을 두는 것이다.

표본추출

표본추출은 전체 모집단에서 모집단을 대표하는 개인의 특성을 의미하는 표본요소를 뽑는 과정이다. 모집단의 모든 요소를 조사하는 것은 불가능지만, 적절한 표본추출을 사용한다면 연구자가 전체 집단에 관한 추론을 이끌어 내거나 모집단의 모든 요소를 조사하지 않고도 모집단에 대해서 연구결과를 일반화하는 것이 가능하다. 표본추출 시 표본을 이루는 각 요소가 모집단을 대표하는가가 중요하다. 연구자는 연구결과를 일반화하기 위해 효과적으로 표본추출해야 한다.

표본추출 방법

표본추출법은 확률 표본추출법(probability sampling)과 비확률 표본추출법(nonprobability sampling)으로 나뉜다(표 7.1)[1,2].

확률 표본추출법은 모집단의 모든 구성요소가 표본으로 선택될 수 있는 기회가 균등하게 부여된 표본추출 방

표 7.1 표본추출 방법

확률 표본추출법

- 단순 무작위 표본추출법
- 층화 무작위 표본추출법
  - 비례층화 표본추출법
  - 비비례층화 표본추출법
- 집락 표본추출법
- 계통 표본추출법

비확률 표본추출법

- 편의 표본추출법
  - 눈덩이 표본추출법
  - 네트워크 표본추출법
- 할당 표본추출법
- 의도 표본추출법

법이다. **비확률 표본추출법**에서 표본은 무작위로 선정되지 않는다. 표본이 모집단을 대표하는 확률의 범위는 알 수 없다. 확률적 표본추출법과 비확률적 표본추출법은 각기 다른 방법으로 연구 진행 중인 모집단의 대표성을 나타낸다.

확률적 표본추출법과 비확률적 표본추출법은 장단점이 있다. 확률적 표본추출법에서 연구자는 모집단의 대표성을 고려하여 무작위 표본추출을 실시하지만, 비확률적 표본추출법에서는 모집단의 각 요소가 표본으로 선택될 가능성이 똑같지 않다.

확률적 표본과 비확률적 표본추출 사이에는 오해가 있다. 확률적 표본추출이 비확률적 표본추출보다 선호되고 있다는 주장은 잘못된 것이다. 이런 진술은 연구를 계획하는 데 개념상의 오류를 초래할 수 있다. 표본을 추출한 모집단을 정의할 때 중요한 문제는 표본조사 결과가 표본이 추출된 모집단에 일반화가 가능한가 하는 것이다. 표본추출의 확률적 그리고 비확률적 방법은 연구문제가 어떻게 개념화되는지에 근거하거나, 대표성을 얻기 위해 사용된 연구방법에 기초하였을 때 둘 다 적절하다.

확률 표본추출

단순 무작위 표본추출

단순 무작위 표본추출(simple random sample)은 모집단 내 각 요소가 표본으로 선택될 수 있는 기회가 균등하게 부여된 표본추출 방법이다. 어떠한 개인의 선택도 다른 개인의 선택에 영향을 미치지 않는다. 무작위 표본은 표적 모집단의 대표성을 나타낸다.

예시 7.1은 단순 무작위 표본추출법의 예이다. '단순'이라는 단어 자체는 이 예시에서 사용되지는 않았다. 심실상빈맥을 경험한 40명의 환자는 의무기록지에서 얻은 목록에서 무작위로 선정되었다. 연구자가 '무작위로 선정된'이라는 문구를 사용할 때마다 설명되는 표본은 단순 무작위 표본을 의미한다.

제대로 된 무작위 표본추출은 모집단 정의 및 표본추출 프레임의 확인이 포함된다. **표본추출 프레임**은 모집

예시 7.1 단순 무작위 표본추출법의 예

표본

표적모집단은 20~80세의 CABG를 처음으로 실시한 연구대상자이며, 혈관이식이나 수술을 한 과거력이 있는 연구대상자는 제외이다. 국제질병분류(International Classification of Disease)를 기준으로 하는 의무기록지에서 1991년에 CABG를 시행한 연구대상자를 목록화하고 그중 심실상빈맥을 경험한 연구대상자 40명과 그렇지 않은 연구대상자 40명을 무작위로 선정하였다.

Source: Nally, BR, et al: Supraventricular tachycardia after coronary artery bypass grafting surgery and fluid and electrolyte variables. Heart Lung 25: 31, 1996

표 7.2 무작위 수표

23795	97005	43923	81292	39907	67758	10202
57096	70158	36006	25106	92601	54650	27591
52750	69765	42110	38252	80201	21099	70577
90591	58216	04931	78274	10943	27273	28333
20809	23068	84638	99566	41598	25664	02400
57292	76721	75277	37751	79009	75957	22333
02266	97120	05055	34236	42475	80604	02227
61795	15534	45465	68798	02943	90934	63729
18021	45643	82756	50833	16365	87969	78079
52404	24573	72667	17693	04332	43579	24459
53104	80180	30612	24735	63414	67892	37053
78245	43321	64458	95647	57757	82849	15238
96198	06398	76790	63703	85749	07026	46901
64823	65665	43284	84972	92214	97669	62556
65083	67708	58513	18046	88476	13211	11675
30047	05312	47866	90067	41508	44709	70493
27052	80915	10914	62544	01246	59280	95348
84438	29174	15154	97010	53558	58741	53713
09083	21005	15203	76311	39195	62019	29929
96548	06390	56577	99863	58951	08673	26284
68927	37828	17069	73928	26582	08496	19678
07519	29067	53047	49285	05174	86393	19820
15246	16092	88491	46453	01504	61322	55766
97306	47296	94565	29597	34592	67680	33930
72590	71948	34123	04318	55899	96852	90471
89228	75728	32272	24197	71581	14731	42090
35188	64410	86923	25630	91336	05930	16148
79344	21677	43388	36013	37128	48252	36783
92450	37916	46903	53061	38117	65493	06579
42567	05694	82727	39689	77779	53564	49126
88541	53575	41679	00275	42844	21185	56025
48490	44531	58369	05146	29999	49853	70192
48498	60958	77913	74738	27821	56080	46295
66570	93573	73521	99191	90791	94440	83853
14134	59770	58818	47782	14536	08728	26317

단 내의 연구대상자나, 주제, 사건, 혹은 단위의 목록을 말한다. 표본추출의 프레임이 확인된 후에, 무작위 선정을 행하는 몇 가지 방법이 있다. 한 가지 방법은 각각 개인의 이름, 혹은 모집단의 다른 요소를 작게 잘린 종이조각에 적는다. 상자에 종이조각을 넣고 내용물을 흔들어서 섞는다. 그리고 눈을 감고 원하는 개수가 골라질 때까지 종이조각을 고른다. 이 과정은 항상 만족스럽거나 가능한 것은 아니다. 좀 더 적절한 방법은 컴퓨터에 의해 만들어진 무작위 숫자로 된 표를 사용하는 것이다. 이것은 조직적인 체계나 연관성이 없는 1000가지의 숫자를 포함하고 있다. 대부분 통계책의 부록에 기재되어 있는 무작위 숫자의 표는 3개 혹은 5개의 숫자로 구성되어 있다. 5개 숫자의 무작위 숫자의 예시는 표 7.2에 나타나 있다. 무작위로 표본을 선정하기 위해서 무작위 숫자의 표를 사용하고, 다음의 순서를 따른다.

1. 모집단을 정의한다.
2. 표본의 크기를 결정한다.
3. 근접모집단 목록을 작성한다.
4. 목록에 있는 모든 개인에게 1부터 필요한 번호까지의 번호를 연속적으로 할당한다.
5. 무작위 숫자의 표에서 임의의 번호를 선택한다(눈을 감고 하나를 손으로 짚는다). 그 숫자로부터, 어떤 방향으로 연속적으로 숫자를 읽는다(수직 또는 수평으로).

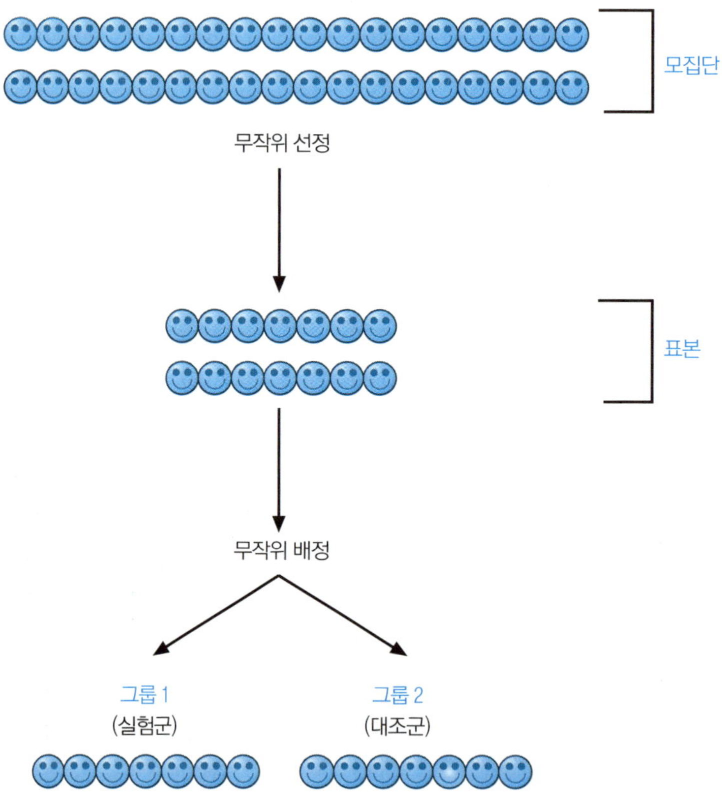

그림 7.1 무작위 선정과 무작위 배정의 비교

6. 만약 5자리 숫자로 된 무작위 숫자의 표를 선택했다면, 모집단이 800명인 경우 숫자의 앞자리 3개만 사용해야 하고, 모집단이 75명인 경우, 앞자리 2개의 숫자만 사용해야 한다.
7. 만약 선택한 숫자가 모집단의 개인에게 할당된 번호와 일치할 경우, 그 개개인이 표본이 된다. 예를 들면, 만약 모집단이 800명이고, 선택된 숫자가 375라면, 개인 고유의 번호가 375번인 사람이 표본이 되는 것이다. 만약 모집단이 300명이라면, 이 경우 375번의 고유한 번호는 제외된다.
8. 그 열의 다음 번호로 넘어가서, 7번 과정을 반복한다. 원하는 표본이 선정될 때까지 이 과정을 반복한다.

단순 무작위 표본추출에는 시간이 많이 걸린다. 접근 가능한 모집단의 모든 요소가 정확하거나 표본추출을 위한 완전한 목록을 작성하는 것은 불가능하기도 하다. 무작위 선정이 적절하게 수행된다면, 모집단에 대한 표본의 대표성이 최대화될 것이다.

무작위 선정 대 무작위 배정

무작위 선정은 종종 무작위 배정과 혼동된다. **무작위 선정**(random selection)은 개인이 연구에 참여하도록 선택하는 방법을 말하며, 균등하고 선택할 기회가 독립적이다. 무작위 선정은 무작위 배정을 위한 필수조건이 아니다. **무작위 배정**(random assignment)은 연구대상자가 실험군 또는 대조군에 무작위로 할당되는 것을 말한다. 무작위 배정은 종종 무작위 선정이 불가능할 때 최소한 어느 정도의 무작위성을 제공하기 위해 사용한다. 그림 7.1은 무작위 선정과 무작위 배정을 나타낸다. 연구자가 표적 모집단을 선정한 뒤, 연구참여를 위해 표본을 선정한다.

층화 무작위 표본추출

층화 무작위 표본추출(stratified random sampling)은 모집단의 하위집단이나 계층에서 표본을 무작위로 추출하는 과정이다. 이 과정은 표본이 모집단을 대표하지 않을 가능성을 줄여준다. 층화 무작위 표본추출은 모집단의 하위그룹 또는 계층을 이용하게 되므로 더 나은 대표성을 의미하게 된다. 예시 7.2는 층화 무작위 표본추출의 예이다.

예시 7.2 비례층화 표본추출

표본

이 연구는 질적연구와 양적연구를 모두 실시하는 국제적인 연구 프로젝트의 일부이다. 그 결과, 표본추출 전략은 주로 양적연구분석의 기능을 담당하였다. 브라질 남부의 한 대형 공립대학에서 사무직과 하위행정직 여성 462명의 목록에서 층화 무작위 표본추출을 실시하여 60명을 선택하였다. 비례층화 표본추출은 행정기술자(53%), 타이피스트(26%), 사무직 직원(21%)의 세 가지 사무 범주에서 각각의 표본으로 대표하도록 표집하였다.

Source: Meleis, AL, et al: Women's work environment and health: Clerical workers in Brazil. Res Nurs Health 19:53, 1996.

표본추출의 프레임은 브라질 남부의 대형 공립대학의 사무직과 하위행정직의 여성 직원 462명으로부터 얻어졌다. 층화 무작위 표본추출을 사용하여 60명의 여성을 선정하였다. 특히, 행정기술자, 타이피스트, 사무직 직원을 포함하는 세 가지 사무직의 범주를 정확하게 나타내기 위해 비례층화를 사용하였다. 계층 간의 비교가 필요하고 계층이 너무 크기가 다른 경우에는, 비비례층화 표본추출을 사용한다.

또 다른 층화 표출법의 예는 예시 7.3에 제시되었다. 이 연구에서, 25명의 폴란드 이민자를 의도적으로 비확률적 표본추출한 샘플을 사용하여, 이 샘플은 세 가지 하위계층을 산출하는 폴란드 이민의 역사적 의미가 있는 '제2차 세계대전 후 ; 1970년대 중후반 ; 1980년부터 1988년까지' 세 시기로 계층화하였다. 의도 표본추출은 연구자가 연구대상자의 편중된 특성에 근거한 것이다. 모집단을 나이, 성별, 강인함, 사회적 · 경제적 지위, 진단, 시설 유형, 기관 유형, 지리적 위치 등으로 계층화할 수 있다.

집락/군집 표본추출

집락 표본추출(cluster sampling)에서는 개인이 아닌 그룹을 무작위로 선정한다. 집락 표본추출은 인구가 매우 많거나 넓은 지역에 퍼져 있을 때, 편의를 위해 사용한다. 때로는 적절한 표본을 선택하는 유일한 방법이 될 수 있다. 집락에서 개인을 선택할 때 무작위 또는 층화 무작위 표본추출 방법을 사용할 수 있다. 그러나 진정한 무작위 추출을 수행하기 위해 모집단의 모든 구성원에 대한 전체 목록을 얻는 것이 불가능하다.

집락 표본추출의 예는 예시 7.4 에 제시하였다. 로스 엔젤레스와 노스 캐롤라이나는 공인된 집락으로, 역학조사구역 연구를 위한 대표적 장소이다. 역학조사 연구는 미국의 국립정신건강 연구소에서 시작한 연구 프로그램으로, 5개 장소에 대해 특정 정신질환의 발현을 평가하고 건강 및 정신건강 서비스의 패턴을 조사하는 것이 주된

예시 7.3 계층화 : 의도적 표본추출법(비확률적 표본추출법)

표본

이 연구를 위해, 미국 시애틀 지역에 거주한 지 4개월에서 39년째인 25명의 폴란드 이민자를 의도적 표본추출법을 사용하여 표집하였다.

의도 표본추출은 폴란드 이민자의 계층화를 포함하고있다(Szulc, 1988). 3개의 하위 샘플그룹을 산출했다. 이민자의 이동에 따른 표본의 세분화는 다음과 같다.

계층 1(제2차 세계대전 후) (n = 6),

계층 2(1970년대 중후반) (n = 5),

계층 3(1980년~1988년) (n = 14).

미국에서 거주한 기간은 계층1은 연평균 30.83(범위: 23 ~ 29)년, 계층 2는 14.20(범위: 8 ~ 22)년, 계층3은 3.86(범위: 0.4 ~ 7)년이었다. 표본에는 남성 15명과 여성 10명이 포함됐으며 평균 연령은 43.92세였다(범위: 26~77).

Source: Aroian, KJ: A model of psychological adaptation to migration and resettlement. Nurs Res 39:5, 1990.

예시 7.4 집락/군집 표본추출

표본

각 현장에서 18세 이상의 가구원으로부터 다단계 확률 표본을 사용하여 응답자를 선정하였다. 로스엔젤레스 표본은 2개의 정신건강 관리지역에서 성인을 선정하였다. 한 곳은 라틴계가 83%였고, 다른 한 곳은 라틴계가 21%였다. 라틴계 거주자들은 주로 멕시코 문화 또는 멕시코 민족 출신이었다. 면접은 스페인어(Karo, Burnman, Escobar, Hough, & Eaton, 1983)로 번역되었으며, 사용하기 전에 ECA 연구진(Burnam, Karo, Hough, Escobar, & Forsythe, 1983)에 의해 타당성이 검정되었다.

노스캐롤라이나주의 표본은 노스캐롤라이나의 두 곳의 정신건강 관리구역에서 성인을 선정하였으며, 주로 도시지역인 더햄과 네 개의 인접한 시골지역으로 구성되었다.

Source: Golding, JM: Sexual assault history and limitations in physical functioning in two general population samples. Res Nurs Health 19:33, 1996.

목표였다. 로스엔젤레스와 노스캐롤라이나 지역의 응답자는 집락 확률 표본추출법을 사용하여 선정되었다. 평생 성폭행 경험과 현재 신체기능에 관한 질문을 받았다.

계통 표본추출

계통 표본추출(systematic sampling)에서 모집단의 연구대상자나 요소는 연구대상자 목록에서 모든 k번째를 선택한다. 표본추출의 간격을 나타내는 'k'는 주어진 목록의 크기와 표본의 크기에 따라 달라진다. 계통 표본추출은 엄격한 확률 표본추출이 아니지만 실용적으로 매우 유용하다.

계통 표본추출과 다른 표본추출과의 주요한 차이점은 모집단의 연구대상자가 표본으로 선택되기 위한 독립적인 기회가 없다는 것이다. 첫 연구대상자가 선택되고 나면, 나머지 연구대상자는 자동으로 결정된다. 예를 들면 1000명 모집단의 연구대상자 목록에서 250명의 연구대상자를 선택하려면 연구자는 1000명을 250명으로 나누어 표본추출의 간격을 결정한다. 만약 k=4라면, 4번째 이름이 포함된다. 비록 표본선정이 독립적이지 않지만, 모집단의 목록이 무작위로 선정되었다면, 확률적 표본추출의 한 계통인 계통 표본추출을 고려할 수 있다. 계통 표본추출의 주된 장점은 표본선정이 편리하고 효율적이라는 것이다.

예시 7.5는 연구자가 표본추출의 간격을 정하지 않고 계통 표본추출을 사용한 예시이다. 1984년과 1986년 사이에, 미국 북동부 대도시 병원에서 정상 분만 또는 제왕절개 분만으로 아이를 낳았으며, 선천성 기형이 없고, 쌍둥이가 아닌 영아의 어머니 4,000명으로 구성되었다. 4,000명의 목록 중에서 146명의 어머니를 선정하기 위해서 모든 27번째 어머니가 선정되었다(4,000명은 146명을 선정하기에 충분히 큰 집단이므로, 간격이 일정해도 또는 일정하지 않아도 표본의 추출이 가능하기 때문에, 'k'번째인 '27'번째를 선택하여 표본을 추출한 것이다).

예시 7.5	계층 표본추출

표본

출생 후 12개월에서 36개월 사이의 유아의 어머니가 포함된다. 만삭아는 제태기간 36주 이상이며, 출생 시 2500g이 넘는 영아로 정의한다. 만삭 모집단은 1984년과 1986년 사이에, 북동부 대도시 병원에서 정상분만 또는 제왕절개 분만으로 태어난 영아로 선천성 기형이 없으며 쌍둥이가 아닌 4,000명의 어머니로 구성되었다. 병원 기록 코드의 체계적 무작위 표본추출은 연구 참여를 위해 접촉한 146명의 표적 모집단을 확인하기 위해 사용되었다. 조산 모집단은 같은 시기에 같은 병원에서 태어난 출생 시 체중은 2,500g보다 적거나 제태기간이 36주보다 적으며 선천적 기형이 없고 쌍둥이가 아닌 116명의 조산아 어머니로 구성되었다.

Source: Gross D, et al: Maternal confi dence during toddlerhood: Comparing preterm and full-term groups. Res Nurs Health 12:1, 1989.

비확률적 표본추출

비확률적 표본추출(nonprobability sampling)에서 우연은 표본의 결정에 아무런 역할을 하지 않는다. 대부분의 간호학자는 연구대상자 선정 시 무작위 표본을 수집하는 것이 어렵기 때문에 비확률 표본출법을 사용한다. 비확률 표본추출법은 비교적 간단하고 쉬운 방법으로 비용이 적게 들고 복잡하지 않아 쉽게 연구할 수 있지만, 표본이 모집단을 대표하지 않으므로 연구결과를 포함한 표본 이상으로 일반화할 수 없다.

편의 표본추출

편의 표본추출(convenience sampling)은 가장 쉽고 편리하게 접근할 수 있는 사람이나 사물을 연구대상으로 이용하는 방법이며, 일명 임의표집(accidental sampling)이라고도 한다. 편의 표본추출에서는 무작위 선정을 사용하지 않는다. 표본은 모집단에서 선택되지 않는다. 대신, 연구자는 쉽게 이용 가능하면서 연구기준을 충족하는 연구대상자로부터 자료를 수집한다. 편의 표본추출의 장점은 연구를 수행하기가 편리하고 시간과 예산을 절감할 수 있다. 단점은 표본 편향 가능성이 있고, 모집단을 대표하지 않는 표본의 사용으로 연구결과를 일반화하는 데 제한이 있는 것이다. 예시 7.6과 7.7은 '편의'와 '비무작위' 표본추출이라는 용어의 사용을 보여 준다. 예시 7.6은 서술적 조사연구에서 사용된 편의표출의 예를 나타낸다. 이 연구는 상완과 전완의 혈압측정(BPM) 간 차이 여부를 알아보기 위해 시작되었다.

눈덩이 표본추출(network sampling)은 특정 특성을 공유하는 개인 연구대상자를 구하기 어려운 상황에서 사용되는 좋은 기술이다. 일반적으로 찾기 어려운 연구대상자의 특성을 가진 연구(마약 중독자나 동성애자 대상)에 유용하다. 눈덩이 표본추출은 이미 표본으로 선정된 연구대상자에게 의존하여 또 다른 연구대상자를 찾아낸다. 새롭게 확인된 연구대상자가 또 다른 사람의 이름을 알려 주기 때문에 표본은 '눈덩이'가 된다. 예시 7.8은 편의표

예시 7.6 편의 표본추출

연구의 목적은 상완과 전완의 혈압측정 간 차이 여부를 알아보기 위한 것이다.

방법

표본

미주리주 남서부의 저소득층 104개 아파트 공공게시판에 낸 모집공고와 입소문에 의해 성인을 편의 표집하였다. 참가에 대한 인센티브는 자신의 상완과 전완의 혈압측정의 차이에 대한 정보를 얻는 것 외에는 없었다. 자발적으로 참여를 한 성인 연구대상자는 통계적으로 필요한 표본 수보다 더 많이 (N=130) 모집되었다.

Source: Domiano, KL, et al: Comparison of upper arm and forearm blood pressure. Clin Nurs Res 17: 241, 2008.

예시 7.7 비확률 표본추출

표본

이 연구는 비확률 편의 표집으로 모집한 110명의 부모를 표본으로 선정하였다. 연구의 대상자는 '열'이 있는 자녀를 위한 조언을 구하기 위해 어린이 상담 전화를 이용한 부모들이며, 상담 전화를 통해 가정에서도 충분히 돌봄이 가능한지, 후속 치료가 필요한지 초진간호사가 결정해 주었다. 2년 동안 합병증 없이 열이 나는 12~24개월 어린이의 부모와의 모든 통화 기록이 검토되었으며, 즉각적인 또는 다음날까지 주의를 요하는 다른 증상을 가진 아이들에 대한 통화는 제외되었다.

Source: Light, PA, Hupcey, JE and Clark MB: Nursing telephone trage and its influence on parents' choice of care for febrile children. J Pediatr Nurs 20:424, 2005

예시 7.8 편의 표본추출과 눈덩이 표본추출

표본과 자료수집

이 연구는 미국 태평양 북서부 지역의 시골지역에서 실시되었으며, 건강하고 임신하지 않은 18세 이상의 폐경 전 여성 환자를 편의 표집하였다. 학교, 직장 또는 가정에서 일상활동을 하는 연구대상자는 '일반적으로 건강한' 이라는 운영상 정의의 첫 번째 구성요소였다. 두 번째 구성요소는 전혈구검사(CBC), 일반혈당검사, 혈액 요소질소, 혈청 크레아티닌 및 혈청 철을 포함한 혈액검사가 정상(65%) 범위에 있는 것이었다.

모든 연구대상자는 정기적인 생리기간이 확인되는 폐경 전 여성이었다. 연구대상자는 40명의 여성이었으며, 표본크기는 효과크기(α)= .05로 설정되었다. 연구자는 이 연구를 위해 기준에 충족하는 여성을 모집하기 위해 눈덩이 표본추출법을 사용하였다. 처음에는 연구자가 알고 있는 연구대상자 한두 명으로 시작하였고, 그 다음부터는 그 연구대상자로부터 자기 동료나 친구 중에 같은 문제를 가지고 있는 연구대상자를 소개받아 연구대상자를 구하였다.

Source: Dzurec, LC, et al: Acknowledging unexplained fatigue of tired women. J Nurs Schol 34:41, 2002.

출과 눈덩이 표본추출이 합쳐진 예시이다. 집, 학교 또는 직장에서 일상 활동을 하면서 피로를 경험한 18세 이상 여성에게 비슷한 피로를 경험한 다른 여성을 식별하는 데 도움이 되는 정보원 역할을 하도록 요청하였다. 연구자는 비슷한 피로 경험을 가진 여성에 대한 목록을 가지고 있지 않았다. 다만 한 여성을 표본으로 선정하면, 그 여성이 비슷한 피로 경험을 가진 여성의 이름을 알려 주어 표본으로 선정하였다.

네트워크 표본추출(network sampling)은 표본추출에 적합한 연구대상자를 거의 찾지 못하였을 때 다른 잠재적 연구대상자를 알고 있는 연구대상자를 확인하는 데 효과적이다. 네트워크 표본추출 과정은 또한 일반적으로 친구들 간에는 유사한 특성을 가진 경향이 있다는 사실과 사회관계망(SNS)의 이점을 얻을 수 있다.

연구자가 필요한 기준을 가진 몇 명의 연구대상자를 편의 또는 의도표본추출 방법을 통해 몇명의 연구대상자를 구하고, 이후 연구자는 네트워크 표본추출을 통해 유사한 특성을 가진 다른 사람들과 접촉하여 도움을 요청함으로써 표본 수를 늘릴 수 있다.

예시 7.9는 편의 표본추출과 네트워크 표본추출을 나타낸다. 노인 부모와 성인 자녀 간병인은 네트워크 표본추출 절차를 통해 모집되었다. 다른 노인들과 그들의 성인 자녀 간병인과의 네트워킹은 표본에 대한 다른 잠재적 노인들과 간병인을 확인하기 위해 이용되었다. 예시 7.10은 '네트워크'라는 단어를 사용하지 않았지만 질적연구의 맥락에서 네트워크 표본을 사용하는 방법을 보여 준다. 청소년과 부모는 '핵심적 주요 연구대상자'를 이용하여 의도적으로 모집되었다. 이 핵심 연구대상자는 연구에 참여할 또 다른 연구대상자를 모집하였다.

할당 표본추출

할당 표본추출(quota sampling)은 층화 무작위 표본추출과 유사하다. 할당 표본은 연구대상이 되는 모집단의 특별한 특성을 미리 파악해 모집단의 계층을 나누는 것이다. 할당 표본추출이 층화 무작위 표본추출과 다른 점은 연구대상자 선정에서 무작위를 사용하지 않았다는 점이다. 할당은 연구대상 계층이 모집단에서 차지하는 비율

예시 7.9 편의 표본추출과 네트워크 표본추출

이 연구의 목적은 러시아 노인 이민자들의 건강과 사회복지서비스 이용에 영향을 미치는 요인을 노인, 노인을 돌보는 성인 자녀, 노인을 위해 봉사하는 보건 및 사회서비스 전문가의 관점에서 탐구하는 것이다.

표본

이 연구의 표본에는 구소련 출신의 노인 이민자 17명, 노부모의 간병을 맡았던 성인 자녀 8명, 이민자 집단을 위해 봉사한 보건전문가 15명 등이다. 노인과 성인 자녀는 이민자 적응에 대한 저자의 대규모 연구 또는 네트워크 표본추출 절차를 통해 모집되었다. 핵심적 주요 정보제공자에 의해 알려진 또 다른 제공자는 다양한 분야와 실무영역을 포함하기 위해 모집되었다.

Source: Aroian, KJ, et al: Health and social service utilization among elderly immigrants from the former Soviet Union. J Nurs Schol 33:265, 2001.

예시 7.10 '네트워크'라는 단어를 사용하지 않는 네트워크 표본추출의 사용

표본

사춘기 및 부모 참가자는 '핵심적인 주요 연구대상자'를 사용하여 해당 지역에서 의도적으로 모집되었다. 주요 핵심 연구대상자는 해당 관심 모집단에 대한 필수적인 연결고리이며, 중요한 자료를 제공할 참가자의 모집을 용이하게 한다. 4명의 성인 핵심 연구대상자는 대상 지역에 거주하였으며, 6개 카운티 연합의 일원이었고, 지역 공립학교나 사립학교(교사 또는 행정관) 또는 기타 지역 사회 단체를 대표했다. 주요 연구대상자는 연령, 성별, 인종 측면에서 원하는 표본을 가장 잘 나타내고 있는 각 학교로부터 모집하였고, 그 연구대상자는 포커스 그룹에 의미 있게 기여할 수 있는 능력을 가진 사람들이었다.

청소년기 자녀를 둔 부모는 모두 부모 세션에 참여하기 위해 주요 핵심 연구대상자에 의해 초대되었다. 지역의 적절하고 대표적인 표본추출을 모집하기 위해 한 연구대상자가 다른 연구대상자를 찾는 식의 눈덩이 표본추출법을 사용했다.

Source: Peterson, J: A qualitative comparison of parent and adolescent views regarding substance use. J School Nurs 26:53, 2010.

예시 7.11 할당 표본추출

표본

연구대상자는 할당 표본추출법으로 선정된 여성 160명(및 가능한 경우 파트너)이다. 이는 첫 번째 아기를 임신하는 가정의 수와 두 번째 아기를 임신하는 가정의 수가 같도록 하기 위함이다. 160가정 중 65가정의 여성과 파트너를 인터뷰하였다. 가족은 서로 헌신하며 함께 살아가는 2명 이상의 성인으로 구성된 정신사회적 단위로 정의된다. 연구대상자 가정은 미국 남동부의 한 지역사회 공공보건 산전클리닉(n=96)과 Lamaze 수업(n=64)에서 표집하였다. 연구 참여기준은 다음과 같다. (1) 여성이 임신 3개월에 있는 경우, (2) 정상 영아를 예상하는 경우, (3) 첫째 또는 둘째 아이를 갖는 경우, 그리고 (4) 적어도 1명의 다른 성인(파트너, 부모, 친구 또는 친척)을 포함하는 가정에 사는 경우

Source: Tomlinson, B, et al: Family dynamics during pregnancy. J Adv Nurs 15:683,1990.

대로 계산한다. 각각의 계층이 할당할 숫자가 결정되면, 할당만큼의 비율대로 연구대상자를 임의로 표본추출한다. 연구자는 비례할당 표본추출 시 모집단의 특정한 구성비율을 알아야 한다. 비비례할당 표본추출은 각 계층의 구성요소의 비율이 모집단의 수와 비례하지 않을 때 사용한다.

예시 7.11은 첫 번째 아기를 임신한 가정의 수와 두 번째 아이를 임신하기를 기다리는 가족을 균등한 비율로 만든 할당 표본추출을 나타낸다. 이 연구에서 연구자는 공공 보건 산전클리닉에서 첫 번째 아기를 출산할 것으로 예상하는 가정의 할당량을 채웠고, 다른 연구대상자는 지역사회에서 라마즈(Lamaze) 수업을 듣는 가정으로 하였다. 이 과정은 두 번째 아기를 기다리고 있는 가족에게도 똑같이 진행되었다.

예시 7.12	의도 표본추출

연구대상자

표본추출은 프린세스 마가렛 병원에서 적극적인 치료를 받고 있는 암환아의 부모를 대상으로 했으며, 그들의 형제는 연구자가 실시하는 대규모 연구에 참여하기로 동의했다. 대규모 연구기준에 부합하는 33개 가족 중, 31개 가족이 참여에 동의했으며, 전체 응답률은 94%이었다. 환아의 부모는 표본으로부터 무작위로 초기에 8개 가정이 추출되었고, 이들이 포커스 그룹으로 이용되었다. 포커스 그룹을 이용하여 필요한 자료를 수집하였다. 자료 포화 상태에 도달할 때까지 유지되었다. 부모 그룹의 수는 적정한 숫자라고 판단되었다.

Source: Sidhe, R, Passmore, A, and Baker, D: An investigation into parent perceptions of the needs of siblings of children with cancer. J Pediatr Onc Nurs 22:276, 2005.

의도 표본추출

의도 표본추출(purposive sampling)은 '판단' 또는 '이론' 표본추출으로 알려진 것으로, 질적연구에서 일반적으로 사용된다. 연구자가 연구에 포함할 특정 사례를 '직접 선택하거나' 연구에 포함할 특정한 사례를 선택하는 비확률 표본추출의 유형이다. 선정된 연구대상자는, 연구되는 현상을 대표하고 모집단의 전형적인 특징을 가진 것으로 생각된다. 의도적 표본추출에서 연구자는 가장 유용한 정보를 제공하는 데 필요한 주체 유형에 대한 판단을 내리게 된다.

의도적 표본추출의 장점은 연구자가 연구 중인 현상에 대한 지식을 기반으로 표본을 직접 선정한다는 것이다. 그러나 비확률 표본추출과 마찬가지로 표본추출 편향은 계속해서 위협이 된다. 예시 7.12는 의도적인 표본추출을 보여 주며, 그들의 관심사 및 문제점에 관련하여 암환아의 부모를 표본추출하는 것이 얼마나 중요한지 그리고 어떤 유형의 지원이 도움이 되는지 탐구하는 것이 얼마나 중요한지를 설명한다.

표본의 적절성

표본 크기

연구자들에게 가장 자주 질문되는 질문은' 얼마나 많은 연구대상자가 필요한가?' 혹은 '내가 생각해야 하는 표본은 얼마나 큰 것인가?'. 일반적으로 정답은 '충분히 커야 한다!'이다. 비록 좋은 정답은 아닐지라도, 표본의 크기에 대해서 세세하거나 규정된 규칙이 없다. 질적연구의 목적은 의미와 현상을 탐구하는 것이다. 질적연구에서는 적절한 표본의 크기는 목적을 달성하기 위한 충분히 많은 표본이다. 예시 7.3은 근거이론을 사용하여 질적연구(9장 참고)를 수행한 것이다. 예를 들어, 연구자는 25명 폴란드인 이민자를 대상으로 폴란드 이민의 역사적 의미가 있는 세 시기를 계층화하여 시간적 경과에 따른 이주민의 정서상태에 미치는 영향을 조사하였다. 또 다른 연구에서(예시 7.12 참고)는 암환아 형제의 욕구를 탐구하기 위해 31개의 가정이 포커스 그룹에 참여하는 것에 동의

하였다. 제시된 두 연구 모두 사전에 연구대상자 수를 정확하게 정하지는 않았다. 연구자는 연구 중인 현상이 분명해질 때까지 연구대상자를 계속해서 선정하여 자료를 수집하였다.

양적연구에서 표본크기는 자료수집 및 통계 분석과 관련되어 있다. 표본 수가 큰 연구의 연구결과를 표본 수가 작은 연구의 결과보다 더 믿을 만하게 여기는 경향이 있다. 이는 비록 사실이 아닐 수 있지만, 연구자는 표본의 적절성을 평가할 때 연구목적, 연구설계, 표집방법 및 통계분석 등을 반드시 고려해야 한다.

검정력 분석이 너무 복잡하여서 이 책에서 다룰 수는 없지만, 검정력 분석 공식 및 표에 대한 자세한 내용은 Burns와 Grove[1], Polite와 Beck[2], 또는 Cohen[3]의 책을 참조하면 좋다.

표본의 적합성을 결정하기 위한 두 가지 중요한 질문은 다음과 같다.

1. 표본이 표적 모집단에 대해 얼마나 대표적인가?
2. 연구자는 연구의 결과를 누구에게 일반화하고 싶어 하는가?

표본추출의 목적은 가능한 한 표본추출 오차가 적으면서도 가능한 한 대표성을 가지는 표본을 추출하는 것이다. 모든 연구는 약간의 오류를 포함할 것이다. 결과는 결코 모집단의 100%를 대표할 수 없을 것이다. 그러나 편향되거나 지나치게 적은 수의 표본은 연구설계의 외적 타당도를 위협한다.

외적 타당도

외적 타당도(external validity)는 연구결과를 다른 연구대상자, 모집단, 측정 항목 및 설정으로 일반화할 수 있는 범위를 의미한다. 연구자는 표본이 얼마나 잘 추출되었는지, 표본이 모집단을 대표하는지, 어떤 결과를 일반화하는지 평가할 필요가 있다. 연구설계에서, 연구결과의 일반화를 어렵게 하는 것은 다음에서 논의된다.

연구대상자 선정과 중재의 상호작용

특정 특성(예 : 진단명, 연령대, 인종, 사회 경제적 지위)에 따라 표본추출 및 선정된 연구대상자의 경우, 그러한 특성은 모집단에 근접한다. 표본의 특정 유형이 어느 연구대상자에게만 한정된 경우, 이러한 특성이 없는 연구대상자에게까지 연구결과를 일반화하는 것은 타당하지 않다. 또한 연구에 기꺼이 참여하는 연구대상자를 선정하는 것은 어려울 수 있고 시간이 많이 걸린다. 만일 많은 연구대상자의 참여가 줄어들고 있다면, 선택된 표본이 표본선정 방법에서 분명하지 않을 수 있는 방법으로 제한되는 경향이 있다. 그러므로 외적 타당도에 영향을 주는 인자를 확인하기 위해 연구대상자로 초대받았으나 거부한 연구대상자 수를 보고해야 한다.

연구환경과 중재의 상호작용

서로 다른 환경의 구성원이 연구에 참여할 때 편향이 발생한다. 예를 들어, 연구자가 재활병원에서 운동 프로그램의 적용과 기능 향상 사이의 관계를 입증한다면, 이러한 결과를 요양원에서도 일반화할 수 있는가? 재활병원과 요양원은 여러 가지 측면에서 다를 수 있기 때문에 일반화를 제한하게 되는 연구환경과 중재의 상호작용이 나타날 수 있다. 이러한 질문은 반복연구에 의해서 입증될 수 있다.

연구시점과 중재의 상호작용

외적 타당도를 위협하는 것은 과거 또는 미래와 같이, 서로 다른 시점에 대한 연구결과를 일반화할 수 있는 능력에 대한 것이다. 예를 들어, 식이요법에서 콜레스테롤 감소에 대한 영양학 연구결과를 조사한 연구자들은 20년 전에 얻은 결과와 다른 결과를 발견할 수 있다. 그 당시에는 식이요법과 운동이 심혈관질환에 미치는 영향이 잘 알려지지 않았는데, 이는 건강과 체력을 향상하는 데 있어서 사회의 역할도 그러했다. 이러한 연구결과의 일반화는 향후 반복연구에서 동일한 연구결과가 나타날 때 이전 연구결과를 지지함으로써 가능하다. 연구를 비평할 때, 연구자는 간호실무와 그동안의 사회에 미치는 영향에 대해 수행된 선행연구와 보고된 결과가 미치는 영향을 고려할 필요가 있다.

표본추출에 대한 비판적 질문

비판하고자 하는 연구를 선택한 후 이 장에서 언급한 주요 용어 중심으로 연구를 살펴보자. 이 장에서 언급한 주요 용어가 모든 연구논문에 포함되어 있지는 않을 것이다. 아래의 질문[24]은 표본추출을 비판하기 위한 가이드라인이 될 수 있다. 2번, 4번 문항은 표본추출계획을 평가하는 기준이 된다.

1. 표본을 구분할 수 있는가? '표적'과 '근접 모집단'과 같은 용어가 사용되었는가? 모집단이 몇 명인지 결정할 수 있는가? 모집단은 직접적으로 언급되기보다 추론하는 경향이 있으므로 결과를 일반화할 수 있는 연구대상자 수를 결정하는 것이 좀 더 어려울 수 있다.
2. 확률 표본추출법을 사용했는지 비확률 표본추출법을 사용했는지 결정할 수 있는가? 확률 표본추출을 위한 '무작위' 그리고 비확률 표본추출을 위한 '편의(임의)'와 같은 주요어를 찾아본다. 표본추출법이 구체적이지 않다면, 비확률 표본추출법일 가능성이 크다.
3. 보통 연구방법에서 논의되는 연구대상자를 위한 선정기준을 설정할 수 있는가? 연구대상자의 제외기준에 대해서도 확인할 수 있다.
4. 표본의 크기를 확인할 수 있는가? 표본의 크기가 표본의 대표성을 나타낼 만큼 충분한가? 이는 이 장에서 제시된 정보로는 대답하기 어려울 수 있다. 모집단의 특성을 추정하기 위해 연구결과를 평가하는 기술에 대한 논의는 참고문헌의 내용을 참고한다. 응답률 또는 연구결과에 대한 부정적 반응에 근거한 질문이 적절하다.
5. 설문에 응답하지 않거나 연구 참여를 거부한 연구대상자는 몇 %이며, 그 이유는 무엇인가? 응답률은 백분율로 기록하며 만일, 연구참여율이 30%라면 연구결과의 타당성은 명확하지 않다.
6. 연구환경은 기술되었는가? 특히, 환경적인 측면이 연구에 굉장히 중요할 때 자료수집과정에 대해 자세하게 설명해야 한다. 예를 들면, 비실험적 연구설계에서, 환경통제가 부족하다면 외생변수를 통제하

지 못함을 의미한다. 이러한 이유로 환경적인 외생변수가 연구결과에 미치는 영향을 고려해야 한다.

핵심요약

1. 표본추출은 표본그룹이 선택된 더 큰 그룹인 모집단을 대표하기 위한 연구의 요소 또는 개인을 선택하는 과정임을 기억한다.
2. 표본추출은 확률 표본추출법과 비확률 표본추출법으로 구분할 수 있다.
3. 확 률표본추출법은 모집단의 모든 구성원이 표본으로 선택될 확률이 동일하기 때문에 대표적인 표본이다. 확률 표본추출법에는 단순 무작위 표본추출법, 층화 무작위 표본추출법, 집락 표본추출법, 계통 표본추출법이 있다.
4. 비확률 표본추출법은 모집단의 모든 구성원이 표본으로 선택될 확률이 동일하지 않기 때문에 대표적이지 않다. 비확률 표본추출법에는 편의(눈덩이와 네트워크) 표본추출법, 할당 표본추출법, 의도 표본추출법이 있다.
5. 표본추출 방법은 표본이 대표성을 나타내는지 반드시 평가되어야 한다.
6. 연구의 개념화 방법, 대표성을 나타내기 위해 사용된 방법에 따라 확률 표본추출법과 비확률 표본추출법을 적절하게 사용한다.
7. 표본추출법의 차이에도 불구하고 표본의 크기는 연구결과의 '일반화'에 영향을 준다.
8. 외적 타당도는 표본에서 얻어진 연구결과를 모집단에까지 일반화할 수 있도록 한다.
9. 검정력 분석은 필요한 표본 수를 계산하는 통계적인 방법이다.

학습활동

1. 각 연구의 목록에서, (1) 표본과 표본추출 방법을 확인한다. (2) 표본과 표본추출이 적절히 기술되었는지 확인한다.
   a. Badr, LK, et al: Determinants of premature infant pain responses to heel sticks. Pediatr Nurs 36:129, 2010.
   b. Hughes, LC, et al: Describing an episode of home nursing care for elderly postsurgical cancer patients. Nurs Res 51:110, 2002.
   c. Moloney, MF: The experience of midlife women with migraines. J Nurs Schol 38:278, 2006.
   d. Peden, AR, et al: Reducing negative thinking and depressive symptoms in college women. Image J Nurs Schol 32:145, 2000.
   e. Knobf, MT: Carrying on: The experience of premature menopause in women with early-stage breast cancer. Nurs Res 51:9, 2002.

f. Peyrot, M, and Rubin, RR: Access to diabetes self-management education. Diabetes Educ 34:90, 2008.

g. Yoos, HL: The impact of the parental illness representation on diabetes management in childhood asthma. Nurs Res 56:167, 2007.

h. Zavala, S, and Shaffer, C: Do patients understand discharge instructions? J Emerg Nurs 37:138, 2011.

REFERENCES

1. Burns, N, and Grove, SK: The Practice of Nursing Research: Conduct, Critique, and Utilization, ed 4. WB Saunders, Philadelphia, 2001, pp 365 – 384.
2. Polit, DF, and Beck, CT: Sampling in Quantitative Research. In Polit, DF, and Beck, CT (eds). Nursing Research: Generating and Assessing Evidence for Nursing Practice, ed 9. Lippincott Williams & Wilkins, Philadelphia, 2012, pp 273 – 292.
3. Cohen, J: Statistical Power Analysis for the Behavioral Sciences, ed 2. Academic Press, Hillsdale, NJ, 1988.
4. Langford, RW: Navigating the Maze of Nursing Research. Mosby, St. Louis, 2001, p 121.

CHAPTER 8

양적연구설계

Selecting a Quantitative Research Design

학습 목표

이 장을 마치면 다음을 수행할 수 있다.

1. 연구설계의 목적을 설명한다.
2. 연구설계가 갖추어야 할 조건을 설명한다.
3. 실험설계와 유사실험설계를 비교하여 설명한다.
4. 연구설계를 위한 연구대상자 선정방법을 설명한다.
5. 연구설계를 선택하기 위한 절차를 이해한다.

핵심 용어 해설

- 내적 타당도(internal validity). 종속변수의 변화가 독립변수에 의한 것인지를 판별해내는 정도를 의미함.
- 단일 눈가림 연구(single-blinded study). 연구대상자 본인이 실험군인지 대조군인지 모르게 하는 눈가림을 적용한 연구
- 대조군(control group). 실험 또는 중재에서 처치를 받지 않은 통제그룹
- 무작위 임상시험(randomized clinical trial, RCT). 연구대상자에게 적용한 중재 또는 처치의 효과를 평가하는 전향적 연구. 임상시험의 필수조건에는 실험군과 대조군 선정, 무작위 배정, 이중 눈가림(이중 맹검), 충분한 표본크기가 포함됨.
- 분석적 역학조사(analytic epidemiological study). 특정 처치가 특정한 질병 발생 여부와 관련이 있는지에 대한 가설을 검정하기 위한 연구
- 서술적 상관관계 연구(descriptive correlational study). 존재하는 관계의 본질과 정도를 설명하거나 기술하는 연구
- 서술적 역학 연구(descriptive epidemiological study). 집단 내 질병 또는 장애의 분포 및 패턴에 관한 연구
- 서술적 연구(descriptive study). 현상의 의미를 서술하기 위한 연구설계
- 실험군(experimental group). 실험적 상황에서 새로운 처치를 받게 되는 집단
- 양적연구(quantitative research). 연관성 및 인과관계를 발견하기 위해 실시되는 연구. 연구방법은 과학적 탐구 방법에 기반을 둠.
- 연구설계(research design). 연구자가 연구 질문에 해답을 얻기 위한 안내도 및 지침
- 외생변수(extraneous variable). 연구목적과 직접적인 관련이 없지만 종속변수에 영향을 줄 수 있는 변수. 때로는 혼동변수

라고 일컬음.

- 외적 타당도(external validity). 연구결과를 연구표본에서 표적모집단으로 일반화할 수 있는 정도를 의미
- 이중 눈가림 연구(double-blinded study). 실험군과 대조군 배정상태를 연구대상자와 연구자 둘 다 모르게 하는 방법. 시험자-피시험자 눈가림이라 일컬음.
- 질적연구(qualitative research). 근본적인 철학적 탐구 또는 심리학/사회학 현상의 의미 발견을 위해 실시되는 연구
- 통제(control). 결과에 대한 원인으로 작용하는 부분을 감소하거나 제거하기 위한 설계 단계의 요소. 통제요소에는 무작위, 실험조건의 조작, 대조군과 실험군 배정이 포함됨.
- 패러다임(paradigm). 연구자가 현상, 진실, 연구를 바라보는 방법의 기초가 되는 가정 또는 가치관의 틀을 의미함.

연구설계는 연구자가 연구 질문에 해답을 찾거나 가설을 검정하기 위해 선택하는 지침이다. 적절한 연구설계의 선택은 연구자에게 연구자료를 신뢰하고 해석하기 위한 확신을 제공할 수 있는 중요한 부분이다. 연구설계는 연구자의 이론적 기틀과 연구 질문에 의해 생성된 자료를 연계해 주는 연결고리이다. 또한 연구설계는 연구와 관련된 관심 주제, 주제에 대한 지식 수준, 연구자가 가지는 철학에 의해 결정될 수 있다[1].

연구설계의 선택에는 몇 가지 요소가 작용될 수 있다. 대부분의 경우에는 연구주제와 관련된 지식의 수준에 따라서 연구 목적이 결정되고, 연구 목적에 따라 적절한 연구설계가 선택된다[2]. 특정 주제에 대해 알려진 것이 거의 없다면 서술적 연구설계 또는 탐색적 연구설계가 적절하다. 이 경우 연구의 초점은 현상을 잘 이해하고 설명하는 것에 맞춰져야 한다. 만일 특정 현상이 이미 잘 설명되어 있고 측정될 수 있다면, 연구질문에 대한 해답을 찾거나 가설을 검정하기 위해서는 실험설계 또는 유사실험설계와 같이 구조화된 연구설계가 더 적절하다. 이 장은 연구자가 양적연구설계를 적절하게 잘 선택할 수 있도록 도움을 주기 위한 내용으로 구성되어 있다.

양적연구 대 질적연구

'양적'과 '질적'의 용어는 다양하게 정의된다. 연구자는 가끔 현상을 표현하기 위해 숫자를 사용하는 것으로 **양적연구**를 정의한다. 양적연구(quantitative research)는 연관성과 인과관계를 발견하기 위해 실시되는 연구이며 과학적 탐구방법에 기초를 둔다(1장 참조). 양적연구는 특정 시점에서 변수 간의 관계를 측정하거나 분석하는 연구이다.

질적연구(qualitative research)는 현상의 인과관계보다는 의미를 발견하는 것에 초점을 둔다. 질적연구는 현상을 표현하기 위해 숫자를 사용하기보다는 언어, 개념 그리고 단어를 주로 사용한다. '질적'이라는 단어에는 맥락 속에서의 과정과 의미를 내포하고 있다. 질적연구의 초점은 사회적 경험 또는 의미의 창출, 연구대상자와 연구자 간의 상호작용, 그리고 연구가 이루어지는 환경적 요소에 맞춰진다.

양적연구와 질적연구는 연구자의 세계관 또는 패러다임과 관련이 있다. 여러 가지 의미로 정의되지만, **패러다임**은 연구자가 현상, 진실, 연구를 바라보는 방법의 기초가 되는 가정 또는 가치관의 틀을 의미한다[3]. 양적연구의 패러다임과 질적연구의 패러다임은 근본적으로 큰 차이가 있다.

연구설계 선택을 위한 양적 접근과 질적 접근

양적 패러다임과 질적 패러다임의 기초가 되는 가정 및 전제는 현상을 바라보는 관점에서 차이가 나타난다. 표 8.1은 현상의 본질, 인간의 관점, 지식의 출처, 그리고 연구 방향성에 대한 양적 패러다임과 질적 패러다임의 차이를 설명하고 있다. 이 표를 통해 우리가 생각하는 사고방식과 신념을 분류해 볼 수 있다. 연구자는 때때로 자신이 가지고 있는 패러다임이 다른 것에 비해 우월하다고 생각하기 쉽다. 연구자가 가지는 패러다임이 양적 관점이냐 혹은 질적 관점이냐에 따라서 연구자는 다른 방식으로 연구적 질문을 설정한다. 양적 관점의 신념을 가지는 경우라면 연구자는 결과 지향성을 가지고 변수 간의 연관성에 초점을 둔 연구질문을 던질 것이다. 반면, 질적 관점을 중요시하는 신념을 가졌다면 구조화된 연구설계가 아니라 비교적 유연한 연구설계를 사용하고 과정 지향적이고 탐색적인 연구질문을 할 것이다. 예를 들어, 간호사는 그들이 가지는 관점에 따라서 수술 후 통증 관리를 위해 다른 방식의 연구질문을 할 수 있다. 양적 관점을 가진 간호사의 경우, 통증은 객관적으로 측정할 수 있는 하나의 현상으로 간주한다. 간호사는 수술 전 교육과 진통제 투여량과 같은 다른 변수와의 관계를 포함하여 통증에 초점을 두고 연구를 진행한다. 특정 시점에서 통증과 관련 변수를 측정하는 것이 연구의 핵심이 될 수 있다. 간호사는 '수술 후 연구대상자의 진통제 투약시간, 진통제의 투여량, 그리고 통증완화(시각적 상사척도로 측정)와의 관계는 어떠한가?'로 연구질문을 설정할 것이다.

양적 설계는 측정(measurement)과 검정(testing)이 핵심적 요소로 포함되는 구조적인 연구설계이다. 양적 관점에 의해 실시된 연구는 설명, 사실 규명, 이론적 관계 검정, 그리고 사건 예측에 초점을 둔다. 질적 관점을 가지는 간호사는 연구대상자를 사회적으로 구조화된 맥락 속에 존재하는 연구대상자로 인식하게 된다. 통증 경험과 관련된 수많은 현상이 존재할지도 모른다. 간호사는 환자가 어떻게 통증을 경험하고 있는지를 발견하는 데 관심을 가질 것이다. 질적연구는 사회적 맥락 속에서 환자가 그들의 고통을 어떤 관점으로 경험하게 되는지에 초점을 두고 과정 지향적으로 진행된다. 이에 간호사는 '수술 후에 환자의 고통은 어떠한 경험인가?'라는 질문을 가지게 된다. 질적 설계는 환자의 경험을 그들의 사회적 맥락과 사고 과정 속에서 표현해야 하므로 설계 자체가 유연해야 한다. 질적 관점으로 실시된 연구는 연구대상자의 관점에 대한 이해, 사회적 구조에 대한 이해, 그리고 발견한 현상에 대한 기술에 초점을 둔다.

연구설계란 무엇인가?

연구설계(research design)는 특정한 연구 질문과 가설에 기반을 두고 표본을 수집하고 분석을 실시하기 위한 일종의 계획서 또는 청사진이다. 연구설계는 광의의 의미 또는 협의적 의미로 정의할 수 있다. 광의적 의미의 연구설계는 관찰과 분석을 위한 안내는 하지만 연구자가 무엇을 해야 하는지에 대해서는 안내하지 않는다. 연구자는 조사를 위한 전략 마련, 이론적 틀과 수집된 자료와의 연계, 그리고 분석을 위한 전체적인 계획으로서 연구설계를 활용하게 된다. 반면, 협의의 의미에서 연구설계는 연구문제에 대한 임상적 근거를 도출해낼 수 있는 정밀하게 구상된 안내도와 같은 것이다. 흔히 표본수집방법과 무작위 배정법이 포함된 연구방법을 위한 가이드라인이

표 8.1	양적 및 질적 패러다임의 관점의 차이
양적 접근	**질적 접근**
현상의 본질	
객관적 방법으로 획득 가능한 현상	사회 구조로서의 현상
단편적인 현상	복합적인 현상
부분으로 분리 가능하고 조작이 가능함	상호연계되어 있는 부분
서로 독립적인 변수	서로 종속적인 변수
문맥과 무관하며 객관적임	문맥과 상호작용하고 주관적임
범위가 협소함	범위가 광범위하고 포괄적임
인간에 대한 관점	
인간 관련 자료는 객관적으로 수집 가능함	주관적으로 수집 가능함
부분의 합으로써의 존재	총제적인 존재
지식의 원천	
논리적 실증주의와 경험주의	전통적 연구: 인류학, 사회심리학, 철학
관찰법	직관법, 게슈탈트(지각심리)
심리적 · 생물적 사실	사회적 개입, 가치, 문화
연구 지향성	
결과 중심	과정, 현상: 사람 중심

라 할 수 있다. 표본을 선택하고 수집하는 과정은 바람직한 연구설계의 가장 중요한 필수요소이다. 연구설계는 특정 연구를 진행하기 위한 일반적이고 보편적인 접근방법이라고 할 수 있다. 세부사항은 구체적인 계획을 가능하게 한다. 축구선수가 일반적 규칙을 경기 중 특정 상황에 적용해야 하는 것처럼 연구설계는 연구자의 특정 계획으로 안내한다. 연구자의 특정 계획에는 연구장소 선택, 도구 선택, 관찰 시기 및 방법, 표집방법 그리고 자료 분석 등과 같은 연구 절차 및 전략이 포함된다.

연구설계의 분류

연구설계는 양적 관점 또는 질적 관점을 반영하는 요소에 따라서 다양하게 분류된다(표 8.2 참조). 연구설계의 분류는 상호 간에 배타적이지도 않고 어느 것이 완벽하다고 할 수도 없다. 예를 들어, 양적 설계는 이론적 기틀로부터 계획되고 변수 간의 연관성과 관련된 연구질문을 설정하게 되고, 과학적 탐구영역의 확장된 지식으로부터 도출된다. 반면, 질적 설계는 이론적 기틀이 있을 수도 있지만 기본적으로 연구철학에 기초를 두고 현상에 대한 이해 및 기술에 대한 연구질문을 설정하게 되며 과학적 탐구영역이 아닌 보편적인 영역의 지식으로부터 도출된다.

결과적으로 양적 설계는 변수 설명, 자료검정, 변수 측정, 자료수집을 위한 도구 사용, 통계적 유의성, 그리고 내적 타당도를 강조하는 접근방법이다. 질적 설계는 사회적 맥락의 작용, 자료의 발견, 개념의 의미, 자료수집 및 결과의 신뢰성을 위한 수단으로서 연구자의 직접 참여를 강조하는 접근방법이다.

양적연구설계

실험설계는 여러 형태이지만 크게 순수실험설계 또는 유사실험설계로 분류할 수 있다[4]. 연구설계의 분류는 독립변수에 작용하는 통제의 정도에 따라서 실험(통제)과 비실험(비통제)으로 분류할 수 있다. 통제 정도가 가장 큰 형태의 연구설계를 실험설계라고 한다.

실험설계 조건

실험설계를 수행하기 위한 중요한 조건 세 가지는 통제, 무작위 배정, 그리고 조작이다.

통제(control) : 실험설계의 핵심 본질은 연구의 다양한 요소를 얼마나 잘 통제할 수 있는가이다. 연구자는 독립변수 외에 다른 변수의 작용을 배세하기 위해 실험적 상황을 잘 통제하여야 한다. 통제를 위해 흔히 대조군을 사용한다.

무작위 배정(random assignment) : 연구자는 모집단으로부터 연구대상자를 무작위로 선택해야 하고, 그 뒤에 실험군과 대조군으로 무작위로 배정해야 한다. 무작위 배정은 무작위 선택과 유사하지만 동일하지는 않다(7장 참조).

조작(manipulation) : 실험설계에서 연구자는 독립변수의 작용을 조작할 수 있어야 한다. 기본적으로 연구자는 독립변수가 어떤 형태로 작용될지를 직접 결정해야 한다. 하지만 독립변수 중에는 조작이 가능한 변수(예, 중재

표 8.2 양적/질적 영역의 기능을 포함하는 연구설계의 구조

양적연구	질적연구
이론적 기틀	철학적 관점
변수 설명	인간행동 이해
객관적 접근	주관적 접근
변수 측정	개념의 의미
측정의 정확성	현상의 기술
오류통제: 내적 타당도	발견의 신뢰성

형태, 교육방법, 교육프로그램)도 있지만 어떤 독립변수(예, 성별, 종교, 인종)는 조작할 수 없기도 한다. 쉽게 말해 연구자가 연구대상자에게 적용되는 중재 프로그램의 형태 및 속성은 조작할 수는 있지만 연구대상자의 종교를 가톨릭교에서 개신교로 바꿀 수는 없다는 의미이다.

외생변수

실험의 기본은 연구자가 관측된 결과로 설명하지 못하는 경쟁가설(rival hypotheses)의 배제를 위해서 변수를 조작하고 통제하는 과정에 있다. 경쟁가설 배제의 원칙이란 결과는 원인변수에 의해서만 설명되어야 하며, 다른 변수에 의한 설명 가능성은 배제되어야 함을 의미한다. 즉, 경쟁가설은 결과에 대한 외생변수 작용으로 설명되는 가설형태를 말한다. **외생변수**(extraneous variable(흔히 중재변수 또는 혼동변수로 명명됨))는 연구목적과 직접 관련이 없지만 종속변수에 영향을 주는 변수를 말한다. 외생변수는 실험의 상황 및 환경과 관련된 외부적 또는 내부적 요소를 말하며, 연구대상자의 개인적 특성이 포함될 수도 있다. 외생변수를 통제하지 않을 경우 종속변수에 대한 독립변수의 독립적인 관계에 혼동을 준다. 예를 들어, 수술 후 환자의 통증 완화에 관심이 있는 연구자라면 수술 후 통증을 경감시킬 수 있는 좋은 방법에 대해서 고민한다. 연구자는 이론을 통해 모르핀 2~4mg을 수술 후 1~2시간마다 정맥주사로 투약하면 실제 수술 후 환자의 통증 정도가 감소된다는 사실을 확인한다. 전통적으로는 환자에게 수술 후 3~4시간마다 5~8mg의 모르핀을 근육주사로 투약하여 통증을 감소시켜왔다. 간호사는 다음과 같은 의문을 가지게 된다. '흔히 적용해 오던 전통방식의 통증 감소방법(모르핀 5~8mg을 3~4시간마다 근육주사로 투약)과 연구를 통해 확인된 새로운 방식의 통증 감소방법(모르핀 2~4mg을 1~2시간마다 정맥주사로 투약)의 효과 차이가 있을까?'.

이러한 연구문제로부터 도출된 실험설계의 경우 연구대상자인 환자는 전통방식의 통증 감소방법을 적용받는 대조군과 새로운 방식의 통증 감소방법을 적용받는 실험군으로 무작위 배정을 받는다. 대조군과 실험군의 차이점은 진통제인 모르핀의 투약방법 차이뿐이다. 통증은 시각적 상사척도(visual analogue scale)로 측정된다.

이때 실험군과 대조군을 설정한 것과 각 그룹에 환자를 무작위 배정한 것으로 외생변수를 통제했다고 할 수 있다. 독립변수는 실험적 중재를 적용함으로써 조작화할 수 있다. 이 연구의 가설은 '통증 감소방법 중 하나(전통 방식 또는 새로운 방식)가 통증을 더 효과적으로 감소할 것이다'라고 설정할 수 있다.

실험설계의 종류

Campbell과 Stanley[4]는 실험설계를 세 가지 유형, 즉 무작위 사전-사후 대조군 설계(randomized pretest-posttest control group design), 무작위 사후 대조군 설계(randomized posttest only control group), 그리고 단일군 사전-사후 설계(one-group pretest-posttest design) 등으로 분류하였다.

'무작위 사전-사후 대조군 설계(randomized pretest-posttest control group design)'는 문헌에서 흔히 볼 수 있는 설계 중 하나이다. 설계의 전체 구성은 그림 8.1과 같다.

사전조사는 독립변수 적용 전에 종속변수를 측정함으로써 실험군과 대조군이 동질한가를 평가하는 과정이다. 사전-사후 대조군 설계는 때때로 '전후 설계(before-and-after design)'로 명명되기도 한다. 예를 들어, 제2형 당뇨병을 가진 환자에게 특정 중재를 적용하고 효과를 검정하기 위한 연구에서 주로 사전-사후 대조군 설계를 적용한다[5]. 구체적으로 제2형 당뇨병을 가진 환자(20명)를 무작위로 실험군(연구자가 관심을 갖고 있는 특정 중재를 적용받게 될 10명)과 대조군(일반 중재를 적용받게 될 10명)으로 할당하게 되는데, 할당을 위해서는 전산프로그램인 엑셀의 무작위 추출기능을 활용할 수 있다. 이때 결과변수는 중재로 인해 변화 가능한 당뇨지식, 자기효능감, 혈당조절 등을 포함할 수 있으며, 측정은 중재 전에 사전조사와 중재 후에 사후조사로 구분한다.

문헌에서 두 번째로 흔히 볼 수 있는 연구설계는 '무작위 사후 대조군 설계(randomized posttest-only control group)'이다. 이 연구설계는 무작위 사전-사후 대조군 설계와 유사하지만 사전조사는 생략하고 사후조사만 실시한다. 실험군과 대조군 할당은 무작위이며, 사전조사는 실시하지 않지만 두 그룹이 동질하다고 전제하고 연구를 진행한다. 일부 연구자는 무작위 배정만 적용한다면 항상 사전조사가 필요한 것은 아니라고 주장한다. 많은 간호연구에서 독립변수를 조작하기 전에 사전조사를 한다는 것은 불가능하거나 혹은 부적절한 경우가 많다. 사후 대조군 설계의 구성은 그림 8.2와 같다.

예시 8.1은 무작위 사후 대조군 설계의 예시이다. 교육의 내용을 다르게 하여 실험군(통증 관련 정보, 표준 수술 전 교육, 통증 표현 의사소통기술을 제공받음)과 대조군(통증 관련 정보, 표준 수술 전 교육을 제공받음)에게 각 교육을 제공하고 수술 후 시간에 따라 통증의 정도와 신체활동 불편감에 교육의 효과 차이가 있는지 조사하

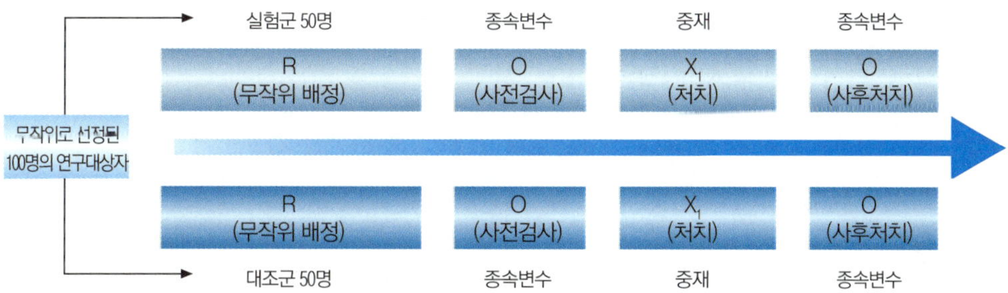

그림 8.1 무작위 사전-사후 대조군 설계

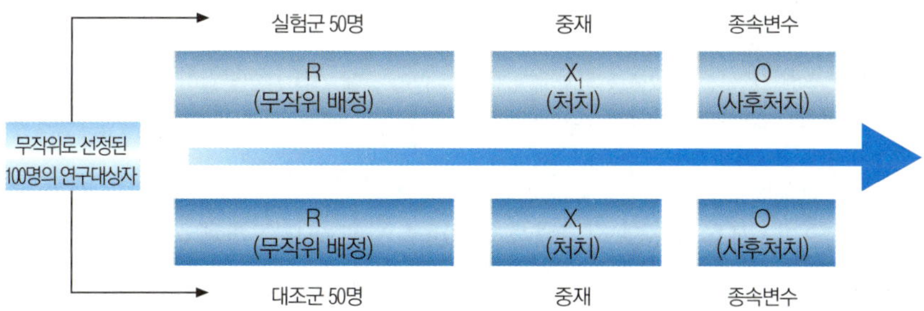

그림 8.2 무작위 사후 대조군 설계

예시 8.1	사후 대조군 설계

수술 후 1일 차와 2일 차 그리고 퇴원 후 1일 차와 7일 차에 반복측정을 위해 실험군과 대조군이 무작위로 선정되고 변수 측정은 사후조사만 실시하기로 한다. 실험군은 표준 수술 전 교육과 통증 관련 정보와 더불어 통증의 양상을 정확하게 표현하는 의사소통기술도 함께 받게 된다. 표준 수술 전 환자교육은 모든 외과 병동에서 제공하는 일반적인 교육 내용을 포함하고 있다. 대조군은 표준 수술 전 교육과 통증 관련 정보만 제공받게 된다.

Source: McDonald, DD, Thomas, GJ, Livingston, KE, and Severson, JS: Assisting older adults to communicate their postoperative pain. Clin Nurs Res 14:109, 2005.

예시 8.2	사후 대조군 설계

연구대상

본 연구는 연하장애 간호 프로토콜 적용에 따른 흡인성 폐렴 발생률과 퇴원 시 일상생활 의존율을 의무 기록을 통해 비교하였다. 연하장애 간호 프로토콜은 윤리적 문제로 인해 개발 후 모든 연구대상자에게 적용하였기에 프로토콜 적용 전 연구대상자를 대조군으로, 적용 후 연구대상자를 실험군으로 선정하였다. 따라서 본 연구는 비동등성 대조군 사후 설계에 의한 유사 실험연구로 연구설계는 다음과 같다.

그룹	사전조사	처치	사후조사
실험군		X	O_2
대조군			O_2

X : 연하장애 간호 프로토콜 적용
O_2 : 기본정보, 흡인성 폐렴 발생률, 일상생활의존율

외생변수 고려

대조군과 실험군은 모두 동일한 주치의로부터 치료를 받았으며 치료 프로토콜에 변화는 없었다. 두 군은 계절 변수 및 역학적 호흡기 질환 변수를 통제하기 위해 각각 6~8월 입원 환자를 대상으로 선정하였다. 또한 대조군과 프로토콜 적용 전까지 연하장애 간호에 차이가 없음을 확인하였다. 두 군의 일반적 특성 및 질병 관련 특성은 동질성 검정을 시행하였다.

Source: 한정희, 이지은, 전주현 외: 급성기 뇌졸중 환자에게 적용한 연하 장애 간호 프로토콜이 흡인성 폐렴 발생률과 일상생활 의존율에 미치는 효과. 한국성인간호학회지 27:304, 2015.

기 위한 설계이다. 예시 8.2는 사후 대조군 설계에서 외생변수 통제 내용을 함께 기술함으로써 사전조사에 의한 동질성 검정을 대체할 수 있음을 보여 주고 있다. 이 예시의 실험군과 대조군은 무작위 배정이 되었다고 할 수 없고, 사전조사를 통해 동질성 검정을 하지는 않았지만, 외생변수 고려를 어떻게 했는지 작성함으로써 두 그룹 간

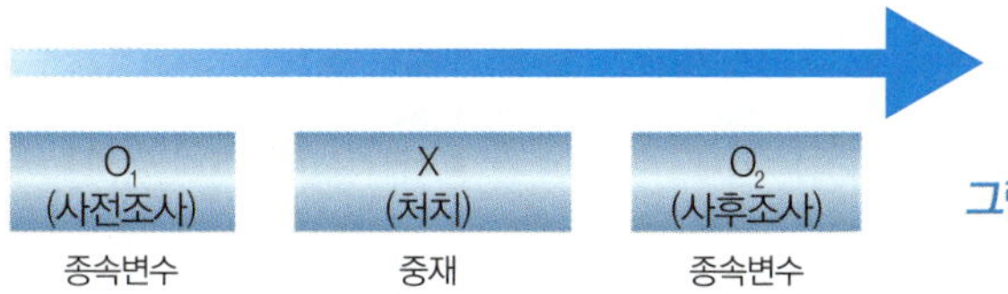

그림 8.3 단일군 사전-사후 설계

의 일반적 특성 및 질병 관련 특성에 차이가 없음을 전제하고 있다.

세 번째 실험설계는 '단일군 사전－사후 설계(one-group pretest-posttest design)'이다. 하나의 집단에게 종속변수에 대해 사전조사와 중재 적용 후 사후조사를 실시하는 형태이다. 단일군 사전－사후 설계는 비교할 수 있는 대조군이 없기 때문에 내적 타당도 문제(우연한 사건, 성숙효과, 시험효과, 도구문제 등)가 도출될 수 있다. 외적 타당도 역시 대조군이 없기 때문에 연구대상자 선택의 편중으로 인한 문제가 발생할 수 있다. 단일군 사전－사후 설계의 구성은 그림 8.3과 같다.

예를 들어, 가정에서 생활하던 여성 노인이 지역사회 내 공동생활가정으로 입소하면 어떠한 변화를 겪게 되는지를 조사할 경우에도 단일군 사전－사후 설계를 적용할 수 있다. 우선 12 곳의 공동생활가정으로부터 여성 노인을 편의 추출한다. 자료 수집은 공동생활가정 입소 전 1개월 시점(사전조사)과 입소 후 3~4개월 시점(사후조사)에 실시한다. 종속변수로는 연구대상자의 신체건강, 심리건강, 그리고 타인과의 상호작용 등이 포함될 수 있다.

그 외 실험설계로 솔로몬 4집단 설계(solomon four-group design), 요인설계(factorial designs)가 있다[4].

유사실험설계

실험설계와 마찬가지로 유사실험설계(quasi-experimental design)에서도 독립변수를 조작한다. 뿐만 아니라 결과변수가 이론 또는 문헌을 통해서 도출된다는 점도 유사하다. 하지만 유사실험설계는 무작위 배정 또는/그리고 대조군 설정의 조건이 갖추어지지 않은 설계이다. 연구의 특성 또는 임상적 상황 때문에 유사실험설계를 선택해야 하는 경우도 있다. 간혹 대조군 자체를 설정할 수 없거나 임상적 상황 때문에 무작위 배정이 어려운 경우가 있기 때문이다. 유사실험설계에서도 실험군과 대조군을 구분할 수 있으나 무작위 배정이 아니라 편의적 할당인 경우이다.

유사실험설계의 다양한 형태를 문헌을 통해 찾아볼 수 있다. Campbell과 Stanley[4]는 유사실험설계의 10가지 유형을 소개한 바 있다. 이 중 간호연구에서 기본적으로 많이 사용하는 설계 유형은 '비동등성 사전－사후 대조군 설계(nonequivalent pretest-posttest control group design)'이다. 이 설계는 실험설계의 사전－사후 대조군 설계와 비슷하지만 차이점은 연구대상자가 무작위로 각 그룹에 배정되지 않았다는 점이다. 따라서 무작위 사전－사후 대조군 설계(그림 8.1)와 비동등성 사전－사후 대조군 설계는 매우 유사하므로 혼동해서는 안 된다. 유사실험설계 중

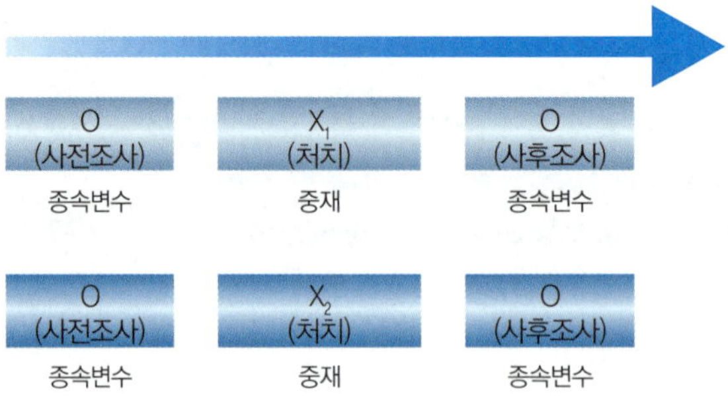

그림 8.4 비동등성 사전-사후 대조군 설계

에서 비동등성 사전 - 사후 대조군 설계는 사전조사 측정값을 종속변수의 동질성을 검정하는 데 활용할 수 있기 때문에 비교적 안정적인 설계라고 할 수 있다. 비동등성 사전 - 사후 대조군 설계는 그림 8.4와 같다.

앞에 예시처럼 만약 연구자가 수술 후 통증 감소에 관심이 있다고 가정해 보자. 두 곳(예, 6동 병동과 7서 병동)의 외과병동에서 진통제 투약방법을 다르게 적용하고 그 효과를 비교하여 수술 후 진통제 투약방법을 변경하고자 한다. 이때 6동 병동은 2~4mg의 모르핀을 수술 후 1~2시간마다 정맥주사로 투약하고, 7서 병동은 5~8mg 모르핀을 3~4시간마다 근육주사로 투약한다. 두 외과병동에 입원한 외과 환자의 수는 비슷하다. 하지만 연구자는 임상 상황을 고려할 때 실험군과 대조군을 구분할 수 없다. 왜냐하면 모든 외과환자에게는 진통제 투약이 필요한 상황이기 때문이다. 결국 연구자는 다른 형태의 중재를 적용함으로써 통증 감소 정도를 비교하는 것으로 결정하게 된다. 이 사례에서 연구자는 6동 병동과 7서 병동을 무작위로 실험군과 대조군으로 구분하게 되지만, 결론적으로 두 집단은 동등하지 않다. 연구 질문은 두 가지 진통제 투약방법 중 수술 후 통증 감소에 어느 것이 더 효과적인가가 될 것이다.

이 경우 좀 더 정교하게 설계하려면 각 그룹에게 사전조사와 사후조사를 함께 실시하는 것이다. 무작위 사전 - 사후 대조군 설계와 유사하게 각 그룹 내 사전조사와 사후조사 측정값을 비교할 수 있다(개체 내 비교). 또한 실험군과 대조군 간에 측정값을 비교해 볼 수도 있다(개체 간 비교). 비동등성 사전-사후 대조군 설계를 '유사실험 사전 사후 설계(quasi-experimental before-and-after)라고도 명명한다.

무작위 임상시험

무작위 임상시험(randomized clinical trial, RCT)은 환자를 대상으로 중재 또는 치료의 효과를 평가하기 위해 널리 적용되는 설계이다. 임상시험은 실험설계의 원칙을 엄격히 준수한다. 대부분 사전 - 사후 대조군 설계를 유지하면서 정해진 시간 동안 여러 장소에서 장기적으로 자료를 수집하게 된다. 임상시험의 필수조건에는 실험군과 대조군 설정, 이중 눈가림(시험자와 피시험자 간), 충분한 표본크기가 포함된다.

설계는 흔히 2개 집단, 실험군과 대조군으로 구분된다. 때때로 중재 및 치료가 하나 이상일 경우에는 집단은 3개로도 나뉠 수 있다. 일반적으로 **실험군**은 특정 중재 및 치료를 적용받는 집단이고, **대조군**은 통상 치료를 제공받는 집단이다. 대조군의 경우 특정 중재/치료를 받지는 않았지만 동일한 시간 동안 통상 치료를 받기 때문에 결과에 있어서 실험군과 비교가 가능하다. 임상시험의 가장 큰 특징은 중재 자체나 결과변수에 영향을 줄 수 있는 인구사회학적 특성이 비슷한 사람들로만 연구대상자를 선정하고 이들을 다시 실험군과 대조군으로 배정한다는 점이다. 무작위 방법을 통해 실험군은 확률에 의해서만 선정되는 것이지 연구자의 선호 또는 편의와는 무관하다고 할 수 있다.

임상시험에서는 이중 눈가림을 함으로써 연구대상자와 연구자의 인식이나 행동방식의 편향을 줄일 수 있다. 눈가림이란 중재 및 치료가 어느 개인에게 제공되는지를 모르게 하는 방법이다. 예를 들어, 특정 중재 및 치료를 받는 환자는 본인에게 유리한 결과를 기대하거나 예상할 수 있다. 반면, 특정 중재 및 치료를 받지 않은 환자는 박탈감을 느끼거나 반대로 오히려 안도감을 느낄 수 있다. 실험군이든 대조군이든 자신이 어떤 집단에 속해 있다는 것을 아는 것은 결과에 영향을 줄 수 있다. **단일 눈가림 연구(single-blinded study)**는 환자 자신이 실험군인지를 모르게 하는 것이다. **이중 눈가림 연구(double-blinded study)**는 환자와 연구자 모두가 실험군이 누구인지를 모르게 하는 것이다. 이중 눈가림 연구는 간호 중재 및 치료의 예상치 못한 부작용이 발생했을 때 그 사람이 실험군이었다는 사실이 드러나기도 한다. 눈가림 연구는 맹검이라고도 한다.

충분한 표본크기 역시 임상시험의 필수조건이다. 중재 및 치료에 의한 결과가 우연에 의한 것이 아니라 실험군과 대조군 간 점수 차이가 통계적으로도 유의할 때 효과가 있다고 말할 수 있으므로 통계적 검정이 가능할 정도로 연구대상자가 충분해야 한다. 표본크기가 작으면 검정력이 떨어지는데, 이는 집단 간의 실제 차이를 알아낼 수 있는 확률이 낮음을 의미한다. 충분한 통계적 검정력을 가지려면 실제 존재하는 차이를 알아낼 수 있는 확률(보통 80%)을 위해 적절한 연구대상자 수가 필요하다.

예시 8.3은 무작위 임상시험의 연구방법에 관한 내용이다. 이 임상시험의 목적은 음악이 요추천자를 받는 아동의 통증과 불안에 효과가 있는지를 평가하는 데 있다. 40명의 아동이 연구에 참여하였는데, 이들은 음악요법을

예시 8.3 무작위 임상시험: 연구방법

연구설계 및 절차

연구설계는 무작위 임상시험 설계이다. 연구 진행에 서면동의한 아동은 음악이 나오는 이어폰을 착용하게 될 실험군과 음악이 나오지 않는 이어폰을 착용하게 될 대조군으로 무작위 배정되었다. 무작위 배정방법은 아동에게 음악 단어카드가 든 봉투와 빈 종이가 든 봉투 중 하나를 선택하게 하였고, 음악 단어카드가 든 봉투를 선택한 아동은 실험군, 빈 종이가 든 봉투를 선택한 아동은 대조군으로 선정되었다. 실험군은 이어폰 장착으로 음악을 재생할 수 있는 휴대기기에 저장되어 있는 곡 목록 중 자신이 좋아하는 음악을 직접 선택하였다. 대조군은 음악이 나오지 않는 이어폰을 착용하였다. 검사절차와 연구에 대한 정보를 실험군과 대조군에게 미리 같은 내용으로 설명하였다.

Source: Nguyen, TN, et al: Music therapy to reduce pain and anxiety in children with cancer undergoing lumbar puncture: A randomized clinical trial. J Pediatr Oncol Nurs 27:146, 2010.

받는 실험군(20명)과 음악요법을 받지 않는 대조군(20명)으로 무작위 배정되었다. 실험군은 휴대용 음악재생기에 연결된 이어폰을 착용하고 그들이 좋아하는 음악을 직접 선택하여 들을 수 있다. 반면 대조군은 음악이 재생되지 않는 이어폰을 착용하게 된다. 모든 아동에게는 검사와 연구에 대한 정보를 미리 설명하였다. 자료수집은 검사 직전에 이루어졌으며, 측정변수는 심박동수, 혈압, 산소포화도, 호흡수, 주관적 통증정도, 주관적 불안정도였다. 전체 아동의 심박동수, 혈압, 산소포화도와 호흡수는 검사절차 동안에도 지속적으로 관찰되었다. 검사가 종료된 직후에 주관적 통증 정도와 주관적 불안 정도는 다시 측정되었다.

예시 8.4는 난수표를 활용한 무작위 배정과 단일 눈가림을 적용한 논문의 연구방법의 일부분 내용이다. 예시 논문은 귀에 이압스티커를 붙이는 이압요법(auricular acupressure)이 관절염 노인의 관절통, 관절가동범위, 수면에 영향을 미치는지를 조사하기 위한 무작위 실험설계 연구이다. 실험군과 플라시보 대조군 배정을 위해서 엑셀 프로그램의 난수표를 활용하여 무작위법을 적용하였고, 실험군과 대조군에 배정된 연구대상자는 자신이 실험군인지 대조군인지 알 수 없도록 단일 눈가림법을 적용하였음을 알 수 있다. 단일 눈가림법은 연구의 타당도를 높이기 위한 필수장치이지만, 연구대상자의 입장에서는 무엇을 제공받았는지 정확하게 알 수 없다는 점에서 윤리적인 문제가 대두될 수 있다. 예시 8.4 논문에서는 연구 종료 후 연구대상자 자신이 실험군이었는지 대조군이었는지를 공개하고, 대조군에게는 실험군과 동일한 중재를 제공했다는 내용을 함께 기술하기도 하였다. 임상시험을

예시 8.4 난수표를 활용한 무작위 배정 및 단일 눈가림(맹검법) 논문

연구대상

S시에 소재한 노인복지시설 중 본 연구에 협조한 기관 6곳에 기관장의 허락을 받고 모집 문건을 게시하여 연구대상자를 모집하였다. 연구대상자는 선정 및 제외 기준을 충족하며, 본인 스스로 연구 참여를 희망하고, 연구 설명문 및 동의서에 대한 설명을 들은 뒤 연구 참여에 스스로 동의한 자로 하였다. 모집된 6곳의 기관을 각각 실험군과 플라세보 대조군으로 엑셀 프로그램의 난수 생성을 이용하여 각 군에 무작위로 배정하였으며, 각 기관별 모집인원을 11명으로 제한하였다. 초기 모집된 연구대상자는 실험군 31명, 플라세보 대조군 31명이었으며 연구대상자에게 연구의 목적 및 방법에 대해 설명하고, 눈가림 방법을 이용하여 실험군인지 플라세보 대조군인지 알 수 없도록 하였다. 연구 진행 도중 개인 사정으로 실험군에서 3명, 플라세보 대조군에서 3명이 탈락하여, 최종 56명의 자료를 결과 분석에 사용하였다.

윤리적 고려

(중략) 연구에 참여하는 모든 연구대상자는 자신이 어느 군에 속하는지 모르도록 하였으며, 연구 종료 후 속한 군을 공개하였다. 플라세보 대조군에 속한 연구대상자에게는 연구 종료 후 원하는 연구대상자에 한 해 1회 실험군에 적용한 이압요법을 적용하였다.

Source: 장민진, 임윤미, 박효정: 이압요법이 퇴행성 슬관절염 노인의 관절 통증, 관절 가동범위 및 수면에 미치는 효과. 지역사회간호학회지 30:79, 2019.

통해 중재의 효과성을 평가한다는 것은 의료서비스의 근거 또는 표준을 마련하기 위한 가장 좋은 방법으로 간주된다. 그러나 임상시험이 모든 임상적 연구 질문에 대해 해답을 마련해 줄 수는 없다. 어떤 경우에서는 다른 형태의 설계가 오히려 효율적이고 타당한 과학적 정보를 제공할 수도 있다.

연구설계와 관련된 타당도

연구설계와 관련된 타당도는 내적 타당도와 외적 타당도로 구분할 수 있다. 내적 타당도는 독립변수가 실제 차이를 만들어낼 수 있는가의 문제이다. **내적 타당도(internal validity)**는 연구결과가 중재 또는 처치에 의한 것인지 또 다른 외생변수에 의한 것인지를 구분하는 것이다. 외생변수는 독립변수와 종속변수 간의 관계에서 경쟁적인 관계로 설명될 수 있으므로 내적 타당도를 위협하게 된다. 순수실험설계는 대조군 사용과 무작위 배정에 의해서 내적 타당도가 최고 수준이라고 할 수 있다. Campbell과 Stanley[4]는 임상연구에서 발생할 수 있는 내적 타당도를 위협하는 요소는 다양할 수 있다고 하였다. **외적 타당도(external validity)**는 연구 결과를 좀 더 큰 표본에 적용하여 일반화할 수 있는지에 대한 문제이다(7장 참조).

내적 타당도는 연구자로 하여금 두 가지 질문을 갖게 한다. 첫 번째 질문은 '중재 또는 처치가 실제로 종속변수의 변화를 초래하였는가?'이다. 두 번째 질문은 '독립변수가 실제 그 변화를 만들었는가?'이다. 연구설계에 의해 외생변수가 적절하게 통제되지 않았다면 연구자는 이 질문에 대해 답을 할 수 없다. 즉, 연구설계에 의해 변수를 통제할 수 있다면, 연구자는 종속변수를 설명하는 또 다른 변수를 배제한 후 독립변수와 종속변수 간의 관계를 설명해야 한다. Campbell과 Stanley[4]는 중재 또는 처지의 효과로 잘못 해석할 수 있는 내적 타당도 위협요인 6가지를 다음과 같이 소개하였다.

우연한 사건

우연한 사건은 독립변수의 작용 이후 시점이거나 사전조사와 사후조사 사이에 발생하는 실험처치 외의 특정 사건에 의한 교란 효과를 의미한다[4]. 예를 들어, 당뇨병학회에서 권고하는 식이요법의 활용을 높이기 위한 교육중재의 효과를 조사하고자 했을 때 실제 교육중재의 효과보다는 우연한 사건에 의한 효과로 나타날 수 있다. 우연한 사건은 매우 광범위하다. 청소년의 건강증진에 관심이 많은 연구자가 그들의 안전벨트 착용률을 높일 수 있는 교육 프로그램의 효과를 조사한다고 가정하자. 연구가 진행되는 기간 중에 청소년의 안전벨트 착용 의무화 법안이 통과된다면 법안 통과가 우연한 사건으로 작용하여 교육 프로그램의 효과를 교란시키게 된다.

우연한 사건에 의한 교란 효과는 다중그룹 연구설계보다는 단일그룹 연구설계에서 더 많이 발생할 수 있다. 다중그룹 연구설계에서는 연구자가 비교그룹과의 비교를 통해서 중재그룹에서 나타난 효과를 조사하기 때문에 우연한 사건의 개입이 적을 수 있다. 우연한 사건이 중재그룹과 비교그룹 모두에게 적용된다면, 두 그룹 간의 차이는 우연한 사건에 의한 것이 아니기 때문이다.

성숙

내적 타당도를 위협하는 두 번째 요인은 성숙이다. 성숙은 시간이 흐름에 따라 발생하는 생물학적 변화 그리고 심리적 변화로서 외부 사건과는 독립적이다[4]. 성숙은 특히 종단적 연구에서 측정시점 간에 시간이 많이 벌어지는 경우 발생할 수 있어서 임상연구에서는 중요한 문제로 대두한다. 예를 들어, 아동을 대상으로 하는 연구에서는 중재와 관련은 없으나 결과에 영향을 미칠 수 있는 신체적 또는 발달적 변화가 성숙효과로 작용할 수 있다.

성숙효과는 단일 그룹 설계에서 문제가 될 수 있으므로 두 집단으로 배정하여 참여하는 연구대상자의 성숙 정도를 동일하게 함으로써 성숙효과를 감소시킬 수 있다. 두 집단 모두 성숙 정도가 동일하기 때문에 두 집단의 차이는 성숙에 의한 차이가 아닌 것으로 판단할 수 있다.

시험효과

내적 타당도를 위협하는 세 번째 요인은 시험효과이다. 시험효과는 종속변수에 대한 사전조사 또는 반복조사에서 나타나는 문제이다. 개인은 일반적으로 성취도 또는 인지능력을 다시 평가받는 경우 이전보다 높은 점수로 평가된다. 시험효과는 연구대상자가 2회 이상의 측정 또는 평가를 받는 경우 측정 및 평가의 내용에 익숙해짐에 따라 수행 정도 및 기술습득이 향상되는 효과이다[4]. 예를 들어, 연구대상자는 사전조사를 받는 동안 연구 관련 정보를 얻게 되므로 중재의 효과와 별개로 사후조사에서 변화를 보일 수 있다. 2개의 집단에게 사전조사를 동일하게 적용한다면 시험효과가 모두 작용한 셈이므로 두 집단 간의 차이는 시험효과에 의한 변화가 아님을 알 수 있다.

도구문제

도구문제는 측정의 신뢰도와 관련이 있다(11장 참조). 측정방법 또는 측정도구의 차이가 결국 측정결과의 차이를 만든다. 특히 도구의 문제는 사람이 의사결정자, 관찰자, 점수평가자, 자료입력자, 면접관의 역할을 할 경우에 결정적으로 중요하게 작용한다. 평가자는 사전조사 이후에 평가방법의 숙련됨에 따라 사후조사에 영향을 미치게 된다.[4] 평가방법에 대한 평가자의 이러한 숙련 과정은 내적 타당도를 위협하게 되므로 사전–사후조사 간의 신뢰도 또는 평가자 간의 신뢰도를 측정함으로써 내적 타당도를 확보할 수 있다. 도구문제는 2개 집단으로 이루어진 연구설계에서는 문제가 되지 않을 수 있다. 두 집단의 연구대상자가 동시에 도구문제에 영향을 받는다면 두 집단 간의 차이는 도구에 의한 것이 아님을 알 수 있다.

통계적 회귀

통계적 회귀는 측정의 신뢰도와 관련성이 있다. 측정 신뢰도가 떨어질 경우, 사전조사에서 극단적 특성을 가지는 연구대상자가 사후조사에서는 평균으로 근접하게 된다.[4] 이러한 경향은 중재연구가 아닌 경우에 발생하게 된다. 실제 사후 측정을 해 보면 극단적으로 낮은 점수는 증가하는 경향이 있고, 반면 높은 점수는 감소하는 경향이 있다. 양쪽의 극단적인 점수를 가진 연구대상자로 집단을 배정할 때 발생한다. 예를 들어, 자기효능감이 식이

요법의 이행 정도에 영향을 미치는지를 확인하고자 하는 연구자는 사전조사에서 측정된 자기효능감 점수에 따라서 자기효능감이 높은 집단과 자기효능감이 낮은 집단으로 배정할 것이다. 통계적 회귀에 따라 사후조사에서는 두 집단의 평균점수로 수렴되는 결과가 발생할 수 있다. 이러한 문제는 종속변수의 측정오차 범위와 직접적인 관련성이 있다. 통계적 회귀문제 역시 대조군 또는 비교군을 배정함으로써 평균으로의 회귀를 조절할 수 있다.

중도탈락

연구자는 연구대상자가 연구가 끝나기 전에 탈락하는 경우를 경험하게 된다. 연구대상자의 중도탈락은 다양한 원인에 의한 실험군과 대조군의 상실을 의미한다.[4] 연구자는 이러한 중도탈락이 무작위 또는 편향적인 이유로 발생하는지 아니면 특정 집단에서 두드러지게 발생하는지를 점검해야 한다.

비실험적 연구설계

비실험적 연구설계(nonexperimental design)는 실험설계 또는 유사실험설계와 다르게 독립변수를 조작하지 않는다. 비실험적 연구설계는 자연 상태에서 발생하는 변수의 작용 그대로를 관찰한다. 비실험적 연구설계의 궁극적인 목적은 새로운 지식을 발견하고, 변수 간의 관련성을 설명하는 데 있다. 비실험적 연구설계는 실험설계 또는 유사실험설계를 위한 연구질문의 기초가 될 수 있다. 흔히 서술적 연구설계(descriptive design)와 상관관계 연구설계(correlational design)로 구분할 수 있다.

서술적 연구설계

서술적 연구설계(descriptive design)는 개인 또는 집단의 상황, 태도 또는 특성에 관련된 정보를 수집하는 설계이다. 이 연구설계의 목적은 실존하는 현상의 의미를 기술하는 데 있다. 현상의 특성을 열거하고 설명하는 것이 서술적 연구설계의 핵심 요소이다. 예를 들어, 특정 의료기관에 영적 간호가 부족하다고 판단된다면 환자의 종교를 조사할 수 있다. 환자의 종교를 조사하고 종교적 특성을 간략하게 파악하면 의료기관 내에 영적 간호가 필요하다고 요구할 수 있다.

서술적 연구설계의 예시는 다음과 같다.[8] 성인의 전완부와 상완부에서 혈압을 측정하고 그 차이를 조사하고자 한 연구이다. 혈압은 심장학회 가이드라인에 근거하여 각 연구대상자별 1분의 휴식시간 간격을 두고 상완부에서 두 번, 전완부에서 두 번 측정되었다. 이 논문은 상완부와 전완부의 혈압 차이가 있다는 것이 문헌에서 합의되지 않았기 때문에 팔의 부위별 혈압의 특성을 조사하고자 실시되었다.

서술적 연구설계의 다른 형태는 예시 8.5와 같다. 예시는 탐색적 서술적 연구설계로 고콜레스테롤혈증과 고혈압 위험요인을 가진 청소년을 간호사가 선별하여 주치의에게 연계시켜 주는 심장건강 프로그램의 효과를 평가하기 위한 연구이다. 자료는 양적 질문과 질적 질문을 병행한 삼각법(triangulation) 또는 혼용 연구방법(mixed-method)을 통해 수집되었다.

예시 8.5	서술적 연구설계

연구설계

연구설계는 탐색적 서술적 연구이다. 자료수집은 연구자가 개발한 반구조화된 질문지를 활용한 전화면담 형태로 실시되었다. 양적 질문에는 심장건강프로그램에 참석한 후 주치의에게 의뢰된 청소년 학생을 대상으로 처방된 약물, 전문가 의뢰 여부, 생활습관의 변화가 포함된다. 질적 질문에는 심장건강 프로그램에 참여한 청소년의 경험 및 인식에 대한 질문이 포함된다.

Source: Kitty, HL, and prentice, D: Adolescent cardiovascular risk factors: A follow-up study. Clin Nurs Res 19:6, 2010.

상관관계 연구설계

상관관계 연구설계(correlational design)는 변수 간에 관계를 규명하거나 변수 측정의 객관화에 대한 필요성이 제기됨에 따라 실시된 설계이다. 실험설계 또는 유사실험설계와 다르게 독립변수는 조작되지 않는다. 하지만 이 설계는 인과관계를 설명해야 하므로 정교하게 설계되어야 한다. 상관관계 연구는 2개 또는 그 이상의 변수 간의 관련성을 조사하는 데 목적을 둔다. 연구자는 이론에 근거하여 변수 간의 관계를 설명하거나, 관계를 예측하거나 또는 관계를 검정하게 된다. 상관관계 연구에서는 변수를 통제하거나 조작하지 않는다. 흔히 상관관계 연구는 후향적 또는 전향적으로 설계될 수 있다. 후향적 설계는 과거 시점의 기록 또는 조사로부터 얻은 자료를 활용한다. 대부분의 역학 조사는 과거 자료를 활용한다. 전향적 설계는 현재 시점과 이후에 측정된 자료를 활용한다. 전향적 설계는 자료수집 과정을 철저하게 설계하고 통제할 수 있으므로 후향적 설계에 비해 보다 신뢰할 만하다.

서술적 상관관계 연구

서술적 상관관계 연구(descriptive correlational study)의 목적은 변수 간 인과관계를 규명하는 것이 아니라 기존에 규명되어 있는 변수 간의 관계의 속성 및 정도를 기술하거나 설명하는 데 있다. 변수 간 관계의 속성은 정적(positive) 관계(양의 관계) 또는 부적(negative) 관계(음의 관계) 두 가지로 설명될 수 있다. 흡연횟수와 폐기능 간의 관련성은 역의 관계이므로 부적 관계라고 할 수 있다. 즉, 흡연을 자주 할수록 폐기능은 감소한다. 서술적 상관관계 설계는 근본적으로 탐색에 목적을 두게 되는데, 때때로 가설을 일반화하기 위해 실시되기도 한다.

서술적 상관관계 연구의 한 예시로 유방암 회복 여성을 대상으로 자기초월과 영적 안녕상태 간의 관련성을 설명하고, 그들의 영적 활동을 조사하는 연구가 있다. 연구대상자는 유방암 진단을 받고 치료를 받은 후 최근에 항암요법 및 방사선요법을 받지 않는 노인 여성이다.

예시 8.6은 유방암 회복 여성을 대상으로 주요 변수 간의 관계를 설명하고, 기타 변수의 속성을 조사한 연구이다.[9]

예시 8.6 서술적 상관관계 연구의 결과 기술

연구 결과

연구대상자는 지역사회에 거주하는 유방암 진단을 받은 65세 이상의 여성 203명 중 우편으로 송부한 연구 참여 동의서에 참여의사를 밝히며 동의서를 회신한 103명이 일차로 포함되었다. 103개의 설문지 중 응답이 완전하지 않은 1부와 유방암이 재발되어 포함기준을 충족하지 못한 15부를 제외하였다.

연구대상자의 나이는 65~74세가 82.8%, 75~84세가 13.8%, 85~94세가 3.4%로 조사되었다. 결혼 상태는 기혼이 61명으로 70.1%를 차지하였고, 직장 상태는 무직이 51명으로 58.6%로 나타났다.

자기초월 관련 결과

자기초월 도구인 STS(self-transcendence scale)의 신뢰도 값인 Cronbach's alpha는 .86이었고, 선행연구에서는 Cronbach's alpha가 .73~.95 범위를 보였다. STS의 평균값은 3.52(±.18)점이었고 점수범위는 2.53~4.0이었다.

영적 안녕상태 관련 결과

영적 안녕상태 도구인 Spirituality Index of Well-Being(SIWB)의 Cronbach's alpha는 .90이었다. SIWB의 하위영역별 소계 점수의 범위는 18~30점이고, 자기효능감의 평균값은 25.46(±3.47)점이었고, 인생계획의 평균값은 25.67(±3.78)점이었다. SIWB의 합계 점수 범위는 31~60점으로 평균값은 51.17(±6.54)점으로 조사되었다.

자기초월과 영적 안녕상태의 상관관계 결과

자기초월과 영적 안녕상태 간의 관련성은 피어슨 상관관계 분석으로 실시되었다. STS와 SIWB의 상관관계 계수 r값은 .59($p <$ .0000)로 나타났다.

Source: Thomas, JC, Burton, M, Griffin, MT, and Fitzpatrick, JJ: Self-transcendence, spritual well-being, and spiritual practice of women with breast cancer. J Holist Nurs 28;115, 2010.

기타 연구설계

비실험적 연구설계는 앞서 설명한 서술적 연구설계, 상관관계 연구설계, 서술적 상관관계 연구설계 외에 다양하게 분류될 수 있다. 연구설계는 연구질문에 따라 새롭게 분류될 수 있다.

역사적 연구

역사적 연구는 과거 특정 사건과 관련된 정보를 체계적으로 조사하고, 비판적으로 평가하는 연구 형태이다. 연구의 목적은 과거 사건에 대한 문헌을 단순히 고찰하는 것이 아니라 역사적 사건의 원인, 영향, 추세를 분석함으로써 현재의 사건을 조명하는 데 있다. 역사적 사건을 그대로 드러내기보다는 새로운 통찰력을 통해 사건을 들여다보기 위함이다. 역사적 연구는 질적 접근방식과 양적 접근방식을 모두 활용하여 자료수집을 한다. 오늘날의 간호학이 발전하게 된 배경을 전쟁 이후의 사회적 · 정치적 · 문화적 맥락에 대한 역사학적 관점으로 분석을 한 연구가 있다.[10] 연구자는 간호학의 발전에 영향을 준 세 가지 요소를 설명하였다. 간호사의 경험적 임상지식의 활용, 실무와 이론과의 연계, 간호지도자의 양성의 세 가지 요소가 오늘날 간호학 발전에 중요한 맥락이 되었다고 역사학적으로 분석하였다.

이차분석

이차분석은 이전에 수집한 자료를 활용하여 새로운 가설을 검정하거나, 변수 간에 새로운 관계를 탐색하거나, 또는 새로운 통찰력을 갖도록 하는 데 연구목적을 둔다. 자료수집은 시간과 비용이 많이 드는 과정이므로 기존의 자료를 활용하여 새로운 관점 및 지식을 생성한다는 것은 매우 효율적이라 할 수 있다. 하지만 변수의 개수나 연구대상자의 수가 부족하다거나 그 외 다른 문제가 있을 수 있다. 이러한 한계에도 불구하고 여러 기관에서는 이차분석을 위한 데이터베이스를 조직하거나 생성하려고 노력한다. 한 예로 어떤 논문의 경우 변수 측정을 위해서 다른 도구를 활용한 2개의 자료를 함께 활용하여 각 자료의 연구대상자별 결과 차이를 설명하기도 하였다.[11] 2개의 자료 중 하나는 농촌지역의 당뇨병 외래 교육센터에서 수집된 자료이고, 다른 하나는 대도시 당뇨병 외래 교육센터에서 수집된 자료이다. 두 자료에서 공통적으로 포함된 변수는 인구사회학적 변수, 생리적 변수, 심리사회적 변수 및 자기관리 관련 종속변수이다.

예시 8.7은 당뇨병 노인환자가 경험한 조현병 증상과 건강증진 프로그램 효과 간의 관련성을 조사하기 위해 이차분석을 실시한 연구의 내용 중 일부를 발췌한 것이다. 이 예시에서는 이차분석을 위해 활용한 자료의 원저 논문을 소개하는 내용을 연구방법에 포함하고 있다. 예시 8.8 역시 이차분석을 위해 활용한 원자료를 연구방법 단락에서 기술하고 있다. 연구설계를 설명하면서 분석을 위한 자료세트가 되는 원자료를 소개하고 있으며, 연구대

예시 8.7 이차분석 연구의 연구방법 기술

원저 논문

원저 논문은 조현병과 당뇨병을 앓고 있는 중년과 노인을 대상으로 비만 감소를 위한 24주간 생활습관 중재 프로그램을 실시한 후 자기효능감의 변화를 조사한 McKibbin 등의 연구이다. 연구방법을 간략하게 요약하면 당뇨병 인식 및 정신재활 훈련을 제공받은 실험군이 일반적인 당뇨 정보를 제공받은 대조군에 비해 체질량지수가 더 감소할 것이라는 가설을 설정하고 실험중재의 효과를 분석하고자 하였다.

연구방법

원저 논문에서는 실험중재 전과 후에 종속변수의 변화는 조사하였으나, 종속변수에 대한 조절변수는 조사하지 않았다. 이에 본 연구는 조현병과 당뇨병을 동시에 앓고 있는 중년과 노인을 대상으로 중재의 효과에 대해 그들의 조현병 증상이 어떠한 조절작용을 하는지 파악하고자 한다.

Source: Leutwyler, HC, Wallhagen, M, and McKibbin, C: The impact of symptomatology on response to a health promoting intervention among older adults with schizophrenia. Diabetes Educ 36:945, 2010.

예시 8.8 이차분석 연구의 연구방법 기술

연구설계

본 연구는 도박문제치료 지역센터에서 실시한 도박문제 종합평가의 원자료를 이용하여, 도박장애 연구대상자의 도박문제 심각도와 도박인지오류 간의 관계에서 우울의 매개 효과를 확인하기 위한 이차자료 분석연구이다.

연구대상

본 연구의 연구대상자는 2015년에서 2017년까지 경기도에 소재하는 도박문제치료 지역센터에 상담 등록된 도박장애 연구대상자 중 본 연구의 선정기준에 부합하며 도박문제 종합평가를 완료한 334명을 대상으로 하였다. 이 중 도박장애 연구대상자의 다수가 남성으로 국내에서 보고되고 있으나, 본 연구에서는 성별에 대한 차이를 두지 않고 이차분석을 진행하고자 하여 성별에 대한 제외기준을 적용하지 않았다. 도박문제 종합평가 설문작성이 미비한 80명을 제외한 254명을 최종 분석자료로 사용하였다. 본 연구의 연구대상자 선정기준은 18세 이상이며, 한국판 도박문제 심각도 척도(korean version of problem gambling severity index, KPGSI) 점수가 8점 이상인 경우이다. 연구대상자 표본 수의 근거는 G*Power 3.1을 사용하였으며, 다중회귀분석을 위해 유의수준 0.05, 검정력 0.95, 효과크기 0.15 (중간크기), 독립변수가 2개(도박 심각도, 우울)일 때 필요한 최소 표본 수가 107명이 산출되어, 본 연구대상자 수는 추정된 최소 표본 수를 충족하였다.

Source: 이기령, 홍정아: 도박문제 심각도와 도박인지오류 간 우울의 매개효과: 도박문제치료 지역 센터 자료 이차분석. 한국정신간호학회지 27:370, 2018.

상에서는 원자료를 활용하여 이차분석을 하는 목적과 함께 자료세트에서 어떠한 과정을 거쳐 분석자료가 추출되었는지를 설명하고 있다. 이차분석을 위한 연구의 경우 국가 또는 기관에서 실시한 전수 조사 또는 대규모 조사를 통해 얻은 자료세트로부터 일부 또는 전체 자료를 추출하여 사용하는 경우가 대부분이다.

메타분석

메타분석(meta-analysis)은 여러 논문의 결과 추정치를 또 다른 분석자료로 활용하기 위해 자료세트를 생성하는 연구방법론이다. 기존 논문의 결과 추정치를 분석단위로 하여 통계적 기법을 적용하게 되는데, 지식을 통합할 수 있는 독특한 접근방식이라 할 수 있다. 메타분석은 간호학에서 흔히 볼 수 있는 연구방법이다. 한 예로 Cochran 등의 연구진은 당뇨병 성인 환자의 자기관리가 삶의 질에 어떠한 영향을 미치는지에 대해 이차적 메타분석을 실시하였다.[12] 이 연구는 만성질환을 가진 성인의 신체활동을 증진하는 중재효과를 파악하기 위한 대규모 메타분석의 일부 결과 추정치를 활용하였다. 자세히 말하면, Cochran 등의 연구진은 메타분석의 전체 자료 중에서 당뇨병 자기관리 중재를 적용받은 당뇨병 성인 연구대상자의 삶의 질을 효과변수로 측정한 일부 자료세트를 분석한 셈이다.

역학연구

역학 연구(epidemiological research)는 인구집단의 질병 및 장애 빈도의 분포 또는 영향요인에 관한 연구이다.[13] 역학적 질문은 사회적 현상과 질병 간의 관계에 있어서 임상적 경험 또는 공중 보건학적 관심으로부터 도출된다. 역학은 주로 감염성 질환으로 인한 사망률 및 이환율과 관련된 전염병 조사 형태에서 시작된 연구형태이다. 이러한 전염성 질환을 통제하기 위해 의학적 치료 및 중재가 개발되어 왔고, 급성질환에서 만성질환으로의 질병 패턴이 달라짐에 따라 역학연구에서는 만성질환 및 장애 관련 연구가 두드러지게 되었다. 오늘날 역학연구의 범위가 확대되어 에이즈와 같은 전염병은 물론 통제 가능한 홍역과 같은 감염성 질환, 그리고 심장질환, 관절염, 당뇨병, 상해, 그리고 선천성 기형 등과 같은 만성질환까지 포함된다.

역학연구는 실험설계, 서술적 연구설계 그리고 상관관계 연구설계를 기본으로 한다. 질병 및 장애의 위험요인 규명이라는 고유한 연구목적이 다른 연구방법론과 구분되는 점이다.[13] 위험요인은 특정 질환 및 질병의 발생 가능성을 감소시키거나 증가시킨다. 역학 연구에서 확인된 대표적인 위험요인은 흡연, 약물 사용, 음주, 식이 습관(고콜레스테롤식이, 고염식이 등), 직업환경(컴퓨터 사용과 같은 반복적인 작업 등), 환경적 요인(간접흡연 등) 등의 생활습관 관련 건강행위이다. 역학연구는 일반적으로 서술적 또는 분석적 연구형태로 분류된다[13]. **서술적 역학연구**(descriptive epidemiological study)는 인구집단의 질병 또는 장애의 패턴 또는 분포에 관심을 둔다. 이러한 연구는 가설을 생성하고 건강관리계획의 우선순위를 설정하는 데 중요한 정보를 제공할 수 있다. 서술적 역학연구는 대개 사례 연구, 상관관계 연구, 또는 횡단적 조사연구의 형태로 이루어진다.

분석적 역학연구(analytic epidemiological study)는 특정 노출이 특정 질환의 존재 유무와 관련이 있는지에 대한 가설을 검정하는 데 목적이 있다. 분석적 역학연구를 통해 연구자는 질병의 발생률이 특정 요인의 노출여부에 따라 결정되는지를 파악하여 특정 요인이 실제 질환 발생 가능성에 영향을 주는지를 확인하고자 한다. 이 연구는 대체적으로 관찰 연구설계나 또는 실험설계로 실시된다. 관찰적 역학연구는 설문조사, 면담, 의무기록을 활용하게 되는데, 연구자는 질병 위험인자에 어떤 사람이 노출되었고, 어떤 사람이 질병에 걸렸는지에 대한 일련의 과정을 기록한다. 질병 위험인자에 노출되는 과정에 있어서 특정인의 개입이나 어떠한 통제도 존재하지 않는다. 이러한 관찰 역학연구는 흔히 환자-대조군 연구 또는 코호트 연구로 실시된다.

연구설계의 선택

연구설계를 어떻게 선택하는가? 연구설계를 선택하기 위해 연구자 스스로에게 몇 가지 질문을 할 수 있다. 다음 질문은 연구자의 철학적 관점, 이론, 그리고 연구문제로부터 도출될 수 있다.

1. 당신은 현실을 어떻게 바라보는가? 세계, 간호, 그리고 환자 간호에 대한 자신의 생각은 무엇인가? 당신은 생각은 양적 패러다임 또는 질적 패러다임 중 어떤 패러다임에 가까운가?
2. 양적연구자인가 질적연구자인가? 여러분은 전체론적 관점을 가지는가? 아니면 의학적, 사회학적, 또는 심리학적 관점을 가지고 있는가?
3. 여러분이 관심을 두고 있는 현상을 탐색하기 위해 가이드를 해 줄 수 있는 이론적 틀이 있는가? 자신의

연구 분야에서 얼마나 많은 연구가 진행되었는가? 관심 있는 현상이 개념으로 정의되고 측정되었는가?

4. 연구질문은 무엇인가? 여러분의 질문은 결과 지향적인가 과정 지향적인가? 당신의 질문은 양적 설계 또는 질적 설계 중 어떤 것이 도움이 되는가?
5. 연구질문은 어떠한 종류의 설계와 맞는가? 당신의 설계는 자신의 세계관, 이론, 그리고 연구질문과 일치하는가?

연구설계에 대한 비판적 질문

비판하고자 하는 연구를 선택한 후 이 장에서 언급한 주요 용어 중심으로 연구를 살펴보자. 이 장에서 언급한 주요 용어가 모든 연구논문에 포함되어 있지는 않을 것이다. 아래의 질문은 연구설계를 비판하기 위한 가이드라인이 될 수 있다.

1. 연구설계를 선택한 근거가 제시되어 있는가? 연구방법 부분에서 '설계'라는 용어가 본문 또는 소제목으로 표현되었는가? 실험설계, 유사실험설계, 비실험설계 중 한 형태임을 밝혀야 한다. 연구자는 왜 이러한 설계를 선택하였는지에 대해서도 분명하게 기술하여야 한다. 연구설계는 반드시 연구목적에 부합하여야 한다.
2. 연구설계는 연구질문의 해답을 찾거나 또는 연구가설을 검정하는 데 적합한가? 연구 진행에 따라 최종적으로 논문을 작성해야 하는 단락(연구문제, 연구질문 및 가설, 결과, 논의)이 유사하긴 하지만, 기본적으로는 연구설계에 의해서 단락이 결정될 수 있다. 비판하고자 하는 논문에서 연구질문 또는 가설이 선택된 연구설계에 적합한지 살펴보아야 한다.
3. 실험설계인 경우에는 실험군과 대조군을 무작위 방법으로 배정했는지를 확인해야 한다. 실험설계의 타당도는 연구대상자를 무작위로 그룹 내에 배정했는가와 실험군과의 비교를 위해 대조군을 포함했는가에 의해 결정된다. 논문에서는 무작위 할당을 했는지 그리고 어떻게 했는가를 반드시 기술하여야 한다. 실험설계에서 구분한 집단은 그 특성이 동질하지 않을 수 있다. 이에 무작위 할당은 예상 가능한 또는 예상 불가능한 외생변수(혼동변수)가 집단에 균등하게 작용함으로써 집단의 동질성을 높일 수 있으므로 실험설계에서는 매우 중요한 요소이다.

핵심요약

1. 연구설계는 연구자가 탐구를 통해 해답을 얻기 위한 지침과 같다.
2. 연구를 위한 양적 접근 또는 질적 접근은 연구자가 현상, 진실, 연구를 바라보는 가정 또는 가치관의 틀을 의미한다.
3. 관계를 규명하는 양적연구는 관계를 측정하고 분석하는 것에 초점을 둔다. 반면, 질적연구는 의미를 발견하는 데 초점을 두고, 연구로부터 근거를 찾기 위해 수치보다는 언어, 개념, 단어를 주로 사용한다.

4. 모든 연구설계는 크게 실험설계 또는 비실험설계로 분류된다.
5. 실험설계는 순수실험설계와 유사실험설계로 구분된다. 순수실험설계는 중재 또는 처치(독립변수)가 결과변수의 통계적 차이를 만들어 내는지를 파악하는 설계이다. 연구대상자는 실험군과 대조군으로 무작위 할당된다.
6. 순수실험설계의 세 가지 기본 형태는 무작위 사전-사후 대조군 설계(pretest-posttest control group design), 무작위 사후 대조군 설계(randomized posttest-only control group), 단일군 사전-사후 설계(one-group pre-test-posttest design)이다.
7. 유사실험설계는 독립변수 조작의 조건은 충족하지만 그 외 무작위 배정이나 대조군 배정의 조건, 또는 두 가지 조건 모두 충족하지 않는 설계이다.
8. 유사실험설계의 기본 형태는 비동등성 대조군 설계(nonequivalent control group design)이다.
9. 비실험설계는 변수가 어떻게 작용하는지 관찰하는 데 목적을 둔다. 주요 연구목적은 새로운 지식을 발견해 내거나 관계를 서술하는 데 있다. 비실험설계의 기본 형태는 서술적 연구설계와 상관관계 연구설계이다.
10. 무작위 임상시험(randomized clinical trial, RCT)은 대규모 환자 표본을 대상으로 중재/처치의 효과를 평가하기 위한 전향적 연구이다. 일부 연구자는 RCT가 임상연구의 표준이며, 근거 마련을 위한 최적의 연구설계라고 평가한다.
11. 정량적 연구설계에서는 내적 타당도가 매우 중요하다. 내적 타당도는 결과변수의 차이가 독립변수에 의한 것인지 아니면 외생변수에 의한 것인지를 판별해 내는 정도를 의미한다.
12. 내적 타당도를 위협하는 요인에는 우연한 사건(history), 성숙(maturation), 시험효과(testing), 도구문제(instrumentation), 통계적 회귀(statistical regression), 중도탈락(mortality)이 있다.

학습활동

1. 최근 5년간 출판된 논문 중 실험설계와 유사실험설계로 진행된 논문을 각각 1편씩 찾는다.
   a. 각 논문에서 기술하고 있는 연구설계(실험설계, 유사실험설계)의 형태를 기술한다. 이 장에서 기술한 각 설계의 정의에 맞게 잘 선택되었는지 검토하고, 각 설계에 따른 구성요소를 서술한다.
   b. 실험설계의 경우, 연구결과의 비교를 위해 2개 이상의 집단이 어떻게 배정되어 있는지 그리고 이들 집단이 동질한가에 대해 설명한다.
   c. 실험설계의 경우, 외생변수가 충분하게 통제되었는지 확인하고, 어떠한 외생변수가 통제되었는지 기술한다.
   d. 유사실험설계인 경우, 실험설계와 구분되는 점은 무엇인지 작성한다.

REFERENCES

1. Brockopp, DY, and Hastings-Tolsma, MT: Fundamentals of Nursing Research, ed 3. Jones & Bartlett, Boston, MA, 2003, pp 221.222.
2. Gillis, A, and Jackson, W: Research for Nurses: Methods and Interpretation. FA Davis Company, Philadelphia, PA, 2002, p 94.
3. Guba, E: The Paradigm Dialogue. Sage, Newbury Park, CA, 1990.
4. Campbell, D, and Stanley, J: Experimental and Quasiexperimental Designs for Research. Rand McNally College Publishing, Chicago, 1966.
5. Vincent, D, Pasvogel, A, and Barrera, L: A feasibility study of a culturally tailored diabetes intervention for Mexican Americans. Bio Res Nurs 9:130, 2007.
6. Rosen, EK, and Knafl , K: Women's well-being after relocation to independent living communities. West J Nurs Res 29:183, 2007.
7. Cook, T, and Campbell, D: Quasi-experimentation: Design and Analysis Issues for Field Settings. Rand McNally College Publishing, Chicago, 1979.
8. Domiano, KL, Hinck, SM, Savinske, DL, and Hope, KL: Comparison of upper arm and forearm blood pressure. Clin Nurs Res 17:241, 2008.
9. Thomas, JC, Burton, M, Griffi n, MT, and Fitzpatrick, JJ: Selftranscendence, spiritual well being, and spiritual practices of women with breast cancer. J Holist Nurs 28:115, 2010.
10. Fairman, J: Context and contingency in the history of post World War II nursing scholarship in the United States. J Nurs Scholarship 40:4, 2008.
11. Melkus, G, Whittemore, R, and Mitchell, J: Type 2 diabetes in urban black and rural white women. Diabetes Educ 35:293, 2009.
12. Cochran, J, and Conn, VS: Metaanalysis of quality of life outcomes following diabetes self-management training. Diabetes Educ 34:815, 2008.
13. Greenberg, RS, et al: Medical Epidemiology, ed 2. Appleton & Lange, East Norwalk, CT, 1996, pp 1.15.
14. 한정희, 이지은, 전주현 외: 급성기 뇌졸중 환자에게 적용한 연하 장애 간호 프로토콜이 흡인성 폐렴 발생율과 일상생활 의존율에 미치는 효과. 한국성인간호학회지 27:304, 2015. (p.138)
15. 장민진, 임윤미, 박효정: 이압요법이 퇴행성 슬관절염 노인의 관절 통증, 관절 가동범위 및 수면에 미치는 효과. 지역사회간호학회지 30:79, 2019. (p. 142)
16. 이기령, 홍정아: 도박문제 심각도와 도박인지오류 간 우울의 매개효과: 도박문제치료 지역 센터 자료 이차분석. 한국정신간호학회지 27:370, 2018.

CHAPTER 9

질적연구설계

Selecting a Qualitative Research Design

학습 목표

이 장을 마치면 다음을 수행할 수 있다.

1. 현상학을 정의한다.
2. 현상학적 연구방법을 설명한다.
3. 간호연구와 실무에서 현상학의 관련성을 설명한다.
4. 간호에서 현상학적 연구를 검토하고 비평한다.
5. 문화기술지 연구의 주요 특성을 정의한다.
6. 문화기술지 연구의 세 단계를 간략하게 설명한다.
7. 간호실무를 위한 문화기술지 연구의 잠재적 적용을 확인한다.
8. 근거이론을 정의한다.
9. 근거이론을 위한 연구 과정의 단계에 대해 논의한다.
10. 자료분석의 지속적인 비교방법을 설명한다.
11. 근거이론을 평가하기 위한 기준을 논의한다.
12. 기술적 질적연구(descriptive qualitative research)를 정의한다.

핵심 용어 해설

- 괄호치기(bracketing). 연구 중인 현상에 대한 선행지식, 아이디어 또는 신념을 확인하는 것
- 근거이론(grounded theory). 연구를 통해 체계적으로 얻은 자료로부터 이론을 발견하는 것
- 메모(memo). 코딩하는 동안 연구자에게 떠오르는 코드 및 그 관계에 대한 생각을 작성하는 것
- 문화기술지(ethnography). 인류학자들이 개발한 질적연구 접근법으로 자연적인 상황에서 문화에 대한 연구와 기술이 포함됨. 연구자는 자료 수집 과정에 깊이 관여하며 연구 중인 특정 문화에서, 삶이 어떻게 전개되는지 완전히 이해하려고 노력해야 함.
- 범주(category). 더 높은 수준의 추상화에 일반적으로 사용되는 개념의 유형
- 본질(essence). 생생한 경험을 이해하는 요소 또는 구조화된 단위
- 상징적 상호작용주의(symbolic interaction). 질적연구에 대한 이론적 방향, 즉 개인 간 사회적 상호작용의 본질에 초점을 둠.
- 생생한 경험(lived experience). 현상학의 초점. 그것은 일상적인 맥락에서 개인의 일상적인 경험으로 구성됨. 그것은 개인에

게 실재이자 진실임/

- 의도적 표본추출(purposive sampling). 관심 현상을 실제로 체험하고 경험한 연구대상자를 의도적으로 선정하고 면담하는 것
- 이론적 표본추출(theoretical sampling). 자료 수집에서 사용하는 과정으로, 출현되는 이론에 의해 표본의 추출이 통제됨. 연구자는 자료를 수집, 코딩, 분석함.
- 지속적 비교방법(constant comparative method). 개념이 출현할 때까지 사건과 사건을 비교하는 과정을 통해 의미단위를 범주화하는 질적 자료분석의 형태
- 참여 관찰자(participant observer). 인류학적 현상조사에서 기술이 요구됨. 연구대상자의 자연적인 상황에서 매일의 생활을 직접적으로 관찰하는 것과 가능한 한 최대한 연구대상자의 일상 생활방식과 활동에 참여하는 것을 포함함.
- 코딩(coding). 자료가 개념화되는 과정
- 포화(saturation). 연구대상자로부터 더는 새로운 경험에 대한 설명이나 해석이 없어 자료수집이 종료되는 시점
- 현상학(phenomenology). 인간 존재의 의미에 대한 이해를 높이고 발전시키기 위해 인간의 의식에서 나타나는 매일의 경험을 탐구하고 설명하는 철학이자 연구방법. 현상학은 철학적 탐구를 의식행위로 제한함.
- 현장조사(fieldwork). 연구되고 있는 문화구성원이 거주하는 장소에 연구자가 함께 장기간 거주하는 인류학적 연구접근법. 현장노트는 '현장'(연구 환경)에서 연구자의 관찰, 경험 및 대화에 대한 자세한 설명으로 작성됨.
- 확인 가능성(confirmability). 현상학적 연구의 과학적 엄정성 확립을 위해 사용된 방법. 감사가능성, 신빙성, 적합성의 세 가지 요소가 있음. 감사 가능성이란 독자가 연구자의 의사결정 과정을 그대로 따르면 유사한 결론에 도달할 수 있어야 함을 의미함. 신빙성은 그 상황에 있는 사람들이 자신의 경험을 정확하게 묘사했다고 인식할 수 있을 만큼 생생한 경험의 현상학적 기술을 요구함. 적합성은 현상학적 기술이 생생한 경험에 근거하고 경험의 정형적인 요소와 비정형 요소를 반영할 것을 요구함.

질적연구는 의미 발견을 통해 통찰력을 얻는 방법이다. 질적인 접근은 인간 경험에 대한 이해, 자신과 다른 사람, 그 주변 환경과의 상호작용의 본질에 대한 탐구를 강조한다. 질적 탐구를 이끄는 연구질문은 일반적으로 광범위하며, 무언가가 왜 일어났는지, 특정 경험이 개인에게 의미하는 바가 무엇인지, 경험의 역동성이 일련의 행동이나 의사결정에 어떻게 영향을 미치는지에 대한 이해를 추구한다. 질적연구의 목적은 연구대상자가 그 현상을 이해한 것처럼, 연구자가 현실의 본질에 관심을 갖는 총체적인 접근법을 사용하여 경험을 탐구하는 것이다.

질적 설계는 지식을 발견하고 사회적 경험으로부터 나타나는 의미에 대한 다양한 해석을 이해하기 위해 사용하는 접근법이다. 질적 설계와 관련된 방법은 특정 철학적 접근법에 따른 틀(framework) 안에서 수행된다. 표 9.1은 철학, 이론 및 연구의 전통, 연구질문의 유형에 따른 질적 설계의 일반적인 유형을 보여 준다.

현상학으로 알려진 첫 번째 전통적인 연구방법은 서사적인 주관적 자료를 주의 깊게 분석함으로써 복잡한 현실에서 의미를 이끌어 내고자 한다. 이 관점은 경험이란 그것을 경험한 개인에 의해서만 해석될 수 있고, 개인이 그 경험에 대해 부여한 의미는 유의미하고 중요하다는 믿음에 근거한다.

두 번째 일반적인 관점은 문화기술지(ethnography)라고 하며, 특정한 문화집단의 사람들을 연구하는 것이다. 문화기술지 연구는 사회학적 단위의 태도, 신념 및 행동을 탐구한다. 문화기술지 연구에서 연구자는 행동과 감정을

표 9.1 질적 설계의 유형 비교

설계	철학	이론/연구전통	연구질문의 형태
현상학	현상학	철학	경험의 본질을 밝히기 위한 의미있는 질문
문화기술지; 참여관찰	역사주의/문화주의	인류학 사회학	문화적 집단의 가치, 신념, 관습에 대한 서술적 질문; 사회적 만남의 의미
근거이론	상징적 상호작용주의	사회학	과정과 핵심 개념에 대한 질문; 시간의 흐름 또는 단계에 따른 경험의 변화

형성하는 문화적 영향을 이해하기 위해 연구대상자의 삶의 방식에 몰입하게 된다.

질적연구 방법론의 또다른 독특한 특징은 이러한 방법론이 연구자가 자료를 통해 연구 가설을 개발할 수 있도록 이끈다는 것이다. 이것은 탐색적 기술이기 때문에 질적연구가 항상 미리 결정된 예측으로 시작하는 것은 아니다. 대신, 연구자는 자료를 사용하여 관찰되는 것을 설명하는 이론을 개발할 수 있다. 이 접근법을 근거이론 연구라고 하며, 연구자는 자료를 수집, 코드화 및 분석하고, 관련 변수를 확인하며, 관찰에서 '근거가 있는' 이론적 개념의 개발을 이끌어 낸다.

이 장에서는 현상학, 문화기술지 및 근거이론 연구에 대한 간략한 소개를 제공한다. 이는 연구자가 이러한 접근법에 대한 이해를 습득하고 질적 방법론과 관련된 기술 및 용어에 익숙해지도록 도와줄 것이다.

현상학적 연구

현상학(phenomenology)은 연구자가 일상적 경험의 본질이나 의미에 대한 깊은 이해를 얻을 수 있는 기회를 제공하는 질적연구 접근법이다. 현상학적인 용어로, 이러한 경험을 **'생생한 경험(lived experience)'**이라고 한다. 현상학은 체계적으로 경험의 의미 또는 본질을 밝히고 기술한다. **본질(essence)**은 연구 중인 현상에 대한 이해를 제공하는 요소 또는 구조적 단위이다. 현상학적 접근방식을 사용하여 연구할 때, 연구대상자가 경험한 사실에 대한 관심보다는 사람이 얻은 사실에 대한 의미에 더 많은 관심이 있다. 현상학은 일상적인 경험의 의미를 밝혀 내고 이러한 경험을 언어를 통해 독자에게 제공한다.

현상학은 경험이 무엇인지에 대한 이해를 높이고 발전시키기 위해 일상 경험을 탐구하고 기술하는 철학이자 연구방법이다. 현상학은 우리 자신과 다른 사람들, 우리 삶에서 만나는 모든 것을 바라보는 방법이다. 이러한 의미에서, 현상학은 일상 세계를 해석하고 연구하는 틀이다.[1] 경험, 성찰, 생각이 모여 개인에게 의미가 있는 순간이 바로 그 순간이다.

철학 및 연구방법으로서의 현상학

철학은 인간의 지식과 경험을 통합적인 관점에서 평가하고 체계적으로 연관시킨다.[2] 현상학은 즉각적이고 연속적으로 이끌어 낸 인간 경험의 내용을 현상학적 해석을 통해 인간의 내면 세계를 탐구하는 데 초점을 맞춘 성찰적 철학이다.

연구방법으로써 현상학은 현상(인간 경험)에 대한 엄격하고, 비평적이며 체계적인 연구이다. 접근방식은 의식적으로 생생한 경험에 대해 기술적이고 회고적이며 심층적인 분석을 한다. 현상학은 인간 존재에 대해, 의미와 가치에 기초하여 선택을 할 수 있는 객관성보다는 주관성을 가진 존재로 간주하기 때문에 이 점이 연구접근법으로써 호소력을 가진다. 현상학의 목적은 생생한 경험의 내재적 특성이나 본질을 묘사하는 것이다. 표 9.2는 현상학적 연구보고서와 관련된 내용 개요를 보여 준다.

현상학적 연구의 특성

연구문제 / 질문

현상학적 연구의 연구문제는 생생한 경험의 의미에 초점을 두고 있다. 현상학적 연구의 목적은 생생한 경험에 대한 풍부하고 완전하며 통찰력 있는 설명을 하는 것이다. 의식 자체에 나타나는 모든 경험은 현상학 연구의 잠재적인 주제이다. 의식을 하려면 생생한 경험의 일부분을 인식해야 한다. 현상학적 연구의 초점은 의식이기 때문에 현상학은 언제나 경험에 대한 회고적 반성이다.

현상학적 연구 수행

첫 번째 단계는 현상학적 연구에 적합한 생생한 경험을 확인하는 것이다. 현상학은 다음과 같은 상황에서 적절한 연구방법이다.

1. 목적은 생생한 경험의 의미를 이해하는 것이다.
2. 관심 있는 생생한 경험에 대해 설명이나 이해가 잘 되지 않는 경우이다. 출판된 연구가 거의 없거나 있다 하더라도 생생한 경험에 관해 출판된 연구보다 더 깊은 설명이 필요한 경우이다.
3. 특정한 경험을 했거나 경험을 하고 있는 사람들로부터 자료수집이 가능한 경우이다. 이는 자료를 풍성하고 다양하게 기술할 수 있도록 해 주는 원천이 된다. 생생한 경험에 대한 문학적 또는 예술적 묘사도 자료로 사용할 수 있다.
4. 연구를 이해하는 독자가 있다.
5. 자료수집을 위한 자원, 시간 그리고 연구자의 유형과 강점은 연구문제의 탐구방식에 적합해야 한다.

간호실무는 현상학적 방법을 사용하여 연구하는 데 적합한 인간 경험의 풍부한 출처를 제공한다.

표 9.2 현상학적 연구보고서의 내용 개요

서론

연구의 생생한 경험

- 생생한 경험은 무엇인가?
- 연구의 목적/목표는 무엇인가?
- 이 생생한 경험을 연구하는 것이 왜 중요한가?

괄호치기

- 생생한 경험에 대한 연구자의 관심은 무엇인가?
- 생생한 경험의 구체적인 맥락은 무엇인가?

역사적/경험적

- 연구자의 가정과 기존 지식은 무엇인가?
- 개념과 용어를 정의한다.

연구방법

연구설계 표본

- 연구대상자의 선정기준
- 표본에 대한 접근방법

인간 연구대상자에 대한 윤리적 고려

- 기관생명윤리위원회 검토 및 승인
- 정보수집동의서 획득 및 유지 과정

자료수집

- 자료는 어떻게 수집되었는가?
- 수집된 자료에 대한 연구자의 기록

자료분석

- 자료의 분석 및 해석에 사용되는 절차 설명

확인 가능성

- 과학적 엄정성을 어떻게 확보하였는가?

결과

- 발견된 주제 또는 본질에 대한 기술
- 주제와 본질을 연구대상자의 직접 인용으로 구체화

논의

- 기술된 의미와 이해에 대한 논의
- 의미와 이해에 대한 과학적 문헌과의 관련성과 연구자의 선이해 및 가정에 대한 괄호치기

Source: Boyd, C, and Munhall, P: Qualitative research proposals and reports. In Munhall, P, and Boyd, C(eds). Nursing Research: A Qualitative Perspective, ed 2. National League for Nursing, New York, 1993, pp 424–453.

예시 9.1	현상학적 접근법을 이용한 연구의 이론적 근거

요약하면, 양적 및 질적 방법을 이용한 선행연구에서 외상성 뇌손상(TBI)이 가까운 가족에게 미치는 영향이 크다는 것이 확인되었다. 또한 이 연구는 그들이 다양한 부담감을 경험하며, 다양한 종류의 지원이 절실하게 필요함을 보여 준다. 그러나 이러한 요구가 항상 충족되는 것은 아니다. 이들 가족의 요구를 충족시키기 위해서는, 외상성 뇌손상(TBI) 환자와 함께 하는 일상생활 경험에 대한 더 많은 지식이 필요하다. 양적연구로부터 얻은 이해는 질병의 유해한 결과를 감소시키기 위한 중재를 예측하고 가능하게 하는 데 유용하다. 그러나 총체적인 돌봄을 제공하기 위해서는 가까운 친지의 관점에서 외상성 뇌손상(TBI) 환자와 함께 하는 삶의 의미에 대한 더 많은 이해가 필요하다.

Source: Jumisko, E, Lexell, J, and Soderberg, S: Living with moderate or severe traumatic brain injury: The meaning of family members' experiences. J Fam Nurs 13:353, 2007.

예시 9.1은 중등도 또는 중증의 외상성 뇌손상(Traumatic Brain Injury, TBI) 환자와 함께 사는 가족의 경험의 의미를 연구하기 위해 현상학적 접근 방식을 선택한 이유를 독자에게 명확하게 제시한 사례이다.

표본

작은 집단으로, 연구 경험에 대해 실제로 체험하고, 경험에 대해 기꺼이 말할 수 있는 사람들을 **의도적으로 표본추출하는 방법**을 사용하는 것이 일반적이다. 연구대상자는 자료가 중복되거나 포화될 때까지 모집된다. **포화**란 연구대상자의 진술이 반복되어, 더는 새로운 생각이나 해석이 나오지 않는 것이다. 예시 9.2는 현상학적 연구에서 자료수집이 어떻게 포화될 때까지 계속되는지에 대한 논의와 의도적 표본추출을 보여 준다.

윤리적 고려사항

Munhall[4]은 연구대상자뿐 아니라 연구자와 관련된 현상학적 연구의 고유한 몇 가지 윤리적 고려사항을 설명한다. 연구자로서 간호사는 전문적인 실무윤리와 연구윤리의 잠재적 충돌에 대한 우려가 있다.

연구 참여 동의를 통해 정보에 입각해야 하고, 강제나 강압 없이 연구 프로젝트에 참여하는 것에 대한 개인의 선택을 표현한다. 동의서는 연구와 사용되는 절차에 대해 설명하고, 연구대상자의 위험과 이익에 대해 설명한다(만약 가능하다면). 면담 내용의 녹음과 기록에 대한 특정한 허락을 구한다. 연구자가 어떻게 연구대상자의 비밀과 사생활보호를 보장하는지에 대해 언급한다. 연구대상자가 불이익 없이 연구 참여를 철회하고, 언제든지 질문을 할 수 있는 자유를 명시한다. Munhall[4]은 연구 프로젝트 진행과 환경 변화에 따라 동의가 재협상되어야 한다고 주장한다.

기관생명윤리위원회(Institutional Review Board, IRB)는 대부분의 학술 및 보건 서비스 기관에서 연구활동을 감독하는 역할을 한다. IRB는 양적연구 계획서를 정기적으로 심의한다. 그러나 현상학자는 현상학적 연구의 철학적 토대와 설계에 관해 IRB를 교육해야 할 수도 있다. 일부 IRB는 질적연구 설계가 치료 접근 및 개입의 실험을

예시 9.2 자료의 포화에 대한 논의와 의도적 표본추출에 대한 기술

표본

의도적 표본추출로 척수손상 환자와 5~10년 동안 함께 살았던 가족 20쌍을 연구대상자로 추출하였다. 모든 연구대상자는 영어로 이야기하였다. 척수손상 환자인 모든 연구대상자는 완전척수손상 상태였다. 문헌고찰에 근거하여 선정기간을 5년에서 10년으로 하였다. Woodbury와 Redd(1987)는 손상되고 약 3~5년 후 심리적 고통이 발생했다고 하였는데, 이는 척수손상 환자 자신의 삶에 미치는 전체적인 영향을 느꼈던 시기이다. 가장 최근의 연구에 따르면 척수손상에 적응하는 것은 진화하는 과정이다. Djkers(1996)는 조정이 2~7년 정도 걸릴 것이라고 제안했다. 그러므로 척수손상 환자의 삶의 의미는 이 심리적 조정기간 후 수년 동안 가장 잘 반영되고 도출될 것이다.

자료수집

면담은 자료가 포화에 도달할 때까지 계속되었다. 즉, 연구 중인 주요 구성개념에 대한 새로운 주제나 패턴이 자료에서 더는 나타나지 않을 때, 개념과 관계가 다양한 연구대상자에서 검정되었을 때까지 계속되었다. 12회의 면담이 끝난 후 자료가 포화상태에 도달하였지만 이미 참여를 신청한 사람에게는 조사를 종료하지 않고 면담을 계속하였다.

Source: DeSanto-Madeya, S: The meaning of living with spinal cord injury 5 to 10 years after the injury. West J Nurs Res 28:265, 2006.

예시 9.3 현상학 연구에서 기관생명윤리위원회(IRB)에 대한 논의

윤리적 고려사항

자료수집 전 연구자 소속 기관생명윤리위원회 심의를 거쳤다. 심층면담 전 연구대상자에게 연구목적과 면담내용 녹음에 관해, 수집된 자료는 연구 외 다른 목적으로 사용하지 않음에 관해 충분히 설명하였다. 연구대상자의 자발적 의사로 연구 참여를 결정하고, 언제든 참여 철회가 가능함을 설명한 후 서면동의를 받고 면담을 시작하였다. 연구대상자 개인 신원 내용인 이름과 연락처는 추가면담 용도로만 사용할 것을 설명하였고 면담 종료 시 모든 연구대상자에게 답례를 제공하였다. 연구대상자의 익명성과 비밀보장을 위해 자료수집과 필사 과정에서 연구대상자의 개인정보를 코드화하였고 개인식별 가능 정보를 모두 삭제하고 필사하였다. 일반적 특성 및 수집된 면담자료는 암호 설정이 된 연구자 단독 사용 컴퓨터와 이동식 하드디스크에 보관하였고, 문서자료는 잠금장치가 있는 서류함에 보관하여 보안을 유지하였다.

Source: 정우정, 이명선: 뇌전증 자녀를 둔 어머니의 돌봄 체험에 관한 해석학적 현상학 연구. 한국간호과학회지 47:71. 2017.

제한하는 것이 아니기 때문에 질적연구 계획서에 대한 신속 검토 프로세스를 운영하고 있다. 연구 조사/프로젝트가 IRB에 제출되었다는 증거를 독자에게 제공하는 것은 일반적으로 연구보고서의 방법 부분에 제시되어 있으며, 때로는 '윤리적 고려사항' 소제목 아래에 있다(예시 9.3).

자료수집

현상학적 방법은 자료수집에 대한 고유한 접근법을 포함한다. 자료를 수집하기 전에 연구자는 괄호치기 연습을 수행해야 한다. **괄호치기**는 연구자가 연구 프로젝트의 특정 현상에 대한 가정, 지식 및 생각을 명확히 하는 반성적 자기평가이다. 일부 현상학적 방법은 연구하는 동안 생생한 경험을 새로운 관점에서 접근할 수 있도록 연구자가 괄호로 묶거나 잠시 멈추는 것이 필요하다.

현상학 연구의 주요 자료수집 기술은 면담이나 서면 기술을 통해 연구대상자의 생생한 경험에 대한 설명을 이끌어 낸다. 연구대상자에게 '경험은 어떠합니까?'라고 묻는다. 면담은 일반적으로 반구조화되어 있다. 연구자와 연구대상자 간의 상호작용은 생생한 경험에 대한 완전한 설명을 얻는 데 초점을 둔다. 연구자는 공감적이고 숙련된 청취자여야 하며, 연구대상자의 진술을 재설명하여 더 완전한 설명을 하도록 격려해야 한다. 때로는 더 완전한 설명을 이끌어 내기 위해 두세 번의 면담이 더 필요하다. 연구자는 분석을 위한 중요한 자료의 출처로 면담과정에 대한 자신의 견해를 기록하는 것이 좋다. 일부 현상학자는 자료의 다른 출처로서, 연구하는 생생한 경험에 대한 문학적 · 예술적 표현을 사용한다. 면담은 녹음되고 연구대상자의 언어 그대로 전사된다. 예시 9.4에 제시된 정보는 현상학 연구에서 자료수집(면담)에 대한 전형적인 기록을 설명한다. 연구자가 첫 번째 및 두 번째 면담을 기술하는 세부사항에 주목하라.

자료분석

현상학적 연구에는 여러 가지 자료분석 방법이 있다. 모든 방법은 연구자가 자료수집을 위한 대화에 참여하고, 귀납적 추론 및 합성을 사용하도록 요구한다. 표 9.3에서 표 9.5는 가장 일반적으로 사용되는 방법을 제시하고 있다. 선택한 방법에 관계없이 연구자는 여러 번 자료를 듣고, 읽어야 한다. 서두르거나 생생한 경험을 성급하게 묘사하지 않아야 한다. 연구자는 충분한 시간을 가지고 연구대상자의 설명에 몰입하여 생생한 경험과 관련된 주제와 본질을 확인해야 한다.

연구자가 경험할 수 있는 실제적인 어려움은 많은 양의 서사 자료(narrative data)를 관리하는 것이다. 자료를 저장, 코딩, 검색하는 시스템은 자료분석에 필요한 첫 번째 단계이다. 면담 초기에 필사하고 기록된 면담을 분석하는 것은 연구자가 면담의 본질을 유지하는 데 도움이 된다. 자료관리를 돕기 위해 일부 컴퓨터 프로그램(예: Atlas/ti, Ethnograph v5.07, Nudist, NVivo8, XSight)을 사용할 수 있다.

과학적 엄정성에 대한 질문

양적연구에서, 연구자는 과학적 엄정성의 지표로써 측정도구의 타당성과 신뢰성을 다룰 것을 기대한다. 현상

예시 9.4 면담 사용 : 현상학적 연구보고서

자료 수집

본 연구대상자는 사회적 낙인이 있는 뇌전증을 앓는 자녀를 돌보는 어머니였으므로 면담 전, 면담 과정에서 연구자와 연구대상자 간의 친밀감과 신뢰를 형성하고 유지하고자 노력하였다. 면담 전 전화통화를 통해 안부를 묻고 일상적 대화를 주고받으면서 연구대상자의 일상에 관해 경청하여 본격적 면담에 앞서 친밀하고 편안한 관계를 형성하고자 하였고, 뇌전증에 관한 연구자의 경험, 연구 의지 및 연구의 필요성을 피력하여 연구대상자와 신뢰관계를 형성하고자 노력하였다. 면담 날짜와 시간, 장소는 최대한 연구대상자 위주로 선정하여 연구대상자 일상에 방해나 부담이 되지 않도록 하였다. 면담은 연구대상자가 원하는 장소에서 실시되었고, 자택 혹은 자택이나 직장 부근의 조용한 카페에서 이루어졌다. 1인당 평균 1회의 면담을 진행했고 2명의 연구대상자와 지속적인 통화로 이해 안 되거나 부족한 부분을 보충하였다. 연구대상자 1인에 대해서는 사흘간 동행하면서 연구대상자의 하루 일상을 관찰하였다. 각 면담은 최소 2시간 30분에서 최대 5시간 30분, 평균 3시간 30분이 소요되었다.

심층면담 전 연구대상자와 서로 인사를 하고 전화통화에서 주고받은 내용을 소재로 간단한 대화를 함으로써 면담에 대한 긴장을 완화하고자 하였다. 일반적 특성에 관한 설문 작성 시 연구대상자 혹은 자녀에 대한 이야기를 주고받으며 본격적인 심층면담 분위기를 만들어 갔다. 심층면담은 '뇌전증 자녀를 돌보신 체험에 관해 말씀해 주세요.' 와 같은 개방형 질문으로 시작하여 연구대상자 이야기를 경청하여 최대한 연구대상자가 자신의 이야기를 편하게 할 수 있도록 하였다. 연구대상자에게 건넨 주요 질문은 다음과 같다.

1) 자녀의 뇌전증 진단 시 느낌을 말씀해 주세요, 2) 뇌전증 자녀를 돌보는 자신의 모습에 대해 어떤 생각이나 느낌이 드십니까? 3) 뇌전증 자녀를 돌보면서 주변 사람과의 관계에서 어떤 생각이나 느낌이 드십니까? 4) 뇌전증 자녀를 돌보는 일상에서 주로 어떤 느낌이 드십니까?등에 관해 면담을 진행하였다.

연구자는 면담 동안 눈 맞춤, 고개 끄덕임과 같은 공감적 반응으로 연구대상자가 자신의 경험을 충분히 이야기할 수 있도록 격려하였다. 연구대상자가 과거의 경험을 회상하면서 말을 잇지 못하거나 눈물을 보이는 등과 같이 감정적으로 힘들어할 경우, 손을 잡아 주거나 침묵으로 기다려 주며 연구대상자의 감정을 존중하고자 하였고, 솔직한 표현을 격려하였다.

Source: 정우정, 이명선. 뇌전증 자녀를 둔 어머니의 돌봄 체험에 관한 해석학적 현상학 연구. J Korean Acad Nurs, 2017;47(1):71-85.

학자도 자료의 신뢰도에 관심을 갖고 있지만, 타당도는 그렇지 않다. 현상학은 생생한 경험을 연구하기 때문에 상황에 대한 맥락이 중요하다. 즉, 일반화할 수 없다. 이것은 방법의 한계라기보다는 연구의 특성이다. Guba와 Lincoln[5]은 과학적인 엄정성의 척도로서 확인가능성을 제안했다. **확인 가능성**에는 감사 가능성, 신빙성, 적합성의 세 가지 요소가 있다.

감사 가능성(auditability) : 감사 가능성은 독자가 연구자의 의사결정 발자취를 따라갈 수 있어야 하고, 연구자의 자료, 관점 및 상황에서 동일하거나 유사한(모순이 아닌) 결과에 도달해야 한다. 괄호치기, 지식, 선이해 및 아이

표 9.3	Giorgi의 자료분석 방법

연구대상자 : 연구하고자 하는 경험을 체험한 2~10명

자료 생성 : 면담 또는 서면 기술

자료 분석

1. 전체적인 감각을 얻기 위해 전체 자료를 읽는다.
2. 연구주제와 관련된 생생한 경험의 본질을 발견하기 위해 다시 읽으면서 의미단위를 찾는다. 이러한 의미단위 또는 주제를 추상화한다.
3. 중복, 명확화, 정교화를 위해 의미단위를 조사한다. 조사된 의미단위를 서로 간에 관련짓고, 전체의 의미와 관련짓는다.
4. 의미단위를 생각해 보고 각 연구대상자의 경험의 본질을 추론한다. 관련성이 있는 경우 각 의미단위를 과학 언어로 변형한다.
5. 모든 연구대상자에게 생생한 경험의 의미구조에 대한 일관된 설명을 작성한다.

Source: Giorgi, A: Psychology as a Human Science: A Phenomenologically Based Approach. Harper and Row, New York, 1970.

표 9.4	Colaizzi의 자료분석 방법

연구대상자 : 연구하고자 하는 경험을 체험한 2~10명

자료 생성 : 풍부한 설명을 위해 길고 반복적인 면담을 한다.

자료 분석

1. 연구하고자 한 생생한 체험(lived experience)을 기술한다.
2. 생생한 체험에 대한 연구대상자의 기술을 수집한다.
3. 생생한 체험에 대한 모든 연구대상자의 기술을 읽는다.
4. 의미 있는 진술을 추출해 낸다.
5. 각 의미 있는 진술의 의미를 명확히 한다.
6. 의미를 주제 모음으로 모은다.
7. 총체적으로 기술한다.
8. 연구대상자에게 총체적으로 기술한 내용의 타당성을 확인받는다.
9. 타당성 검사 중에 밝혀진 새로운 자료는 최종 총체적 기술에 통합한다.

Source: Colaizzi, P: Psychological research as a phenomenologist views it. In Vaille, R, and King, M(eds). Existential Phenomenological Alternatives for Psychology. Oxford University Press, New York, 1978.

표 9.5 van Manen의 자료분석 방법

연구대상자 : 연구하고자 한 경험을 체험한 사람

자료 생성 : 다음을 참조한다.

자료 수집 및 분석

생생한 경험의 본질로 돌아가기

1. 생생한 경험을 지향
2. 현상학적 연구질문 작성
3. 가정과 선이해를 밝히기

경험적 탐구

4. 자료를 생성한다.
   a. 개인적인 경험 사용
   b. 어원 추적
   c. 관용구 검색
   d. 연구대상자로부터 경험적 자료 얻기
   e. 예술작품에서 체험적 설명 찾기
5. 현상학적 문헌을 참고한다.

현상학적 반성

6. 주제 분석을 수행한다.
   a. 주제를 규명한다.
   b. 주제 진술을 분리한다.
   c. 언어적 변형으로 구성한다.
   d. 예술작품에서 주제별 설명을 작성한다.
7. 본질적 주제를 결정한다.

현상학적 글쓰기

8. 구어를 처리한다.
9. 예제를 다양화한다.
10. 글을 쓴다.
11. 고쳐 쓴다.

Source: Van Manen, M: Researching the Lived Experience. State University of New York Press, Buffalo, NY, 1990.

디어의 확인은 이 요소를 충족시키는 데 도움이 된다.

신빙성(credibility) : 신빙성은 연구결과가 생생한 경험에 대한 충실한 설명이나 해석을 하는가이다. 결과에 대해 그 상황에 놓인 사람들이 자신의 경험에 대해 정확하게 기술했음을 인정한다. 연구대상자와 여러 번 면담을 하고, 연구대상자에게 자료분석에서 도출된 설명과 주제를 검토하고 수정할 기회를 제공함으로써 이 요구사항

예시 9.5 방법론적 엄정성

본 연구는 Lincoln과 Guba [16]가 제시한 신빙성(credibility), 전용 가능성(transferability), 의존성(dependability), 확증성(confirmability)의 측면에서 연구의 질을 확보하고자 하였다. 신빙성 확보를 위해 뇌전증 자녀 돌봄 경험이 풍부하고 이를 잘 표현할 연구대상자 선정을 위해 노력하였고, 연구대상자에게 연구의 목적에 대한 충분한 설명 후 이들이 편안한 상태에서 솔직하게 자신의 경험을 표현하도록 하여 연구대상자에 의한 왜곡을 방지하고자 노력하였다. 또, 연구대상자들과의 지속적 접촉으로 필사 자료와 도출된 주제 및 최종 결과가 연구대상자들의 경험을 충실히 반영하는지 연구대상자의 확인을 받았다(member check). 분석과 해석의 신뢰성을 위해 질적연구자 2인과 동료 검토를 거쳐 도출된 주제의 보편성과 타당성을 확인하였다. 또한, 뇌전증 관련 다양한 자료원을 분석에 포함하였다. 전용 가능성 확립을 위해 목적적 표출법으로 연구대상자를 선정하여 더 이상 새로운 내용이 나오지 않는 포화상태까지 자료 수집과 분석을 시행하였고, 연구현상을 최대한 풍부하게 기술(thick description)하고자 하였다. 또, 연구대상자들의 일반적 특성과 자녀들의 질병 특성을 제공하여 다른 상황에서도 적용 가능한지 따라가 볼 수 있도록 하였다. 의존성 확보를 위하여 연구 시작에서 종료까지 의사결정 과정을 자세히 기록하여 독자나 다른 연구자가 분명히 이해하고 따라가 볼 수 있도록 하였다. 확증성 확보를 위해 연구현상에 대한 연구자의 가정과 선이해를 미리 밝히고 연구 전 과정에서 이를 인식하여 연구자 편견과 선입견을 최소화하고 연구대상자 경험과 견해가 최대한 반영되도록 하였다. 또, 분석기법과 주제 범주화 등이 자료에 충실하여 논리적으로 도출되었는지에 대한 검정을 위해 질적연구 수행 경험이 풍부한 간호학자 2인의 검토를 받았다.

Source: 정우정, 이명선. 뇌전증 자녀를 둔 어머니의 돌봄 체험에 관한 해석학적 현상학 연구. J Korean Acad Nurs, 2017;47(1):71-85.

이 충족된다. 신빙성을 높이기 위해 연구자는 자료 수집 및 분석에 대한 자신의 경험을 자주 기록하고, 이를 논의에 포함한다.

적합성(fittingness) : 적합성은 연구결과가 자료에 적합한 정도이다. 즉, 연구결과는 그 경험의 정형적 또는 정형적이지 않은 요소를 반영하고, 생생한 경험에 진정으로 근거해야 한다. 연구에서 직접적인 인용문을 사용하는 것은 연구자가 확인 가능성의 요소를 충족할 수 있도록 도와준다. 적합성의 궁극적인 검정은 독자가 생생한 경험의 존재와 의미를 확인하는 것이다. 예시 9.5에 제공된 정보는 한 특정한 현상학적 연구보고서에서 방법론적 엄정성이 어떻게 평가되었는지를 다룬다.

현상학적 결과 작성

어느 연구에서나 마지막 단계는 결과의 보급이다. 현상학에서 이것은 언어를 통해 생생한 경험의 본질적인 구조를 '볼 수 있게' 하는 것을 의미한다.[6] 현상학적 연구의 글쓰기를 위한 몇 가지 규칙이 있다. 괄호치기는 연구자가 선지식과 선이해를 파악하고 중단하여 새로운 관점에서 연구 중인 생생한 경험에 접근하도록 요구한다. 따라서 광범위한 문헌 고찰과 통합은 연구에 선행하지 않는다. 연구자의 지식기반과 자연스러운 태도의 일부인 문헌과 경험은 보고서 서론에서 괄호치기 제목으로 논의된다. 자료분석 중에 발견된 생생한 경험의 주제, 본질 및 의미 구조에 대한 보다 포괄적인 문헌검토가 연구결과의 논의에서 통합된다.

현상학자는 주제의 빈도나 발생보다는 오히려 발견된 경험에 대한 설명과 이해에 관심이 있다. 숫자, 백분율, 통계적 측정치는 일반적으로 결과의 분석과 논의에 사용되지 않는다. 대신, 현상학자는 경험과 의미를 정확하게 통합하여 문학적으로 서술을 한다. 연구분석에서 연구대상자의 진술을 직접 인용문을 사용하여 기술할 수도 있다. 독자가 원 자료에 접근할 수 있도록 하여 연구분석의 정확성을 높인다.

마지막으로, 글쓰기, 편집, 다시 쓰기 및 원래 자료로 돌아가는 과정이 반복된다. 이 과정에 교수진, 지식이 있는 동료 또는 공동 연구자를 포함하는 것이 도움이 된다. 그렇게 하기 위해서는 집중, 세부사항에 대한 주의, 그것을 잘할 시간이 필요하다. 생생한 경험의 본질 또는 의미에 대한 풍부하고 다양한 설명은 철저하게 기술된 현상학적 연구의 산물이다. 이 설명은 그 자체로 강력하다. 그것은 현상학의 독자에게 인간이 되어간다는 것이 무엇을 의미하는지에 대한 더 깊은 통찰력을 얻고 연구한 경험에 참여할 수 있게 한다. 이 통찰력은 미래의 간호활동과 개인의 행동을 안내할 수 있다.

문화기술지 연구

문화기술지 연구는 문화적 구성원과의 친밀감에 대한 필요성에 주목하는 연구를 수행하는 연구자에게 기회를 제공하는 질적인 접 방식이다. 연구자는 연구 중인 문화를 확인, 해석 및 분석하는 데 중요한 역할을 한다. 연구자는 관찰하는 것 이상으로 문화에 참여할 수도 있다.

문화기술지는 문자 그대로 '특정 집단 사람들의 문화에 대한 연구와 기술'을 의미한다. 이것은 오늘날 사용하는 질적연구 방법 중 가장 오래된 방법으로, 1800년대 중반에 시작되었다. 사회학의 사례연구 방법(나중에 참여관찰이라고 함)은 오래되고 독특한 전통을 지닌 또 다른 질적연구 방법이다.[7] 주로 서구사회의 도시환경에서 사회생활을 묘사하고 이해하는 데 사용한다. 지난 15년 동안 수많은 질적연구 방법이 이 전통에서 나왔으며, 그중 일부는 문화기술지라고 불리고 있다.[8,9]

인류학자들은 문화기술지를 기존의 연구방법에 좌절할 때 문화를 연구할 수 있는 방법으로 개발했다. 여행자와 탐험가가 수집한 자료에 의존했기 때문에 그것은 종종 아주 표면적이고, 무의미하며, 자민족 중심적이었다(즉, 자기 문화에 비추어 다른 문화의 행동을 해석하는 것). 인류학자들이 다른 집단 사람들의 생각, 감정, 행동에 대해 무엇을 관찰하고 어떻게 관찰할지에 대한 방향을 제시하였음에도, 보고는 자주 오도(misleading)되었다. 익숙한 것을 이해하는 것이 더 쉽기 때문에, 외부인이 자신에게 익숙한 용어로 다른 문화의 생소한 행동을 재해석하지 않도록 하는 것은 어려운 일이다.[10] 인류학자들이 자신의 자료를 수집하기 위해 현장으로 간다는 개념은 1885년에는 매우 혁신적이고 혁명적인 아이디어였다. 오늘날 **현장조사**는 문화기술지를 수행하는 본질이다. 현장조사는 연구대상 문화구성원과의 장기거주를 포함하는 접근방식이다.

문화기술지는 '문화가 사라지기 전에 문화의 전체 구성을 올바르게 가져와서' 가장 안정적이고 지속적인 문화의 특징이 무엇인지에 대한 암호를 푸는 것과 같이 문화적 문제를 다루는 방법이 되었다(예 : 사람들이 사용하는 도구의 종류와 만드는 기술, 가족의 형태, 치유와 초자연적인 세계에 대한 사람들의 믿음).[11] 인류학은 시간이 지남에 따라 더욱 세련되고 상세해졌음에도 불구하고 현재 문화기술지는 인류학 내의 문화연구의 중심에 있으며, 다양한 종류의 문화연구가 출현했다.

문화기술지 연구 및 간호학

간호사는 1950년대 중반에 다양한 문화의 환자를 더 잘 이해할 수 있는 정보의 원천이자 연구방법으로 문화기술지에 관심을 갖게 되었다. 최초의 간호사 인류학자인 Leininger는 아동 정신건강간호사로 일할 때 문화에 대한 관심이 생기기 시작했다고 말했다.

수년에 걸쳐 문화가 사람들의 건강과 질병 경험에 어떻게 영향을 미치는지에 대한 몇 가지 새로운 질문이 생겼다. 문화에 대한 관심은 간호과학자 프로그램에서 인류학 박사학위를 취득한 간호사들에 의해 박사 교육 과정으로의 일반적인 움직임으로 더욱 확대되었다. 이 프로그램의 졸업생들이 문화기술지 방법과 그 결과가 간호실무를 어떻게 향상하는지, 간호연구에 유용한 방법이 될 것인지에 대해 글을 쓰기 시작했다.[12-14]

1980년대에 문화기술지 연구와 간호학 연구가 기세를 이루었다. 1995년까지 문화기술지 연구는 그 용어가 항상 제대로 의미를 전달하지 못하였고, 학제 간 혼란을 상당히 가중시켰지만 간호 분야에서는 어디에서나 출현하기 시작했다. 처음에는 '문화기술지'라는 용어를 특정 유형의 컴퓨터 소프트웨어('문화기술지'), 특정 형식의 면담('문화기술지 면담') 또는 특정한 문화의 연구를 목적으로 한 현장조사를 묘사하기보다 다른 유형의 현장조사(예: 문화와 무관한 연구대상자 관찰)를 언급하는 것으로 더 자주 사용하였다.

문화기술지 연구의 특징

연구문제/질문

문화기술지 연구문제는 특정 문화를 묘사하고 이해하는 데 초점을 둔다. 연구자는 공통문화를 공유하는 특정 그룹의 사람들과 오랜 시간 동안 함께 한다. **참여관찰자**로서, 연구자는 연구하는 문화의 사람들의 일상생활과 활동에 참여한다. 무엇이 진행되는지를 지켜보고 개인과 이야기하고 활동에 참여함으로써 연구자는 이 집단 사람들이 공유하는 문화를 알게 된다. 연구자는 다양하고 광범위한 추가적인 자료수집도구(예 : 핵심 정보원 면담, 생애사 수집, 구조화된 면담, 설문지, 문서, 사진)를 통해 자신들의 관찰을 보완할 수 있다.

문화기술지 연구에서 '현장에 들어가기'란 낯선 환경에 이방인으로 들어가는 것이다. 연구자는 이 이방인의 지위를 이용하여 주위 사람들이 생각하고 느끼고 행동하는 방식을 배운다. 연구자 자신의 문화와 연구 중인 사람 사이의 문화적 차이는 독특한 행동, 생각 및 감정뿐 아니라 연구하는 문화에서 이들에게 영향을 미치는 규칙을 확인하는 데 도움이 된다.

연구자는 보통 약 1년 동안 현장에 거주하는 경향이 있지만, 기간은 짧게는 5개월부터 길면 5년까지 다양하다. 일반적으로 1년은 문화에 속한 사람들이 적당한 시간으로 받아들일 수 있고, 하위문화의 명시된 측면과 잠재적

표 9.6 문화기술지 연구의 수행 단계

현장조사 전

- 사람, 분야, 문제를 선택한다.
- 문헌을 검색하고 사람들과 문제에 관한 정보를 수집한다.
- 체계적인 조사계획을 수립한다.
- 준비하기

현장조사

1 단계

- 접촉하여 경험을 얻기
- 정착하여 역할 확립하기
- 정보수집을 시작하고 눈에 띄는 문화의 특징 파악하기

2 단계

- 정보제공자와 함께하기
- 주요 주제를 확인하기
- 선택한 문제에 대한 정보수집에 중점을 두기
- 일부 표본추출을 하기
- 추가 자료수집을 위한 추가적인 기술을 선택하기

3 단계

- 연구대상자 관찰을 계속하기 - 이제 더 민감한 질문을 제기하기
- 자료를 이중으로 확인하기
- 대량의 정보 획득하기

현장조사 후

- 분석과 결과 마무리하기
- 연구보고서 작성하기(발표를 위해 청중, 음성 및 자료 선택)

측면을 배우고, 다양한 하위문화 활동에 참여하며, 다양한 상황에서 구성원을 알게 되고, 그들의 결론을 특정한 사건으로 보기에 합리적인 시간으로 간주한다. 연구질문과 문화의 복잡성에 따라 현장에서 더 많은 시간 또는 더 적은 시간이 필요할 수 있다. 연구의 목표는 표면적인 친밀함보다는 문화에 대한 심층적인 지식이다.

문화기술지 연구수행

문화기술지 연구의 기획과 수행은 현장조사 전(pre-fieldwork), 현장조사(fieldwork), 현장조사 후(post-fieldwork)의 세 단계로 진행된다(표 9.6).

현장조사 전

연구자는 대개 집단의 사람, 현장, 문제를 선택하는 것으로 연구를 시작한다. 특정 집단의 사람이나 문화가 일단 선택되면 연구자는 조사대상인 사람과 문화, 연구해야 할 문제에 대해 보다 구체적이고 상세한 지식을 찾는다. 예시 9.6에서 연구자는 연구하기로 결정한 집단의 사람들과 문화 및 문화기술지 연구의 목적에 대해 이야기한다.

현장조사 전 단계에서 수행된 작업은 연구 중인 문화의 사람들에 대한 맥락과 태도를 이해하는 연구자의 능력을 향상시킨다. 이는 나중에 경험할 수 있는 신념과 관습에 연구자가 주의를 집중하도록 한다. 또한 연구자가 현장조사 단계에 대해 보다 구체적이고 체계적인 조사계획을 수립하는 데 도움이 된다. 이 계획은 양적인 연구에서 보는 '연구설계' 보다는 느슨하다. 일반적으로 세 단계를 거친다. 첫 번째 단계에서 연구자는 문화(또는 그것의 주요 측면)에 참여, 관계 수립, 문화의 설명에 초점을 맞춘다. 두 번째 단계에서 연구자는 일반적으로 특정 문제에 더 직접적으로 집중한다. 세 번째 단계에서 연구자는 종종 상당한 시간을 첫 번째와 두 번째 단계에서 도출된 분석과 해석을 이중으로 점검하고 타당성을 확인하는 데 보낸다. 이 단계들 중 어느 특정 단계, 특히 첫 두 단계에 투입되는 시간은 연구자에 따라 매우 다르다. 과거에 기록되지 않은 문화를 묘사하는 것이 주된 관심사였을 때는 가장 많은 시간이 첫 번째 단계에서 사용되었다. 최근 들어 연구자는 연구 중인 특정 문제(2 단계)에 더 많은 관심과 시간을 집중했고, 초기 단계는 오로지 문화에 참여하는 것이나, 연구대상자와 연락을 취하는 것 또는 연구의 중심보다는 배경에 초점을 두어 전반적인 문화적 감각을 얻는 것에만 시간을 사용하였다.

최종 현장 준비에서 연구자는 실질적인 고려사항(예 : 언어교육, 자금 조달, 특정 장소의 위치 파악, 새로운 장소에서의 거주계획, 극복해야 할 정치적 · 사회적 또는 다른 억제책이 있을 수 있는 곳)을 생각해야 한다. 이 모든 준비와 사전계획을 했더라도, 현장에서 일어나는 예상하지 않았던 일들이 가장 중요한 발견을 이끌 수 있기 때문에, 연구자는 개방된 자세를 유지하고 '기어 변속'을 할 준비가 되어 있어야 한다.

현장조사: 1단계

현장에서 연구자의 주요 접근법은 참여관찰이다. 연구자가 현장에 들어가서 정착하는 대로 즉시 연구대상자 관찰과 필드 노트 작성이 시작된다. 이 단계에서 연구자는 연락처 작성, 신뢰 쌓기, 인정받기(gaining acceptance)뿐 아니라 일관된 역할을 수립하고 일과에 익숙해지는 데 집중한다. 대부분의 연구자에게 이것은 의미 있는 개인

예시 9.6 문화기술지 연구의 목적

문화기술지 연구의 목적은 보완대체요법을 받은 호스피스 환자의 경험을 기술하고, 보완대체요법이 제공되는 곳의 호스피스 문화 패턴을 설명하는 것이다. 구체적으로, 연구문제는 '보완대체요법을 사용하는 호스피스 환자의 경험은 무엇인가?' 이었다. 최근 연구에서 경험은 연구대상자의 내적 신념과 생각으로 정의되며, 패턴은 행동이나 집단의 규칙으로 묘사되는 추상적인 문화적 신념과 관행으로 정의되었다.

Source: Nelson, J: Being in tune with life: Complementary therapy use and wellbeing in residential hospice residents. J Holistic Nurs 24:152, 2006.

예시 9.7	문화기술지 자료 수집

자료수집은 일상적 치료와 보완대체요법을 제공하는 직원을 관찰하고, 학제간 팀 주간회의에 참석하고, 학제간 직원 및 가족과 상호작용을 하면서 시작되었다. 연구대상자 관찰기간 동안 연구자는 연구자로서 호스피스 환경에서 그녀의 역할을 직원, 환자 및 가족에게 지속적으로 알리고, 그녀를 연구자로 식별할 수 있도록 사진이 있는 이름표를 착용했다.
보완대체요법을 시행하기 전과 후의 반응과 행동에 대해 환자, 직원 및 가족과 비공식 면담이 이루어졌다. 보완대체요법 치료경험이 있고 참여의사를 밝힌 경우에 한하여 연구대상자를 의도적 표본추출하여 공식 면담을 진행하였다. 연구 참여에 동의한 환자는 동의서에 서명을 하도록 하였다.

Source: Nelson, J: Being in tune with life: Complementary therapy use and wellbeing in residential hospice residents. J Holistic Nurs 24:152, 2006.

적응의 시기이다. 예시 9.7은 문화기술지 자료수집의 예를 제공한다.

연구자는 취해야 할 역할과 자신을 소개하는 방법에 대해 많은 고민을 하게 된다. 어떤 역할을 선택하든지 간에 연구자는 특정한 인물이나 특정한 활동 및 사건에 대한 노출이 증가할 수는 있지만, 또 다른 것을 보거나 그것에 참여할 확률이 낮아진다. 왜냐하면 모든 역할에는 그 역할만의 이점이 있기 때문에 연구자는 전체적으로 문화에 대해 최대한 노출할 수 있는 역할을 찾아서 특정 관심 문제를 찾아내려고 노력해야 한다.

또한 이 초기 적응 기간 동안 연구자는 어떤 감각을 제공하기 위한 일상적인 활동을 개발하고, 큰 도움 없이도 기록할 수 있는 새로운 환경의 특성에 대한 자료를 수집하기 시작한다. 이것은 영향요소를 줄이고, 개인적 환경과 문화의 중요한 사회적 요소를 포함하는 경향이 있다.

현장조사: 2단계

현장조사 중간 단계에서 연구자는 문화에 대한 정보를 구두로 표현할 의사가 있는 소수의 정보제공자와 긴밀히 협력하여 참여관찰을 지속적으로 강화한다. 또한 2단계에서 연구자는 도출되는 주제를 파악하고 문화의 일반적인 특징을 분류하고 분석하기 시작한다.

이 두 번째 단계에서 연구자는 종종 자료수집을 위해 부수적인 기법을 사용하지만 일부 방법(예: 도표화 및 인구조사)은 1단계에서 시작된다. 일반적으로 연구자는 현장에 있을 때 사용할 부수적인 기법을 결정하지 않는다. 그들은 연구하는 사람의 특정 언어와 관습, 관심 있는 특정 문제에 대해 자료수집을 위해 선택한 기법을 면밀히 파악하고 수정한다. 표 9.7은 문화기술지 연구에서 자주 사용하는 자료수집 기법을 보여 준다.

현장조사: 3단계

마지막 현장조사 단계에서 연구자는 보다 민감한 질문을 제기하고 점점 더 많은 양의 정보를 얻을 수 있다.

표 9.7 문화기술지 연구에서의 자료 수집 기법

1. 인구조사(census taking) : 조사 연구대상자에 대한 기본 인구통계학적 자료를 수집한다(예: 나이, 직업, 결혼 상태).
2. 도표화(mapping) : 사람들이 상호작용하는 방식을 이해하기 위해 사람, 문화, 환경적 특징의 위치를 확인한다.
3. 문서분석(document analysis) : 중요한 통계 기록, 신문, 개인 일기와 같은 자료를 조사하여, 면담 및 참여관찰을 통해 수집된 정보를 보완한다.
4. 생애사(life histories) : 정보제공자의 삶에 대한 포괄적인 일대기로, 이는 문화적 패턴이 개인의 삶에 어떻게 통합되는지 그 방식의 예를 제공한다.
5. 사건분석(event analysis) : 연구 중인 문화의 결혼식, 장례식, 축제 등의 사건에 대한 자세한 서면 문서와 사진을 수집하여 자료를 분석한다.

3단계에서 연구자는 현장정보를 이중점검하고 모니터링하여 주제를 정련하고 더 세분화하며 수집된 자료를 평가하고 연구결과가 해당 문화의 요소임을 나타내는 방법에 대한 이해를 넓히는 데 집중한다.

현장조사 후

연구자는 이미 현장에서 시작되었을 것이지만 연구결과를 검토하고 현장연구의 결과를 기록하기 시작한다. 연구결과를 작성하는 과정에서 연구자는 독자에게 무엇을 말할 것인지, 어떤 목소리를 사용할 것인지, 제시할 자료 및 결과를 구성하는 방법과 관련된 몇 가지 중요한 선택을 한다. 이러한 선택은 다양한 방법으로 사용되며, 이는 출판된 문화기술지 논문에서 볼 수 있다.

문화기술지 결과 작성

대부분의 연구자는 권위 있는 목소리를 가진 학술적인 독자를 위해 글쓰기를 선택하고, 결과 작성을 시작한다. 그 다음에는 이러한 결과를 뒷받침할 수 있도록 선택한 자료를 제시한다. '고전적인' 문화기술지는 대개 환경과 연구대상자에 대한 간략한 개요로 시작하고, 다루어진 특정 문제에 대한 검토와 현장조사에 대한 논의를 한다. 연구자와 연구대상자의 관계에 대한 설명은 일반적으로 이 부분에서 제시된다.

본문의 대부분은 특정 문제를 분석하는 문화에 대한 비공식적이고 독창적인 설명으로 구성된다. 자료의 표현은 대개 상세하고 풍부하며 잘 정리되어 있다. 먼저 전체로서의 문화에 관해 다루며, 다음으로 특수한 문화적 문제에 관해 다룬다. 이 고전적 형식에서, 연구자는 전체적으로 문화를 포착하고자 하며 개개인의 성격 특성이 문화 전체의 특성과 혼동되는 위험이 발생할 수 있으므로 한 개인을 너무 자세하게 묘사하는 것은 피하려고 한다. 동시에, 이러한 표현은 연구자가 사용하는 특정 이론, 해석 또는 분석 방식에 따라 다소 다르다.

근거이론

근거이론(grounded theory)은 1960년대 사회학자인 Glaser와 Strauss에 의해 개발된 질적연구 방법으로 인간행동에 대한 상징적 상호작용주의 관점에 기반하고 있다. 근거이론은 연구를 통해 체계적으로 얻은 자료로부터 이론을 발견하는 것이다.[15] 근거이론은 귀납적 연구방법과 연역적 연구방법이 모두 포함되어 있다. 귀납적 과정을 통해 자료로부터 이론이 출현하며, 연역적 과정은 경험적으로 이론을 검정하는 데 사용한다.

근거이론은 양적연구와 다르다. 양적연구에서 연구자는 연구문제를 확인하고 이론 또는 개념적 틀을 선택하고 가설을 검정한다. 근거이론은 기존 이론으로 시작하지 않고, 실체적인 영역을 설명하는 이론을 생성한다. 최종 연구결과물은 이론적인 공식 또는 일련의 개념적 가설의 통합이다.[15]

상징적 상호작용주의

상징적 상호작용주의(symbolic interaction)는 근거이론의 이론적 토대를 제공한다. **상징적 상호작용주의**는 개인 간의 사회적 상호작용의 본질에 초점을 둔다. 상징적 상호작용주의의 기본 핵심원리는에 인간은 다른 사람과의 관계 속에서 행동하고, 다른 사람의 행동에 대한 자신의 해석에 근거하여 행동하며, 그들 삶의 특정 상징에 의미를 부여한다는 사실이 포함된다.[16]

인간의 행동을 이해하려면 사회적 상호작용의 본질을 탐구해야 한다. 자연스러운 상황 속에서, 개인 및 집단 관점에서 사회적 행동을 탐구한다. 연구자는 개인의 관점에서 세계를 조사하고 다른 사람의 맥락에서 자신을 해석하는 방법을 발견한다. 관찰자로서 연구자는 상호작용에서 얻은 의미를 다른 사람들이 이해하는 언어로 옮긴다.

근거이론 연구의 특성

연구문제/연구질문

간호학은 본질이 그 과정 속에 있는 실용학문이기 때문에 근거이론은 특히 간호지식 개발에 적합하다.[15] 근거이론을 통해 사회적 경험의 토대가 되는 과정이 발견되고, 그 과정은 간호중재를 위한 기초가 된다. Glaser가 강조한 것처럼,[17] 근거이론을 사용하는 가장 좋은 이유 중 하나는 연구자가 무엇이 계속되어야만 하는지를 추정하기보다는, 진행되고 있는 것을 발견할 수 있게 해 준다는 것이다. 근거이론은 자료에서 도출되는 이론을 포함하고 있기 때문에 사회적 환경에서 사람들의 주된 문제나 관심사 또한 수집된 자료에 나타나야 한다. 연구자는 사회환경에서 연구대상자가 자신의 상황을 어떻게 해석하고 의미를 부여하는지에 민감해야 한다. 연구의 문제 또는 초점이나, 그 해결책을 설명하는 과정을 발견하는 것은 출현된 이론의 임상적 관련성을 보장하는 데 도움이 된다.

근거이론에서 연구문제, 연구과정이 연구문제를 해결하는 만큼만 발견된다.[15] 근거이론가는 특별한 문제를 마음에 두지 않고 관심영역으로 이동한다. 연구자는 근거이론가 자신의 선입견 문제로 자료를 강요하지 않도록 주의해야 하며, 연구대상자의 문제가 출현하도록 열린 마음을 가져야 한다.

예시 9.8 근거이론 연구의 적용 근거

간호대학생은 매우 다양하고 복잡한 임상실습 환경에서 독특한 사회화를 경험하는데, 이 과정에서 무례함은 그들이 다루어야 하는 기본적 사회문제이다. 무례함은 여러 상황에서 발생하고, 간호대학생이 처한 상황에 따라 다르게 받아들여질 수 있으며, 무례함에 대처하는 과정 역시 개인마다 차이가 있을 수 있다. 그러므로 무례함 경험의 사회·심리적 과정, 즉 어떤 맥락적 조건에서 무례함이 발생하고, 간호대학생이 무례함에 대해 어떠한 의미를 부여하는지, 대처과정은 어떠하며, 대처에 도움이 되는 요소 및 결과를 탐색하는 것은 무례함을 이해하고 예방하기 위한 전략적 측면에서 중요하다. 근거이론은 인간의 행동은 다른 사람과의 상호작용을 통해 형성된다는 상징적 상호작용론을 바탕으로, 어떤 현상을 경험하는 구성원이 공유한 문제를 발견하고 그 사회·심리적 과정을 심층적으로 탐구하여 이론적으로 설명하는 방법론이다. 따라서 본 연구에서는 국내 간호대학생이 임상실습 중 경험하는 무례함에 대하여 어떻게 대처하고 적응하는지 그 과정과 의미를 근거이론적 접근을 통하여 살펴봄으로써 무례함 경험에 대한 이해를 돕고, 이를 줄일 수 있는 중재 프로그램 및 정책 개발에 기초자료를 제시하고자 한다.

Source: 강지연, 정연진, 공경란: 정체성 위협: 임상실습 중 간호대학생의 무례함 경험에 관한 근거이론적 접근. 한국간호과학회지 48:85, 2018.

연구질문은 '실체적인 영역에서 사람들의 주요 관심사 또는 문제는 무엇이며, 문제처리의 다양성을 설명하는 것은 무엇인가?'이다. 예시 9.8은 임상실습 중 간호대학생의 무례함 경험에 관해 근거이론 연구로 적용한 근거에 대한 서론 단락을 보여 준다.

근거이론 연구 수행

자료수집

근거이론가는 정보제공자가 상호작용하는 환경을 관찰하고 상호작용에 초점을 맞추어야 한다. 연구대상자 관찰, 비공식 면담 및 공식 면담은 자료 생성의 세 가지 주요 출처이다. 비구조화된 관찰자료는 연구대상자 관찰을 통해 수집된다. 사회집단의 활동에 참여하면서 연구자는 자료를 관찰하고 기록한다. 연구대상자 관찰은 비공식 면담과 함께 이루어진다. 일상적인 대화와 마찬가지로 비공식 면담은 몇 분에서 한 시간 이상 지속될 수 있다. 근거이론가는 연구대상자 관찰과 면담을 통해 얻은 자료를 기록하기 위해 필드 노트를 작성한다.

공식 면담은 연구자가 보다 심층적인 정보를 원할 때 사용된다. 비구조화된 공식 면담은 연구대상자의 언어로 구체적인 정보를 얻기 위해 가장 자주 사용된다. 공식 면담은 연구대상자의 언어를 포착하기 위해 오디오테이프로 녹음된다. 연구자는 주제와 관련된 몇 가지 질문으로 구성된 면담가이드를 사용할 수 있다. 면담을 실시하기 위한 시간과 장소는 연구자와 연구대상자가 동의하고, 면담을 시작하기 전에 사전 동의서를 받아야 한다.

근거이론 연구의 시작 시 연구자는 일반적인 연구질문을 한다. 이론이 출현함에 따라, 연구자는 코드 및 범주 개발을 포화시키는 데 필요한 정보를 이끌어 내기 위해 보다 구체적인 질문을 한다. 생성되는 이론에 근거하여, 근거이론가는 다른 연구대상자에게 다른 질문을 한다. 예시 9.9는 임상실습 중 간호대학생의 무례함 경험에 관한

예시 9.9 근거이론 연구에 사용된 자료 수집 기술

임상실습 경험에 대한 질문을 시작하면서 심층면담을 이어나갔다. 면담은 반구조적으로 진행되었으며, 주요 질문은 '임상실습 중에 직접 혹은 간접적으로 경험한 무례함에 대하여 말씀해 주세요.'였다. 이때 '무례함'의 정의가 필요한 연구대상자에게는 설명을 제공하였다. 면담이 진행됨에 따라 질문이 점점 구체화되었는데, 부가적으로 '어떤 상황에서 무례함을 경험하였나요?', '실습 중 무례함은 당신에게 어떤 영향을 주었습니까?', '실습에서 무례함을 경험하였을 때 어떻게 대처하였습니까?', '실습 중에 무례함을 경험하면서 당신의 대처과정에 도움이 되었던 것은 무엇입니까?' 등과 같은 질문을 하였다. 모든 면담내용은 음성녹음기 2대를 이용하여 녹음하였다. 면담 중 연구대상자의 표정과 같은 비언어적 단서, 면담 상황, 연구자의 느낌 등을 면담 직후 간략하게 현장노트로 작성하였다.

Source: 강지연, 정연진, 공경란, 정체성 위협: 임상실습 중 간호대학생의 무례함 경험에 관한 근거이론적 접근, J Korean Acad Nurs, 2018;48(1):85-95.

연구에 사용된 자료수집 기술에 대해 설명한다.

이론적 표본추출

이론적 표본추출(theoretical sampling)은 이론을 생성하기 위한 자료수집 과정으로, 연구자는 자료수집, 코드화 및 분석을 동시에 수행하여 근거이론을 개발하기 위해 다음에 수집할 자료를 결정한다. 이러한 자료수집 과정은 출현되는 이론에 따라 달라진다.[18] 근거이론가는 자료의 범주가 충분하지 않을 때, 이를 채우기 위해 이론적 표본추출을 사용하며 실체 이론을 확장하여 나간다. 이는 자료수집을 지속적으로 유도하는 과정이다.

이론적 표본추출은 범주와 속성을 발견하기 위해 수행된다. 양적연구에서 사용되는 통계적 표본추출과는 달리, 질적연구에서는 표본의 크기를 계산하여 미리 결정하지 않는다. 이론적 표본추출에서 표본의 크기는 생성된 자료와 분석에 의해 결정된다. 이론적 표본추출은 범주가 포화될 때까지 계속된다. 포화는 더는 새로운 것이 발견되지 않는 자료의 반복을 말한다. 예시 9.10 에 제시된 정보는 이론적 표본추출 과정을 설명한다.

코딩

현장 작업의 첫날부터, 근거이론가는 자료수집, 코딩 및 분석을 동시에 수행한다. **코딩**은 자료를 개념이라고 하는 패턴으로 개념화하는 데 사용하는 과정이다. 자료분석의 **지속적인 비교방법**은 범주와 개념이 나타날 때까지 사건을 지속적으로 비교하여 자료를 이해하는 질적 자료분석의 한 형태이다.

근거이론의 목표는 핵심범주를 중심으로 구성된 이론을 생성하는 것이다. **범주**는 더 높은 추상적 수준에서 확인된 개념의 유형이다. **핵심범주**는 연구에 참여한 연구대상자와 관련된 행동 양식 또는 문제 유형을 나타낸다. 근거이론 연구에서의 코딩에 대한 논의는 예시 9.11에 제시되어 있다.

예시 9.10 이론적 표본추출에 대한 논의

연구대상자는 이론적 표집방법으로 선정하였는데, 임상실습 중 무례함을 경험하였거나 목격한 경험이 있는 학생들을 의도적으로 표집하기 위하여 노력하였다. 본 연구에서는 면담과 분석을 동시에 순환적으로 진행하였고, 분석한 면담내용을 고려하여 다음 연구대상자를 선정하였다. 최초 연구대상자는 모집공고를 보고 참여한 3학년 학생 3명이었고, 이후 눈덩이 표집법을 이용하여 비슷한 경험이 있는 학생 3명을 소개받았다. 이때 연구대상자는 가능한 한 여러 학교에 재학 중인 학생으로 구성될 수 있도록 고려하였고, 소속 대학병원이 있는 경우와 없는 경우가 모두 포함될 수 있도록 하였다. 이들 6명은 주로 첫 학기 실습 중 경험한 무례함에 대한 이야기를 하여, 초기 실습과정에서 경험하게 되는 무례함의 상황을 파악할 수 있었다. 이후 좀 더 다양한 무례함 현상과 대처과정을 확인하기 위하여 실습기간이 3학기 이상인 4학년 학생을 추가 선정하였다. 이들과의 면담내용이 무례함에 대한 다양한 대처과정을 보여 주었으나 무례함 현상과 관련된 인과적, 중재적, 맥락적 상황을 보완하기 위하여 스스로 임상실습에 잘 적응하고 있다고 평가한 3, 4학년 학생 5명을 추가로 선정하였다.

Source: 강지연, 정연진, 공경란, 정체성 위협: 임상실습 중 간호대학생의 무례함 경험에 관한 근거이론적 접근, J Korean Acad Nurs, 2018;48(1):85-95.

예시 9.11 근거이론 연구보고서의 자료분석 예시

분석

분석은 자료수집과 동시에 순환적으로 실시하였다. 우선 면담을 진행한 연구자 1인과 연구보조원 1인이 녹음된 내용을 필사하였다. 녹음된 내용을 반복적으로 재생하여 연구대상자가 말한 언어대로 필사하였고, 연구대상자의 웃음이나 침묵 등이 녹음된 경우에 이를 그대로 기록하였다. 필사에 참여하지 않은 연구자 1인이 녹음파일의 일부를 무작위로 선정하여 필사된 내용과 대조하여 정확성을 확인하였다. 필사한 면담내용은 Corbin과 Strauss의 근거이론 방법인 개방코딩, 축코딩, 선택코딩의 단계를 거쳐 분석하였다. 이 분석 과정은 모든 연구자가 참여한 10회 이상의 모임을 통하여 이루어졌다. 개방코딩에서는 필사된 자료를 줄 단위로 읽으면서 연구대상자가 경험한 현상을 이해하고, 이름을 붙이고 개념화하였으며, 자료 간의 유사성과 차이점을 비교하면서 범주화하였다. 축코딩에서는 개방코딩에서 도출된 개념을 연결하여 원인/맥락적 조건, 중심현상, 중재적 조건, 작용/상호작용 전략, 결과를 포함하는 패러다임 모형을 구성하였다. 선택코딩에서는 모든 범주 사이의 관계를 통합적으로 설명할 수 있는 포괄적인 핵심범주를 도출하였다.

Source: 강지연, 정연진, 공경란, 정체성 위협: 임상실습 중 간호대학생의 무례함 경험에 관한 근거이론적 접근, J Korean Acad Nurs, 2018;48(1):85-95.

문헌의 검토

근거이론 연구에서 문헌의 검토는 처음에는 하지 않는다. 근거이론가는 현장에서 자료를 수집하고 이론을 생성하는 것으로 시작한다. 이론이 충분히 근거 있고 발전된 것처럼 보일 때, 문헌이 검토되고, 개발되는 이론과 관련시킨다.[17] 문헌검토의 완료를 기다리면서 연구자는 관련성이 있거나 없을 수 있는 선입견 개념으로 인한 자료의 오염을 피한다. 근거이론은 가설을 검정하거나 반복하기보다는 개념과 가설을 발견한다.

메모

메모는 근거이론가가 범주, 속성 및 관계를 코딩하면서 떠오르는 생각을 적은 것이다. 메모는 근거이론가가 자료를 비교, 코딩 및 분석하는 동안 아이디어가 떠오를 때 작성한다. 메모의 길이는 한 문장이나 한 단락 또는 여러 페이지가 될 수 있다. 연구자는 항상 올바르게 메모를 작성해야 한다. 메모의 목적은 연구자의 생각을 종이에 적어 기록하는 것이다. 이론적 개요 내에서 메모를 정렬하는 것은 근거이론 연구에서 필수적인 단계이다.

근거이론 평가기준

Glaser[17]은 근거이론의 평가를 위해 적합성(fit), 설명력(work), 관련성(relevance), 수정 가능성(modifiability)의 네 가지 기준을 제시하였다. 적합성은 도출된 이론의 범주가 수집된 자료에 부합하는 것이다. 기존의 이론을 훼손하지 않으려고 자료를 선입견에 따라 범주화하거나 제거하지 않아야 한다. 설명력은 근거이론이 무슨 일이 일어나고, 무슨 일이 일어날지 예측하며, 실체적 또는 형식적 탐구의 영역을 해석한다는 것을 나타낸다. 연구분야는 연구환경 내의 개인과 관련성 있고 이해할 수 있어야 한다. 근거이론을 평가하기 위한 마지막 기준은 수정 가능성이다. 이론은 항상 수정되고 있다. 생성된 근거이론은 자료에서 설명하는 것보다 결코 정확할 수 없다. 새로운 자료가 연구에서 밝혀짐에 따라 이론은 수정된다.

현상학적 연구에 대한 비판적 질문

비판하고자 하는 연구를 선택한 후 이 장에서 언급한 주요 용어 중심으로 연구를 살펴보자. 이 장에서 언급한 주요 용어가 모든 연구논문에 포함되어 있지는 않을 것이다. 다음 질문은 현상학적 연구를 비판하기 위한 가이드라인이 될 수 있다.

1. 관심 있는 연구현상이 명확하게 기술되어 있는가? 왜 이 현상이 질적인 접근을 필요로 하는지에 대한 진술과 함께 현상에 대한 설명이 연구보고서의 서론 단락에 제시되어야 한다.
2. 이 기술은 연구대상자의 체험된 생생한 경험을 이해하는 데 도움이 되는가? 생생히 체험된 경험은 특정한 현상에 대한 개인의 인식에 의미를 부여하는 것이다. 저자가 생생한 경험에 대한 인식을 포착하고 그 경험의 풍부함, 폭넓음, 깊이를 강조하는지 확인한다.
3. 자료수집에 사용된 방법이 연구목적에 적합한가? 현상학은 체험된 경험과 같은 특정 현상을 기술하는 것이 목적인 질적연구 접근법의 한 유형이다. 방법론과 진술된 연구목적이 일치해야 한다.
4. 의도적 표본추출이 사용되었는가? 의도적 표본추출은 현상학적 연구에서 가장 일반적으로 사용된다. 표본 선정방법은 현상에 대한 특별한 지식을 가진 자를 선택하는지 여부로 결정한다.

5. 연구자가 자료수집 절차를 설명하였는가? 연구자가 면담을 실시했는지 확인한다. 자료수집에는 연구대상자가 체험한 경험을 설명하는 과정을 촉진하기 위해 개방형 질문과 명확한 질문을 포함한다.
6. 자료분석을 위한 전략이 기술되어 있는가? 자료분석을 위해서는 연구자가 자료에 몰입해야 한다. 표 9.3에서 9.5에 제시되어 있는 바와 같이 다양한 방법이 있고, 각각 다른 방식으로 기술할 수 있다. 연구자가 이러한 방법 중 하나를 확인하고 자료분석 절차를 수행했는지 확인해야 한다.
7. 주제가 원자료의 완전성을 유지하는가? 연구자가 해석을 뒷받침하는 예를 사용했는가? 각 개인의 생생한 경험에 대한 설명의 유일성을 유지함에 있어서, 면담의 축어적인(verbatim) 응답은 주제와 범주를 확인하는 데 사용한다.
8. 연구수행이 엄정성의 기준을 충족시킨다는 증거는 무엇인가? 연구대상자는 연구결과를 이해하고 신뢰할 만하고 진실하다고 본다. 연구자는 면담을 필사한 사본을 연구대상자에게 보내 연구자의 기술이 자신의 경험대로 기록되었는지 질문한다. 그런 다음 내용을 적절하게 추가하거나 삭제할 수 있다.

문화기술지 연구에 대한 비판적 질문

비판하고자 하는 연구를 선택한 후 이 장에서 언급한 주요 용어 중심으로 연구를 살펴보자. 이 장에서 언급한 주요 용어가 모든 연구논문에 포함되어 있지는 않을 것이다. 다음 질문은 문화기술지 연구를 비판하기 위한 가이드라인이 될 수 있다.

1. 연구자가 연구할 문화를 명확하게 확인했는가? 질적 접근으로서의 문화기술지는 문화 구성원과의 친밀감을 위한 기회를 제공한다. 연구자가 특정 문화에 초점을 두었는지 여부와 문화를 자세하게 기술하였는지 판단한다.
2. 연구가 현장에서 수행되었는가? 현장조사가 수행되었는가? 문화기술지 연구의 특징은 연구대상자의 문화적 몰입이다. 이를 위해 연구자는 구성원과 '생활하면서' 이들과 접촉하고 역할을 확립해야 한다. 연구자가 문화적 몰입이 발생했다는 증거를 제공했는가?
3. 연구자가 연구에서 자신의 역할을 명확하게 설명하는가? 연구자는 문화적 지식 발견에서 그들이 하는 역할을 이해해야 한다. 연구자는 '도구'가 되기 때문에 문화에 참여하고, 연구대상자를 관찰하고, 관찰을 기록하고, 문화적 집단의 구성원을 면담하며, 문서를 조사하고, 가능한 유물을 수집하고 결과를 보고해야 한다. 연구자가 다양한 경험을 조직하고 해석하는 데 필요한 문화적 지식을 발견하기 위해 다양한 활동에 참여했다는 증거가 있는가?
4. 다양한 출처의 자료(예 : 연구대상자 관찰, 문서 분석, 생애사 기록, 분석)를 사용하였는가? 연구할 문화의 유형을 확인한 후 자료의 출처가 적절한지 확인한다.
5. 연구목적을 달성하기에 현장에서의 시간이 충분하였는가? 현장에서 보낸 시간의 정도는 연구마다 다양하

며, 연구질문, 문화의 복잡성, 관계 수립에 필요한 시간, 자료의 접근성에 따라 다르다. 현장조사는 다양한 문화활동에 대한 지속적인 관찰과 참여를 통해 완전한 헌신을 요구한다. 연구자가 문화적 몰입에 소요한 시간을 확인하고 그것이 적합한지 여부를 살펴본다.

근거이론 연구에 대한 비판적 질문

비판하고자 하는 연구를 선택한 후 이 장에서 언급한 주요 용어 중심으로 연구를 살펴보자. 이 장에서 언급한 주요 용어가 모든 연구논문에 포함되어 있지는 않을 것이다. 다음 질문은 근거이론 연구를 비판하기 위한 가이드라인이 될 수 있다.

1. 연구질문은 사회적 상황에서 연구하기에 적절한가? 근거이론 연구는 상호작용주의적 관점에서 사회적 상호작용을 통해 관심 있는 현상을 탐구할 수 있을 때 적절하게 사용된다. 연구질문은 다양한 출처의 자료뿐 아니라 다양한 사람으로부터 자료수집을 이끌며, 자신과 다른 사람을 인식하는 방법에 초점을 맞춘다.
2. 자료를 수집하는 데 다양한 출처의 자료가 사용되었는가? 근거이론 연구논문을 평가할 때 자료수집 방법에 특히 주의를 기울이는 것이 중요하다. 연구에 사용된 자료수집 전략(예, 관찰, 면담, 문서분석, 연구대상자 관찰)을 확인한다. 면담자료는 가능할 때마다 관찰자료와 함께 백업해야 한다. 마찬가지로, 연구자가 연구대상자와의 면담에서 가능한 한 많은 다양한 자료를 보고 있는지를 확인하기 위해 다양한 연구대상자와 접촉해야 한다.
3. 문헌고찰의 특성과 범위는 무엇인가? 문헌고찰의 가장 중요한 기능 중 하나는 연구의 시작시점에 연구의 관심 현상을 '볼 수' 있게 하는 것이다. 문헌고찰은 연구의 초점을 지시하지 않는다. 따라서 일반적으로 근거이론 연구보고서에 개념적 또는 이론적 틀이 제시되어 있지 않다. 근거이론의 목적은 이론을 생성하는 것이지 검정하는 것이 아니다. 그러나 문헌고찰은 초기 현장작업에 대한 지침을 제시하고 일단 개발된 이론적 틀에 깊이를 더할 수 있다.
4. 개발된 이론이 타당한가? 이론을 평가하는 것은 가장 중요한 단계이다. 범주의 통합과 구조가 타당한가? 개념은 논리적으로 연결되어 있는가? 개념을 뒷받침하는 충분한 근거가 있는가? 근거이론 연구를 수행하는 데 시간이 가장 오래 걸리는 부분 중 하나는 코딩과 다른 사람에게 의미 있는 용어를 사용하는 것이다. 연구자는 끊임없이 초안을 작성하고 동료에게 코딩 구조를 검토해 주길 요청한다. 제시된 이론적인 틀에서 사용한 용어를 이해할 수 있는지 확인한다.

핵심요약

1. 현상학은 철학이자 연구방법이다.
2. 현상학적 연구의 목적은 '생생한 경험'의 해석을 통해 삶의 의미를 기술하는 것이다.

3. 연구대상자의 행동이나 경험을 이해한다는 것은, 개인이 연구자의 경험을 해석한다는 것을 말한다.
4. 자료는 면담, 비디오테이프, 서면 기술지를 통해 수집된다.
5. 자료는 해석적 분석이나 해석학을 통해 분석된다.
6. 문화기술지 연구는 인류학적 연구와 역사적 연구전략을 모두 포함한다.
7. 문화기술지 연구에서, 연구자는 행동을 형성하는 문화적 영향을 이해하기 위해 연구대상자와 그들의 삶의 방식에 몰입한다.
8. 문화기술지 연구자의 목표는 문화적 집단의 구성원을 연구하기보다는 오히려 그들로부터 배우고, 그들의 세계관을 이해하는 것이다.
9. 문화기술지 연구의 기획과 수행은 현장조사 전, 현장조사, 현장조사 후 세 단계로 진행된다.
10. 근거이론의 목표는 핵심범주를 중심으로 구성된 이론을 생성하는 것이다. 핵심범주는 연구에 참여한 연구대상자와 관련된 행동양식 또는 문제유형을 나타낸다.
11. 상징적 상호작용주의는 근거이론의 이론적 토대이다.
12. 근거이론에서 연구문제는 연구과정이 연구문제를 해결하는 만큼만 발견된다.
13. 연구자가 적합하지 않거나 관련이 없는 선입견을 가지고 자료로부터 개념을 생성하지 않도록 하기 위해, 생성할 이론이 자료에 근거할 때까지 문헌고찰은 미뤄 둔다.
14. 이론적 표본추출에서, 자료수집의 범위는 출현되는 이론에 의해 조절된다.
15. 근거이론가는 자료수집과 동시에 코딩 및 분석을 수행한다.
16. 이론적 표본추출은 범주가 포화될 때까지 계속된다.
17. 근거이론을 평가하는 기준에는 적합성(fit), 설명력(work), 관련성(relevance), 수정가능성(modifiability)이 포함된다.

학습활동

괄호치기(bracketing) 연습

괄호치기는 연구자가 자각을 할 수 있도록 돕는다. 이 연습은 괄호치기가 현상학적 연구에서 필요한 첫 번째 단계인 이유를 학생 연구자에게 보여 준다.

1. 현상학적 연구를 위한 생생한 경험을 확인한다. 휠체어로 생활하는 경험(wheelchair-bound)은 어떠한가? 임신한 십대의 경험은 어떠한가?
2. 경험에 대한 당신의 가정과 신념을 익명으로 리스트를 작성하여 강사에게 제출한다.
3. 강사는 가정과 신념을 모은 후 수업에서 나누어 준다.
4. 강사는 다양한 선입견이 다음의 상황에 어떻게 영향을 미칠지에 대해 토론수업을 진행한다.
   a. 연구질문
   b. 다양한 경험에 대한 연구자의 개방성

c. 수집할 자료 d. 자료수집 방법

e. 자료해석 방법

면담 역할극 연습

심층면담 기법에 대한 역할극은 학생 연구자가 면담기술을 개발하는 데 도움이 된다. 학생의 질문과 연구대상자와의 상호작용, 세부사항에 대해 주의를 기울이지 않는 것과 같은 듣기의 문제, 연구자 편견의 가능성에 특히 주의를 기울인다.

1. 학생은 짝을 이루어 공통의 경험에 대해 서로 면담을 한다. 예를 들어, 학생이 되는 것은 어땠습니까? 임상실습 첫날에 어땠습니까?
2. 학생은 면담을 녹음하고 전사한다.
3. 녹음내용을 듣고 전사물을 읽은 후, 학생은 다음을 확인한다.
   a. 내용이 더 완전히 탐구되었어야 하는 영역
   b. 면담자가 연구대상자로 하여금 중요한 정보를 말할 수 있도록 유도하지 못했던 질문방법
   c. 자료를 보다 효과적으로 유도하는 방법
4. 학생은 전사물의 일부와 분석내용을 수업에서 공유한다.
5. 강사가 토론을 이끌고 학생의 면담기술에 대해 추가적으로 비평한다.

문헌고찰 연습

1. 문화기술지 연구가 게재되어 있는 연구-중심 저널(예: Applied Nursing Research, Nursing Research, Research in Nursing and Health, and Western Journal of Nursing Research)에서 지난 5년간 출판한 두 편의 논문을 확인한다.
   a. 이 논문은 이 장에서 정의된 문화기술지 연구의 정의를 따르고 있는가? 그렇다면 또는 그렇지 않다면 그 근거는 무엇인가?
   b. 연구자가 연구대상자의 삶의 방식에 어떻게 몰입했는지 설명한다.
2. 문화기술지적 접근에 적합한 연구분야를 확인한다. 다음에 대해 토론한다.
   a. 연구의 목적
   b. 자료 수집을 위한 환경
   c. 자료수집과 관련된 타임라인
   d. 연구자가 자료를 얻는 방법
3. 근거이론 방법론을 사용한 연구 두 편을 확인하고 다음 질문에 답한다.
   a. 연구대상인 사회적 상황은 연구자에 의해 어떻게 확인되었는가?
   b. 연구자가 사용한 자료수집 기법은 무엇인가?
   c. 자료수집 기간은 얼마나 소요되었는가?

d. 연구대상자와 장소는 어떻게 결정되었는가?

e. 연구자는 관찰/면담과 문헌 고찰에 기반하여 사회적 상황에 관한 이론을 어떻게 개발하려고 했는가?

f. 주제에 대한 연구자의 의견과 생각은 어떤가?

REFERENCES

1. Wagner, H: Phenomenology of Consciousness and Sociology of the Life World: An Introductory Study. University of Alberta Press, Edmonton, Canada, 1983.
2. Gaut, D: Philosophical analysis as research method. In Leininger, M(ed). Qualitative Research Methods in Nursing. Grune and Stratton, New York, 1985, pp 73–80.
3. Mariano, C: Qualitative research: Instructional strategies and curricular considerations. Nurs Health Care 11:354, 1990.
4. Munhall, P: Theoretical considerations in qualitative research. In Munhall, P, and Boyd, C(eds). Nursing Research: A Qualitative Perspective, ed 2. National League for Nursing, New York, 1993, pp 424–453.
5. Guba, E, and Lincoln, Y: Effective Evaluation. Jossey-Bass, San Francisco, 1981.
6. Van Manen, M: Researching the Lived Experience. State University of New York Press, Buffalo, NY, 1990.
7. Emerson, RM: Contemporary Field Research: A Collection of Readings. Little, Brown, Boston, 1983.
8. Denzin, NK, and Lincoln, YS: Handbook of Qualitative Research. Sage Publications, Thousand Oaks, CA, 1994.
9. Oftand, J: Analytic ethnography: Features, failings and futures. J Contemp Ethnography 24:30, 1995.
10. Honigmann, JJ: The Development of Anthropological Ideas. Dorsey Press, Homewood, IL, 1976.
11. Mead, M: Blackberry Winter: My Earlier Years. Pocket Books, New York, 1972.
12. Leininger, M: Nursing and Anthropology: Two Worlds to Blend. John Wiley & Sons, New York, 1970.
13. Ragucci, AT: The ethnographic approach and nursing research. Nurs Res 21:485, 1972.
14. Aamodt, AM: The child view of health and healing. Communicating Nurs Res 5:38, 1972.
15. Glaser, B: Basics of Grounded Theory Analysis. Sociology Press, Mill Valley, CA, 1992.
16. Blumer, H: Symbolic Interactionism: Perspectives and Method. Prentice-Hall, Englewood Cliffs, NJ, 1969.
17. Glaser, B: Theoretical Sensitivity. Sociology Press, Mill Valley, CA, 1978.
18. Glaser, B, and Strauss, A: The Discovery of Grounded Theory: Strategies for Qualitative Research. Aldine de Gruyter, New York, 1967, p 45. 6041
19. 정우정, 이명선: 뇌전증 자녀를 둔 어머니의 돌봄 체험에 관한 해석학적 현상학 연구. 한국간호과학회지 47:71. 2017.
20. 강지연, 정연진, 공경란: 정체성 위협: 임상실습 중 간호대학생의 무례함 경험에 관한 근거이론적 접근. 한국간호과학회지 48:85, 2018.

CHAPTER 10

자료수집 방법

Data Collection Methods

학습 목표

이 장을 마치면 다음을 수행할 수 있다.

1. 양적·질적 연구에서의 자료수집에 사용되는 도구와 방법을 안다.
2. 폐쇄형 질문과 개방형 질문을 구분한다.
3. 설문지 사용의 장단점을 열거한다.
4. 다양한 유형의 척도를 비교하고 대조한다.

핵심 용어 해설

- 개방형 질문(open-ended questionnaire). 구체적인 답변이 요청되는 질문형식
- 도구(instrument). 개념이나 변수를 측정하는 방법, 기기 또는 지필검사
- 면담 스케줄(interview schedule). 숙련된 연구자가 연구대상자에게 진행하는 주제 또는 개방형 질문 목록. 때로는 인터뷰 가이드라고도 함.
- 설문조사(questionnaire). 자가보고 또는 면담으로 구성된 구조화된 조사
- 시각적 상사척도(visual analogue scale). 주관적 현상(예: 통증, 피로, 호흡곤란, 불안)을 측정하는 척도 유형. 양단은 고정되어 있고 눈금은 100mm 길이로 정량화되어 있음. 연구대상자는 그 당시 경험한 정도를 선 위의 한 지점에 표시하도록 함.
- 어의구별척도(semantic differential scale). 반대의 느낌을 반영하는 각 쌍의 형용사를 활용하여 나타내는 척도
- 응답 편중(response set bias). 실제 상황대로 정확하게 응답하지 않는 연구대상자의 성향
- 조사(survey). 지식, 태도 또는 행동을 기술, 비교 또는 설명하기 위해 자료를 수집하는 방법
- 척도(scale). 연구대상자가 가진 특정한 태도, 가치 또는 특성의 정도를 숫자로 나타낸 것
- 폐쇄형 질문(closed-ended questionnaire). 연구대상자가 몇 개의 답지에서 하나의 답을 선택하도록 만든 질문
- Likert척도(likert scale). 때로는 총화평정 척도라고 함. 동의 또는 반대를 표현하는 일련의 진술문에 응답하도록 함. 대부분의 Likert척도는 '완전 동의', '동의', '중립', '반대', '절대 반대'의 5점 척도로 구성됨.
- Q 방법론(Q methodology). 순위 비교를 통해 개인의 의견, 태도 또는 판단을 표현하는 정렬방법

자료수집은 연구 과정의 중요한 부분이다. 자료수집을 위한 방법과 도구는 문제의 특성, 접근방법, 연구변수에 따라 선택해야 한다. 연구자가 연구질문에 대한 가설을 검정하거나 연구질문에 대한 답을 찾거나 할 때, 타당하고 신뢰할 수 있는 도구가 필수적이다. 이 장의 목적은 양적연구와 질적연구에 대한 다양한 자료수집 방법을 설명하는 것이다.

양적 자료 대 질적 자료

양적 자료는 숫자로 나타낼 수 있다. 이 자료는 결과를 그대로 사용하거나(예: kg, cm, 연령) 계수 또는 공식화할 수 있는 범주(예: 남성 또는 여성)로 사용할 수 있다. 양적 자료의 장점은 분석이 쉽고, 비교할 수 있으며, 통계방법으로 가설을 검증할 수 있다는 것이다. 자료가 표준화되고 공정한 방식으로 수집된 경우, 결과는 다른 모집단에 일반화하여 적용할 수 있다. 그러나 질적 자료와 양적 자료의 구분이 항상 명확한 것은 아니다. 질적 자료는 각 범주로 코드화하여 컴퓨터에 입력한 뒤 계수에 기초한 통계적 기법(예: 카이-제곱 분석)을 사용하여 분석한다.

자료는 질적, 양적 두 가지 범주로 나뉜다. 질적 자료는 관찰, 기록, 녹음 또는 녹화 등으로 수집된다. 자료수집 방법으로는 비구조적 인터뷰, 직접관찰, 사례연구, 필드 노트, 일지 또는 역사적 문서 등이 있다. 질적 자료는 새로운 영역의 예비조사와 양적연구의 분석 결과를 이해하는 데 유용하다. 장점은 주제에 대한 사전지식이 필요하지 않으며 개별 차이를 심도 있게 기록할 수 있다는 것이다.

양적 자료수집 방법

양적 자료수집을 위해 도구를 이용한다. **도구**는 기기, 구조화된 면담 또는 지필검사일 수 있다.[1] 조사연구에 사용되는 자료수집 도구로는 설문지, 평정척도, 체크리스트, 표준화된 검사 및 생리적 측정방법이 있다. 자료수집 방법은 개인에게 설문지, 조사지 또는 표준화된 검사를 완료하도록 요청하는 자가보고의 형태를 기반으로 한다.

조사와 설문지

조사는 지식, 태도, 행동을 기술, 비교 또는 설명하기 위해 자료를 수집하는 일반적인 방법이다. **조사**는 대상자에게 제시된 일련의 질문들이다.[2] 설문지는 자가보고형식의 조사로 어떤 형식을 갖추고 있다. 많은 연구가 대면조사를 실시하지만, 우편을 통해서 설문조사하는 경우가 가장 흔하다. 우편을 통한 설문조사는 경제적이고 비교적 짧은 시간 안에 많은 사람에 접근 가능하지만, 회수율이 낮다는 것이 한 가지 단점이다. 보통 표본의 80%가 답변한 경우 우수한 것으로 평가된다. 현실적으로, 대부분의 연구에서 30~60%의 회수율을 기대할 수 있다.[3] 예시 10.1은 우편 설문조사의 한 예이다.

폐쇄형 질문은 몇 가지 선택사항 중에서 답을 선택하도록 한다. 이 기법은 우편을 이용한 대규모 조사에서 자주 사용된다. 이러한 유형의 설문지는 코드화하기 쉽다. **개방형 질문**은 연구대상자에게 주제에 대해 광범위하게

예시 10.1	우편 설문 조사

자료수집 절차

암환자 등록센터 자료에 연구대상자 선정기준을 넣고 검색하여 대상자 목록을 결정하였다. 최종대상자는 몇 년 사이 유방암 진단을 받은 65세 이상의 모든 여성으로 최근 2개월 이내에 진단받은 여성은 제외하였다. 최종목록은 센터 잠금장치를 한 파일 캐비닛에 보관되었고 연구자에게는 제공되지 않았다.

암환자 등록센터에서는 최종 목록에 있는 모든 여성에게 연구설명서, 3개의 도구 및 배경정보 질문을 포함한 설문지, 5달러 지폐와 반송 봉투 등을 우편으로 보냈다. 그 돈은 참가에 대한 감사의 표시로, 조사 참여 여부와 관계없이 돈을 받을 수 있다는 것을 설명서에 명시하였다. 설문지 반송을 격려하기 위해 첫 우편물 발송 2주 후에 모든 대상자에게 엽서를 발송하였다.

Source: Thomas, JC, Burton, M, Griffi n, MT, and Fitzpatrick, JJ: Self-transcendence, spiritual well-being, and spiritual practices of women with breast cancer. J Holist Nurs 28:115, 2010.

질문을 하고. 이 질문에 대해 구체적으로 답변을 하도록 한다. 자료분석을 양적연구 방법으로 계획한 조사연구의 경우에는 개방형 질문을 사용하는 경우가 흔하지 않다. 개방형 질문의 경우, 각 질문에 대해 정해진 답이 없기 때문에 연구자는 대상자의 답변을 통제하기 어렵기 때문이다. 개방형 질문과 폐쇄형 질문의 차이를 보여 주는 예는 표 10.1과 같다.

설문지 개발

수집할 문제 및 정보에 초점을 맞추면서, 답하기 쉬운 좋은 질문을 만드는 것은 설문지를 개발하는 데 필수적이다. 설문지의 예는 그림 10.1과 같다.

다음은 질문을 작성할 때 고려해야 할 지침이다.

1. 구체적으로 질문한다.[2,4] 예를 들어, 환자 만족도를 알고자 한다면, '당신이 받은 치료에 만족하는가, 만족하지 않는가?'라는 질문은 너무 일반적이고, 대상자는 환자 만족도의 다른 측면에 대한 의견을 말할 수도 있다. '당신의 치료에 대한 만족도를 어떻게 평가하십니까? – 탁월함, 매우 좋음, 좋음, 괜찮음, 부족함'과 같은 질문은 치료의 가치, 요구도 및 선호도에 대한 의견을 반영한다.
2. 간단한 언어를 사용한다.[2,4] 질문이 연구대상자의 교육 정도와 지식 수준에 적합한지 확인한다. 폐암 발생률의 변화에 대해 어떻게 생각하는지 알고 싶다면, '폐암 발생이 증가한다고 생각합니까, 감소한다고 생각합니까, 아니면 그대로 유지된다고 생각합니까?'라고 물을 수 있다. 그러나 역학자에게는 그러한 질문이 오히려 대답하기 어렵게 만들 수 있다. 이 경우 기간, 이환율, 사망률, 인종, 연령, 성별을 지정하여 '지난 5년 동안 65세 미만 백인 남성의 호흡기암 발병률이 증가, 감소 또는 그대로 유지되었습니까?'라고 질문해야 한다.
3. 각 질문은 하나의 개념을 나타내야 한다.[2,4] 동시에 2개(또는 그 이상)의 질문을 피한다. 예를 들어, '차를 운전

표 10.1	개방형 질문 및 폐쇄형 질문의 예

개방형 질문

다른 사람이 운전하는 차를 탈 때 안전벨트를 매는 몇 가지 이유를 설명하시오.

폐쇄형 질문

1. 다른 사람이 운전하는 차를 탈 때 얼마나 자주 안전벨트를 매는가?
   a. 매지 않는다.
   b. 드물게 맨다.
   c. 때때로 맨다.
   d. 대체로 맨다.
   e. 항상 맨다.

개방형 질문

음주에 대한 당신의 신념을 설명하시오.

폐쇄형 질문

1. 지난 30일 동안 몇 번이나 술을 마신 상태로 운전을 했는가?
   a. 0회
   b. 1회
   c. 2~3회
   d. 4~5회
   e. 6회 이상

할 때 안전벨트를 매는가?'라는 질문은 실제로 몇 가지 질문을 포함하고 있다. 즉, '차를 운전할 수 있는가?' '자동차를 가지고 있는가?' '안전벨트를 매는가?' 답이 '아니오'라면 '운전할 수 없다' 또는 '운전면허가 없다' 또는 '운전은 할 수 있지만, 운전할 때 안전벨트는 매지 않는다'는 뜻일 수 있다. 그 질문은 '운전할 때, 얼마나 자주 안전벨트를 매는가? – 항상, 때때로, 절대 매지 않는다'가 적절하다.

4. 시간에 대한 한계를 정한다.[2,4] 예를 들어, '운동을 자주 하십니까?'라고 묻는다면, '자주'가 무엇을 의미하는지 명확하지 않다. 더 구체적인 질문은 '지난주에 얼마나 자주 운동을 했습니까? – 1회, 2회, 3회 이상'이다.
5. 가능한 한 중립적인 질문을 한다.[2,4] 내용, 구조 또는 표현이 특정 답변에 유리하지 않도록 한다. 예를 들어,

우리는 귀하에 대한 정보를 얻길 원합니다. 본 설문지는 개인적, 건강 및 인구학적 질문을 포함합니다. 귀하를 가장 잘 설명한 답에 표시하십시오. 설문이 종료되면 연구원에게 제출해 주십시오.

1. 현재 어떤 학위과정입니까?

	예	아니오
전문학사	1	0
학사	1	0
석사	1	0
박사	1	0
기타: ______		

2. 지난 5년 동안 다음 시험 중 어느 것을 본 적이 있습니까?

	예	아니오
대학수학능력시험	1	0
공인어학시험	1	0
공무원시험	1	0
미국면허간호사시험	1	0
기타: ______		

3. 몇 학기 동안 통계학을 수강하셨나요?

4. 개인 컴퓨터를 사용하여 자료를 분석한 적이 있습니까?

예 1 아니오 0

그림 10.1 설문지

귀하의 개인적인 습관에 관한 내용입니다.

5. 커피를 얼마나 자주 마십니까?

0 드물게 또는 마시지 않는다.
1 한 달에 1잔 미만
2 한 달에 1~3잔
3 일주일에 1~6잔
4 하루 1~2잔
5 하루 3~4잔
6 하루에 5잔 이상

6. 하루에 담배를 얼마나 피우십니까?

0 피우지 않는다.
1 전에는 피웠지만 지금은 피우지 않는다.
2 $^1/_2$갑 또는 그 이하(0~10개비)
3 $^1/_2$갑에서 1갑 사이(11~20개비)
4 1갑 초과 최대 1 $^1/_2$갑(21~30개비)
5 1 $^1/_2$갑 초과 최대 2갑(31~40개비)
6 2갑 초과

7. 담배를 피운다면, 몇 살부터 담배를 피우기 시작했습니까?

____

담배를 끊었더라도 정기적으로 피운 적이 있다면 대답해 주세요.
지금까지 담배를 피운 적이 없다면 빈칸으로 두세요.

8. 운동을 얼마나 자주 하십니까?

0 드물게 또는 하지 않는다.
1 월 1회 미만
2 월 1~3회
3 주 1~3회
4 주 4~6회
5 매일

그림 10.1 설문지

귀하의 배경에 대한 내용입니다.

9. 지난 생일에 몇 살이었습니까?

_______________ 세

10. 출생순서는 몇 번째인가요?(예: 첫째이면 1, 셋째이면 3):

____

11. 성별:

__________ 여성 __________ 남성

12. 키는 얼마입니까?

__________ cm

13. 몸무게는 얼마입니까?

__________ kg

14. 현재 미국심장협회나 미국적십자사로부터 심폐소생술(CPR) 인증을 받으셨습니까?

예 1 아니오 0

15. 의사로부터 다음과 같은 질환이 있다는 말을 들은 적이 있습니까?

	예	아니오
심장병	1	0
고혈압	1	0
고지혈증	1	0
폐기종	1	0
암	1	0

16. 당신의 나이에 비해 당신의 건강을 어떻게 평가하시겠습니까?

아주 좋음	4
좋음	3
나쁨	2
아주 나쁨	1

그림 10.1 설문지

‘그렇게 생각하지 않나요?’가 아니라 ‘다음 진술에 동의합니까, 동의하지 않습니까?’라고 묻는다. 편중된 답변을 피하기 위해 긍정적인 답변과 부정적인 답변의 수가 같은지 확인한다.

좋은 응답을 위한 설계

좋은 질문을 하기 위해서는 좋은 답변을 명시해야 한다. 질문은 개방형, 범주형, 연속형의 세 가지 유형으로 설계될 수 있다.

개방형 응답

개방형 응답(open-ended response)은 연구대상자가 하고 싶은 말을 자유형식으로 기술하도록 유도한다. 이러한 답변은 응답의 빈도를 높이거나 짧은 응답의 해석을 돕기 위해 설문지 초안 작성의 단계 또는 설문지 끝 부분에 두는 것이 유용하다. 대부분의 개방형 응답은 컴퓨터를 사용하여 분석하지 않는다. 이러한 자유형식이 자료를 컴퓨터로 분석하려면 설문지를 받은 후 응답을 코드화할 필요가 있다. 코드화 작업은 지루하고 시간이 많이 걸리는 작업이다.

범주형 응답

범주형 응답(categorical response)은 제한된 수의 답지 중에서 선택하도록 하는 폐쇄형 응답의 한 유형이다. 범주형 응답을 쓸 때 답가지 중에서 가장 중요한 가능성이 있는 답변이 배제되어서는 안 된다. 5% 미만으로 발생할 정도로 흔하지 않거나, 연구자가 고려하지 못했을 수도 있는 답변을 얻기 위해 ‘기타’와 같은 범주를 질문목록의 끝에 배치할 수 있다. 답변도 상호배타적이어야 한다.

범주도 겹치지 않아야 한다. 예를 들어 ‘몇 살입니까?, 즉 18~21세, 21~35세, 36~65세, 65세 이상’라는 질문에는 두 가지 범주가 겹쳐 있다. 대상자가 2개 이상의 답변을 선택할 경우, 대답은 상호배타적이지 않을 수 있다. 그러한 질문은 예/아니오 대답만을 허용하는 질문이 좋다. 예를 들어, ‘다음 질병이 있으십니까?, 즉 당뇨, 고혈압, 고지혈증, 심근경색’라는 질문은 실제로 네 가지 개별적인 범주로 간주되어야 한다.

연속형 응답

연속형 응답(continuous response)은 연속을 나타내는 범위의 값으로 직접 입력할 수 있으므로 코드화할 필요가 없다. 나이, 체중, 키, 혈압 등을 예로 들 수 있다. 연구자는 각 값에 사용되는 측정단위와 원하는 정확도(소수점 이하 자릿수)를 명시해야 한다. 예를 들어 신생아의 영양상태에 관한 연구에서 체중은 정확하게 그램(g)까지, 월령에 따른 나이를 요구해야 하지만, 노인의 유사한 연구를 위해서는 체중은 킬로그램(kg)과 월령 없이 연령만으로도 충분하다.

질문 순서

설문지는 부분의 합보다 전체가 큰 질문의 집합이다. 각각의 질문을 신중하게 표현하는 것 외에도, 질문의 순서도 중요하다.

Dillman[3]는 질문 순서에 대해 5가지 원칙을 제시했다.

1. 연구대상자가 가장 유용하거나 중요하다고 생각할 만한 주제부터 시작한다.
2. 내용이 비슷한 질문은 그룹화한다. 동일한 유형의 질문도 그룹화한다. 예를 들어, 질문의 주제가 같은 경우, 예/아니오 답변을 요구하는 질문인 경우이다.
3. 전체적으로 설문내용의 연속성을 위하여, 질문 그룹 간의 관계를 활용한다.
4. 민감한 주제에 대한 질문은 설문지의 $^2/_3$ 정도 뒷부분에 넣어야 한다. 주제영역 내에서 먼저 대답하기 쉬운 질문을 하고 민감하거나 반대하기 쉬운 질문을 마지막에 넣는다.
5. 연구대상자가 지루해하거나 개인적인 것으로 생각할 수 있는 인구통계학적 질문은 설문지의 끝에 배치해야 한다. 인구통계학적 질문(예: 나이, 성별, 결혼 여부, 소득)이 설문조사 시작 부분에 제시될 경우 이를 침해하는 것으로 간주할 수 있는 반면, 조사를 마친 후 하게 되면 불쾌하게 여기지 않을 수 있다.

척도

척도는 어떤 반응에 대해 하나의 수치가 할당된 숫자 값의 집합으로, 대상자가 가진 특정한 태도, 가치 또는 특성의 정도를 나타낸다. 척도의 목적은 측정하려는 어떤 것에 대해서 서로 다른 정도를 보이는 사람들을 구분하는 것이다. 일련의 항목에 대해 측정하기 위해 척도를 만든다. 항목을 평가하기 위한 척도를 만드는 데 여러 가지 형식이 사용된다. 일반적인 척도 유형으로는 Likert척도, 어의구별척도, 시각적 상사척도가 있다.

Likert척도

총화평정척도(summative scale)라고도 하는 **Likert척도**는, 연구대상자가 일련의 진술을 읽고 자신의 관점에 어울리는 적절한 응답순위를 선택하는 것이다. 응답은 일반적으로 동의나 평가 또는 빈도를 선택한다. 본래 Likert척도는 '완전 동의', '부분 동의', '중립', '부분 반대' '절대 반대' 등 5개의 범주지만 범주 수는 달라질 수 있다. 즉, ('다소 반대'와 '다소 동의'를 추가함으로써) 7개 범주로 확장하거나('중립'을 제거함으로써) 4개 범주로 축소할 수 있다.

정해진 응답범주의 수는 없다. 일부 연구자는 연구대상자가 반드시 어떤 범주를 선택하도록 하기 위해 '중립' 선택사항을 생략해야 한다고 생각한다. 다른 연구자는 강한 의견을 가지지 않은 연구대상자에게 그러한 태도를 표현할 수 있는 선택권이 주어져야 한다고 생각한다. 강제적 선택방법을 적용할 때, 공백으로 남겨진 반응은 일반적으로 '중립'으로 해석된다. Likert척도의 빈도 범주에는 '거의 하지 않는', '드물게', '가끔', '종종', '자주'와 같은 용어가 포함될 수 있다. 이러한 용어는 조정할 수 있으며, 주요 질문에 맞게 적절하게 선택해야 한다.[5] 표 10.2에는 동의, 빈도 및 평가에 대한 4점, 5점 및 6점 Likert응답이 제시되어 있다.

선택한 각 항목은 정도에 따라 점수를 할당한다. 완전 동의 5점, 동의 4점, 중립 3점, 반대 2점, 절대 반대 1점 또

표 10.2 Likert응답의 예

절대 반대 반대 동의 완전 동의	절대 반대 부분 반대 부분 동의 완전 동의	
거의 없음 가끔 대개 거의 항상	절대 없음 드물게 가끔 종종 자주 흔히	항상 자주 종종 드물게 절대 없음
탁월함 좋음 괜찮음 나쁨	탁월함 좋음 만족스러움 만족스럽지 못함 나쁨	탁월함 매우 좋음 좋음 괜찮음 나쁨
전혀 그렇지 않음 조금 보통 상당히 극도로 좋음	전혀 없음 매우 조금 보통 다량	다량 보통 약간 거의 없음
거의 없음 조금 대부분 거의 모두	없음 아주 조금 조금 다량	아주 조금 조금 적당한 양 다량
매우 만족스러운 만족스러운 불만족스러운 매우 불만족스러운	매우 만족스러운 다소 만족스러운 다소 불만족스러운 매우 불만족스러운	
극도의 만족 만족 불만족 극도의 불만족		

예시 10.2 Likert척도 사용

조작적 정의

HHS(herth hope scale)는 Dufault와 Martocchio(1985)가 희망에 대해서 개념화한 30개 항목으로 구성된 자가보고 도구이다. HHS는 급성, 만성 또는 말기 질환을 경험한 건강한 성인을 위해 설계되었다. 참가자는 각 항목을 0(절대 나에게 해당되지 않는다)부터 3(자주 나에게 해당된다) 범위의 4점 Likert척도로 평가한다. 총 점수는 0점부터 90점까지이며, 점수가 높을수록 희망수준이 높은 것을 의미한다.

MUIS(mishel uncertainty in illness scale)는 Mishel의 이론에서 질병의 불확실성을 측정하기 위해 고안된 자가보고 도구이다. 1(절대 반대)에서 5(완전 동의)까지의 5점 Likert척도로 측정하였고, 점수가 높을수록 불확실성의 수준이 높은 것을 의미한다.

SWB(spiritual well-being scale)는 Moberg와 Ellison이 개념화한 영적 웰빙을 측정하기 위해 고안된 20개 항목의 자가보고 도구이다. 종교적 행복과 실존적 행복이 포함되며, 각각 6(완전 동의)부터 1(절대 반대)까지의 6점 Likert척도로 평가하는 10개 항목으로 구성되었다. 부정적으로 표현된 항목에 대해서는 역산으로 계산하였다. 총 척도범위는 20에서 120까지로, 높은 점수는 영적 웰빙이 높은 것을 의미한다.

Source: Heinrich, CR: Enhancing the perceived health of HIV seropositive men.West J Nurs Res 25:367, 2003.

표 10.3 PRQ(personal resource questionnaire): Part II

다음 내용은 사람들이 동의하거나 동의하지 않는 진술입니다. 각 문장을 읽고, 가장 적절한 답변에 동그라미 하세요. 옳거나 그른 대답은 없습니다.

1 = 절대 반대

2 = 반대

3 = 약간 반대

4 = 보통

5 = 약간 동의

6 = 동의

7 = 완전 동의

진술문

1. 나에게는 나를 안심하게 만드는 사람이 있다.

   1 2 3 4 5 6 7

2. 나는 내가 중요하다고 느끼는 집단에 속해 있다.

   1 2 3 4 5 6 7

계속

표 10.3 PRQ(personal resource questionnaire): Part II

3. 사람들은 나에게 일을 잘한다고 말한다(직장, 가정).

1 2 3 4 5 6 7

4. 친척과 친구들이 나의 문제 해결에 도움을 주리라곤 생각하지 않는다.

1 2 3 4 5 6 7

5. 나를 특별하게 느끼게 하는 사람과 충분히 연락하고 지낸다.

1 2 3 4 5 6 7

6. 나와 같은 관심사를 가진 사람들과 시간을 보낸다.

1 2 3 4 5 6 7

7. 내 인생에는 다른 사람에게 베풀고 배려할 기회가 거의 없다.

1 2 3 4 5 6 7

8. 다른 사람들은 나와 함께 일하는 것을 즐긴다고 말한다(직업, 위원회, 프로젝트).

1 2 3 4 5 6 7

9. 나에게는 장기간에 걸쳐 도움을 줄 수 있는 사람들이 있다.

1 2 3 4 5 6 7

10. 내 기분을 이야기할 사람이 없다.

1 2 3 4 5 6 7

11. 나는 친구들과 서로에게 호의를 베푼다.

1 2 3 4 5 6 7

12. 나에게는 다른 사람들이 그들의 흥미와 기술을 발전시키도록 격려할 기회가 있다.

1 2 3 4 5 6 7

13. 우리 가족은 내가 가족의 생계를 유지하는 데 중요하다고 말한다.

1 2 3 4 5 6 7

14. 나에게는 다음에 갚지 않아도 도와줄 친척이나 친구들이 있다.

1 2 3 4 5 6 7

15. 내가 화가 났을 때, 내 곁에서 나를 지켜줄 친구가 있다.

1 2 3 4 5 6 7

16. 나와 같은 문제를 가지고 있는 사람은 아무도 없다고 느낀다.

1 2 3 4 5 6 7

17. 나는 다른 사람의 삶을 더 즐겁게 해주는 작은 '단역배우'가 되는 것을 즐긴다.

1 2 3 4 5 6 7

18. 나는 다른 사람들이 나를 높이 평가한다는 것을 안다.

1 2 3 4 5 6 7

계속

표 10.3 PRQ(personal resource questionnaire): Part II

19. 나를 사랑하고 아끼는 사람이 있다.

1 2 3 4 5 6 7

20. 나는 사회활동이나 재미있는 활동을 함께 나눌 사람이 있다.

1 2 3 4 5 6 7

21. 나에게는 다른 사람의 욕구충족을 도울 책임이 있다.

1 2 3 4 5 6 7

22. 내가 조언이 필요하면, 내가 그 상황에 대처하기 위한 계획을 세우는 것을 도와줄 사람이 있다.

1 2 3 4 5 6 7

23. 다른 사람들이 나를 필요로 한다는 느낌이 든다.

1 2 3 4 5 6 7

24. 사람들은 내가 좋은 친구가 아니라고 생각한다.

1 2 3 4 5 6 7

25. 만약 내가 아프면 나를 돌보는 것에 대해 조언을 해줄 사람이 있다.

1 2 3 4 5 6 7

Source: Brandt, PA, and Weinert, C: The PRQ: A social support measure. Nurs Res 30:277, 1981.

는 완전 동의 2점, 동의 1점, 중립 0점, 반대 －1점, 절대 반대 -2점일 수 있다. 각 항목에 일관성 있게 점수가 매겨지고 채점지침을 따르는 한 실제 값은 중요하지 않다. Likert척도의 사용은 예시 10.2에 제시되어 있다.

도구 내의 일부 항목은 부적절하게 반응하거나 편중되어 응답하는 것을 방지하기 위해 부정적으로 표현될 수 있다. 심리적 또는 사회적 문제에 대한 태도를 다루는 도구는 특히 반응세트에 취약하다. 반응세트는 응답자가 질문의 의도를 생각하면서 답변을 하거나, 중간 또는 극단값에 일괄적으로 답변하는 등 왜곡된 응답을 보이는 것을 몇 가지로 유형화한 것이다. 예를 들어, 사회적 만족도를 묻는 경우 사회적으로 허용되는 방식으로 응답하는 경향이 있을 수 있다. **응답 편중을 피하고**, 일률적으로 동의 또는 반대하는 경향을 줄이기 위해 항목의 내용에서 긍정적인 단어와 부정적인 단어의 균형을 맞출 수 있다. 사회적 지지의 다차원적 특성을 2개로 나누어 측정하는 PRQ(personal resource questionnaire)가 좋은 예이다. PRQ-I는 개인의 자원과 이러한 자원에 대한 만족도에 대한 설명을 제공한다. PRQ-II는 5개의 하위척도(친밀감, 사회 통합, 양육, 가치, 지원/지침)를 가진 25개 항목으로 이루어진다. PRQ-II는 표 10.3과 같다.

각 항목의 응답은 Likert 7점 척도로 측정하며, 매우 동의한다(7)에서 매우 동의하지 않는다(1)까지의 범위를 갖는다. 항목의 번호는 1부터 25까지 붙이고, 점수는 거짓 없이 정직하게 계산한다. 각 하위척도별로 합계를 각 항목수로 나누어 평균점수를 계산한다. 점수가 높을수록 5개의 차원에서 사회적 지지가 높음을 나타낸다. 합계 계산 전에 4, 6, 7, 10, 16, 24번 항목은 다시 코드화하여 역산한다(7 = 1, 6 = 2, 5 = 3, 4 = 4, 3 = 5, 2 = 6, 1 = 7). PRQ-II

예시 10.3 초기 청소년 대상의 수정된 PLQ(personal lifestyle questionnaire)의 역산

PLQ의 특성

Muhlenkamp와 Brown(1983)은 개인의 건강증진 활동 정도를 평가하기 위해 PLQ를 개발하였다. 그들은 이러한 건강증진 활동을 긍정적인 건강수행으로 규정했다. PLQ는 6개 하위척도로 구성된 24개 항목, 즉 영양(4), 휴식(5), 운동(3), 건강증진(4), 안전(4), 물질남용(4) 등으로 구성된다. 각 항목은 1(절대 하지 않음)에서 4(항상)까지의 4점 Likert척도로 측정된다. 5개 항목을 역산처리하였다. 점수가 높을수록 더 많은 건강수행을 하는 것을 나타낸다. 점수의 범위는 24에서 96점까지이다.

초기 청소년을 위한 PLQ의 수정

아리조나 주립대학교 간호대학 지정기관으로부터 도구를 수정할 수 있는 서면허가를 받았다. PLQ를 수정하기 전에 세 가지 원칙이 정해졌다. 첫째, 24개의 항목을 각 하위척도마다 유사한 분포를 유지한다. 둘째, 6개 하위척도 항목을 수정하여 초기 청소년에게 적용할 수 있도록 한다. 셋째, PLQ에서 '두 잔 이상의 술을 마신 후 운전' 등 초기 청소년과 관련이 없는 5개 항목을 새롭게 교체한다. 초기 청소년을 위한 건강증진 관련 문헌을 통해 새로운 항목이 만들어졌다. 수정된 PLQ에서 하위영역별 문항 수는 영양(4), 휴식(5), 운동(4), 건강증진(4), 안전(4), 물질남용(3) 등과 같다. 원본에 있던 5개의 항목은 척도를 다시 반대로 하였고, 반면 수정된 PLQ는 4개 항목을 역점수로 계산한다(항목 10, 11, 14, 17).

Source: Mahon, NE, Yarcheski, TJ, and Yarcheski, A: The revised Personal Lifestyle Questionnaire for Early Adolescents. West J Nurs Res 25:533, 2002.

와 관련된 하위척도는 다음과 같다(친밀감: 1, 5, 10, 15, 19; 사회통합: 2, 6, 11, 16, 20; 양육: 7, 12, 17, 21, 23; 가치: 3, 8, 13, 18, 24; 지원/지침: 4, 9, 14, 22, 25).

PLQ(personal lifestyle questionnaire)는 24개 항목으로 영양, 휴식, 운동, 건강증진, 안전, 물질남용 등 6개의 하위척도를 가진 도구이다. PLQ는 4점 Likert척도를 사용한다. PLQ의 역산문항 및 해석하는 방법에 대한 내용은 예시 10.3에 제시되어 있다.

어의구별척도

어의구별척도(semantic differential scale)는 반대의 느낌을 표현하는 형용사 쌍으로 구성되어 있다. 이 척도는 Osgood, Suci와 Tannenbaum[6]이 태도나 신념, 또는 둘 모두를 측정하기 위해 개발했다. 연구대상자는 측정 개념에 대한 자신의 관점을 가장 잘 설명하는 한쪽을 선택해야 한다. 척도는 Likert척도와 두 가지 면에서 다르다.

1. 2개의 극단에만 형용사를 표시한다.
2. 연속선은 동의/반대로 표시하는 게 아니라 연구대상자의 느낌을 표현하는 반대 형용사로 표시한다.

그림 10.2의 예는 여성의 출산 경험에 대한 7점 어의구별척도를 보여 준다. 중간 부분은 중립적인 위치를 나타

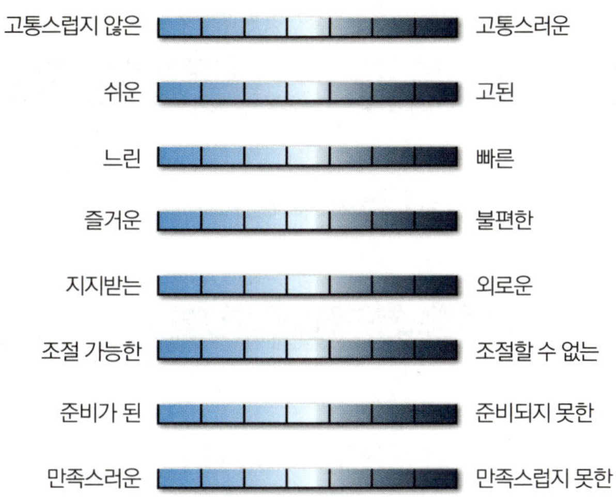

그림 10.2 여성의 출산 경험 어의구별척도의 예

낸다. 어의구별척도는 각 형용사 쌍에 1부터 7까지의 값을 할당하여 점수를 매긴다. 1은 부정적 극단을, 7은 긍정적 극단을 나타낸다. 한쪽으로 치우치는 것을 피하기 위해 긍정과 부정의 반응 순서를 무작위로 변경한다. 예를 들어 그림 10.2에서 '느린/빠른'은 왼쪽이 부정을 의미하고, '즐거운/불편한'과 같은 나머지 척도는 긍정이 왼쪽에 있다. 각 항목의 점수를 합산하여 총점을 얻을 수 있다. 낮은 점수는 일반적으로 측정되는 개념에 대한 부정적인 감정을 반영하며, 높은 점수는 긍정적인 감정을 반영한다. 만약 연구자가 높은 점수가 긍정적인 의미를 나타낸다고 결정한다면, 높은 배점을 가진 부정적인 항목은 역산할 필요가 있다. '만족스러운/만족스럽지 못한'에서, 부정적인 감정을 7에 표시한 경우 점수로 계산할 때는 1로 산정해야 한다.

예시 10.4는 어의구별척도의 사용을 설명한다. 연구에 참여한 학부모에게 6쌍의 단어를 보고 자녀의 간질발작 상태에 대한 느낌을 평가해 달라고 요청했다.

예시 10.4 어의구별척도의 사용

간질에 대한 태도 측정도구

아이들을 대상으로 간질발작 상태에 대한 그들의 태도를 측정하기 위해 13개 항목으로 구성된 Child Attitude Toward Illness Scale을 사용했다. 아이들은 5점 Likert척도 항목에 응답했고, 자료분석에는 총점이 사용되었다. 최근의 선행연구를 통해 신뢰도와 타당도는 확보되었으며, 이 연구에서의 신뢰도는 .84이었다.

부모를 대상으로 자녀의 발작 상태와 관련된 부모의 느낌을 측정하기 위해 대규모 연구에서 개발된 어의구별척도를 사용했다. 이 척도는 6개 항목으로 구성되었고 척도의 신뢰도는 .77이었으며, 양극단에 반대되는 형용사 어휘를 배치하였다. 자료분석을 위해 총점을 사용하였다.

Source: Source: Haber, LC, et al: Relationships between differences in mother-father perceptions and self-concept and depression in children with epilepsy. J Fam Nurs 9:59, 2003.

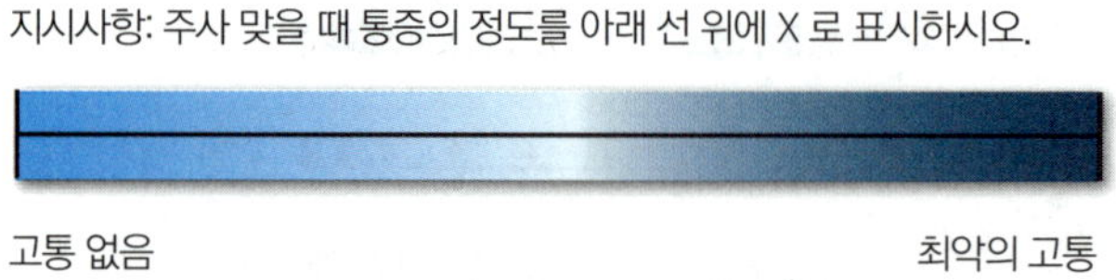
지시사항: 주사 맞을 때 통증의 정도를 아래 선 위에 X 로 표시하시오.
고통 없음
최악의 고통

그림 10.3 시각적 상사척도(VAS)의 예

예시 10.5 시각적 상사척도 사용

도구

2개의 시각적 상사척도(VAS)는 현재 통증 강도(I)와 통증 완화(R)의 정도를 표현한다. VAS-I은 왼쪽은 '아무런 고통 없음', 오른쪽은 '최고로 심한 고통'으로 고정된 10cm의 선이다. VAS-R은 왼쪽에는 '통증 변화 없음', 오른쪽에는 '완전하게 통증이 완화됨;의 10cm의 선이다. 연구대상자는 현재의 고통 강도와 통증치료법 후 통증완화 정도를 표현한다. 통증강도 및 통증완화의 척도로서 시각적 상사척도의 타당도, 신뢰도 및 민감도는 선행연구에서 확인되었다.

Source: Wilkie, D, et al: Effects of coaching patients with lung cancer to report cancer pain. West J Nurs Res 32:23, 2010.

시각적 상사척도

시각적 상사척도(visual analogue scale, VAS)는 주관적 현상(예: 통증, 피로, 호흡 부족, 불안)을 측정하는 데 유용하다. 척도는 단차원적이며, 정도만 정량화한다. 시각적 상사척도는 100mm(10cm) 길이이며, 각 끝에는 평가하려는 현상을 설명하는 단어들이 위치한다. 연구대상자에게 그 당시 경험한 현상의 정도를 선에 표시하도록 요청한다. 이 현상의 정도는 척도의 낮은 끝에서부터 연구대상자가 표시한 곳까지 밀리미터 단위를 측정하여 점수를 매긴다.[7] 시각적 상사척도는 주관적인 환자 경험을 평가하기 위한 신뢰할 수 있고 유효한 방법이다. 시각적 상사척도의 예는 그림 10.3에 나타나 있고, 사용의 예는 예시 10.5에 설명되어 있다.

Q 방법론

Q 방법론(Q methodology)은 순위 비교를 통해 개인의 의견, 태도 또는 판단을 규정하는 데 사용되는 분류기법의 한 예이다.[8] 연구대상자에게 문장이나 어구가 적힌 카드세트를 제공하는데, 1개의 카드에 하나의 문구가 들어가도록 배치한다. 연구자가 정한 기준에 따라 단계를 설정하고, 카드를 단계별로 분류하되, 카드의 수는 연구질문에 따라 40~100개 사이여야 한다.[9] 단계의 수는 낮은 우선순위에서 높은 우선순위에 이르기까지 보통 5~10개 정도이다. 연구자는 연구대상자가 반드시 선택할 수 있도록 각 단계마다 몇 장의 카드를 넣어야 하는지를 명시한다. 연구대상자는 만족스러운 결과에 도달할 때까지 카드를 교체하거나 분류 과정 중에 언제든지 카드를 다른 단계로 옮길 수 있다. 연구대상자는 우선 극단적인 범주로 분류되는 카드를 선택해서 가장 낮은 단계와 가장 높은

단계인 양쪽 끝에 배치한다. 이 두 가지 단계에 배치되는 카드의 수는 가장 적고, 가운데에 위치하는 단계에 배치되는 카드의 수는 가장 많다. 따라서 정규분포를 이루게 된다.

10대 미혼모의 산후문제를 연구하는 Zax의 연구에서,[10] 연구대상자에게 카드를 주고 가장 걱정이 적은 것부터 가장 큰 걱정거리가 적힌 카드를 5가지 단계에 배치하도록 하였다. 각 문장은 '나는 ○○○가 걱정된다.'로 기술되었다. 항목은 다음 목록에 나와 있다. 비록 이 연구에서 사용된 카드는 40장 미만이지만, 이것은 산후 3개월 이내의 10대 미혼모의 걱정을 탐색하기 위한 시작이었다.

나는 …이(가) 걱정이 된다.

언제 나의 몸이 다시 평범하게 보일지
나의 몸이 다시 정상인 것처럼 느껴질지
어떻게 아기를 돌보아야 하는지
아기가 어떻게 움식이는시
어떻게 하면 아기를 돌보며 다른 중요한 일을 할 수 있을지
나의 친구들과 상황이 어떻게 다른지
나의 남자친구와 상황이 어떻게 다른지
사랑을 하는 것
학교
우리 가족과 상황이 어떻게 다른지
집안일을 어떻게 할 수 있을지
진통과 출산하는 것이 어떠했는지
남자친구가 아기에 대해 어떻게 생각하는지
나의 감정이 어떠한지

도구

현상(예: 대처, 스트레스, 자기개념, 자존감, 동기)은 심리사회적 **도구**를 이용하여 측정되고, 간호학에서 널리 연구된다. 많은 심리사회적 도구는 이미 특정한 변수나 개념을 측정하기 위해 개발, 시험, 보완되었다. 적절한 도구를 선택하는 것은 매우 중요하다. 측정방법은 변수의 개념적 정의와 일치해야 한다. 도구는 일련의 항목으로 구성되며, 총점으로 분석하거나 하위항목별로 분석한다. 사용하려는 도구의 유형이 어떤 것이든지, 도구에 관한 일련의 정보가 있어야 한다.

심리사회적 도구에는 보통 점수를 계산하고 해석하기 위한 지침이 있다. 점수산정지침에는 응답기준, 다양한 응답에 할당할 점수, 총 점수 계산방법, 그리고 모집단에 대한 표준자료가 포함된다. 학술지의 논문은 보통 연구

예시 10.6 도구/척도의 점수를 산정하고 해석하는 방법

변수와 도구

우울증. CES-D(center for epidemiologic studies depression scale)는 일반인의 우울증을 측정하기 위해 고안된 자가보고 도구이다. 20개 항목으로 구성되며 4점 Likert척도로 평가된다. 응답범주는 일주일 동안 각 항목이 발생한 빈도를 나타낸다. 4점 척도는 0(당시 거의 없거나 없음)에서 3(대부분 또는 전부)까지이다. 항목 4, 8, 12, 16에 대한 점수는 합산하기 전에 역산처리한다. 총점은 0점에서 60점 사이이며, 점수가 높을수록 우울증 증상이 더 심함을 의미한다. 16점 이상을 우울감이 있는 사람과 없는 사람을 구별하는 절단점으로 광범위하게 사용하여 왔다. CES-D는 높은 내적 일관성, 구성타당도와 동시타당도, 그리고 적절한 검사-재검사와 신뢰도를 나타내어, 우울정도를 평가하기 위한 타당하고 신뢰할 수 있는 도구로 평가받고 있다.

Source: Lynch, CP, Hernandez-Tejada, MA, Srom, JL, and Egede, LE: Association between spirituality and depression in adults with type 2 diabetes. Diabetes Educ 38:427, 2012.

에 사용된 설문지 또는 도구 사본을 제공하지 않으며, 채점 및 해석에 대한 상세한 지침도 제공하지 않는다. 예시 10.6은 CES-D(center for epidemiologic studies depression scale)의 점수를 계산하고 해석한 방법이다.

도구 제작은 복잡하고 시간이 많이 걸린다. 효과적인 도구를 개발하려면 연구 중인 현상에 대한 심층적인 지식과 측정기술이 필요하다. 초보 연구자들은 이미 개발된 도구, 즉 타당도와 신뢰도가 검정된 도구를 사용해야 한다. 표준화된 도구는 특정 연구분야의 전문가가 개발한다.

생리적 측정

간호학 연구에는 생리적 자료측정 도구로 측정한 변수가 포함된다. 활력징후나 여러 가지 생리적 자료를 측정하기 위해 다양한 감시기기가 개발되었다. 이들 기기는 쉽게 분석될 수 있는 양적 자료를 산출한다. 예를 들어 최대 흡기압은 만성폐쇄성폐질환 환자에게 호흡근육강도를 나타내기 위해 사용된다. 예시 10.7은 생리적 측정을 평가하기 위한 예를 제공한다.

예시 10.7 생리적 변수를 측정하기 위한 도구

생리적 측정변수로는 혈당, 당화혈색소, 체중, 체질량지수 등이 있다. 혈당은 병원에서 사용하는 혈당측정기로 측정되었고, 당화혈색소는 Metrica point-of-service monitor로 측정했다. 이 측정기는 국가 당화혈색소 표준 프로그램 의해 인증된 기구로서 혈액이 한 방울만 필요하며 실험실 테스트만큼 정확한 것으로 밝혀졌다(Stivers et al., 2000). balance-beam scale을 사용해 신장과 체중을 측정하였고, 체질량지수를 구하였다.

Source: Vincent, D, Pasvogel, A, and Barrera, L: A feasibility study of a culturally tailored diabetes intervention for Mexican Americans. Biol Res Nurs 9:130, 2007.

질적 자료수집 방법

면담

인터뷰 가이드라 불리기도 하는 **면담 스케줄**은 숙련된 면담진행자가 진행하는 주제목록 또는 개방형 질문목록이다. 연구자는 연구대상자에게 탐색적 질문을 하여, 모호한 답변의 가능성을 감소시킨다. 면담은 종종 의미 있는 자료를 도출하기 위해 질적연구에서 사용된다. 그러나 예시 10.8에서와 같이 개방형 설문지는 질적 자료와 양적 자료를 모두 수집하기 위해 다른 도구와 함께 사용될 수 있다.

면담결과의 보완을 위해 오디오 및 비디오 녹화를 할 수 있다. 연구자는 연구대상자가 오디오 및 비디오 장비의 존재에 민감할 수 있는 가능성을 고려해야 하며, 녹화를 위해 연구대상자에게 동의를 구해야 한다. 예시 10.9의 연구에서 연구자는 각각의 인터뷰가 90분 동안 진행되고 그 과정은 모두 녹음되며 나중에 문서화

예시 10.8 자료수집을 위한 개방형 및 폐쇄형 설문지의 사용

방법

면담, 질문 및 탐색적 질문은 양적 및 질적 자료를 수집하는 데 사용되었다. 면담은 연구에 앞서 예비조사를 실시한 연구보조원에 의해 이루어졌다. 양적 · 질적 질문의 사용과 10쌍의 부모와 아이의 면담을 통해 정보를 얻었다. 이 triangulation 연구방법은 한 가지의 단일한 방법으로는 내재된 복잡한 문제를 완전히 이해할 수 있다는 생각을 바탕으로 한다. 각 방법은 다양한 현실을 조사하는 데 사용되며, 이를 교차 검토 및 분석하여 연구의 타당도를 증가시키고 연구결과가 더욱 명확하게 검정되도록 해 준다. 다양한 관점과 자료를 활용한 triangulation 연구방법은 자료의 신뢰도를 높이고 해석 과정에 도움을 받기 위해 사용하는 방법이다.

Source: Kilty, HL, and Prentice, D: Adolescent cardiovascular risk factors: A follow-up study. Clin Nurs Res 19:6, 2010.

예시 10.9 면담 중 녹음기의 사용

자료 수집

두 포커스 그룹에서, 연구자는 그룹 토론의 목적을 강조하고, 연구에 대한 비밀유지를 위해 진행자 역할을 했다. 면담은 친숙하고 조용한 병원의 휴게실에서 부모와 연구자가 원형으로 둘러 앉은 상태로 진행되었고, 질적자료 수집에 조용히 집중할 수 있도록 하였다.

탐색 질문은 문헌과 임상경험을 통해 개발되었고 질적연구 전문가에 의해 검토되었다. 부모가 자신의 이야기를 들려 주고 비슷한 감정과 경험을 공유하면서 공통의 유대가 형성되었고, 이 과정은 부모치료로 보고되었으며, 심도 있는 논의를 촉진하였다. 각각의 인터뷰는 90분 동안 진행되었고, 녹음을 한 다음 나중에 문서로 기록되었다.

Source: Sidhu, R, Passmore, A, and Baker, D: An investigation into parent perceptions of the needs of siblings of children with cancer. J Pediatr Oncol Nurs 22:276, 2005.

할 것임을 명시했다.

참여자 관찰법

이런 종류의 질적 자료수집 방법은 문화기술지 연구에서 사용된다. 이 기법(9장)에는 일반적인 자연스러운 생활환경 내에서 연구대상자의 일상에 참여하여 그들을 직접 관찰하는 방법이 포함된다. 참여와 관찰을 통해, 자료는 일지에 대략적으로 적어 놓은 필드 노트의 형태처럼 구조화되지 않은 방식으로 수집된다. 참여관찰의 핵심요소는 해당 환경에 연구대상자가 포함되어야 한다는 것, 그리고 연구대상자와 신뢰 관계의 발전이다.

포커스 그룹 인터뷰

포커스 그룹 인터뷰는 심층면접에 적합한 기법이다. 이 기법은 다양한 목적에 사용되며, 포커스 그룹 구성원 간의 상호작용을 관찰하고 촉진자가 제시한 특정 주제에 대한 그들의 태도, 의견 및 해결방법을 찾는 최종 목표를 가지고 있다.[11] 포커스 그룹 인터뷰는 참가자가 그들의 견해를 그룹 내에서 명확하게 표현할 수 있도록 위협적이지 않게 설계된다. 이는 '구성원 내에서 안정감'을 느끼게 한다.[12] 포커스 그룹 인터뷰는 개방형 질문과 비슷지만, 개방형 질문의 경우에는 참가자의 의도를 탐색할 수 없다.

포커스 그룹 인터뷰에서는 연구대상자의 모집이 매우 중요하다. 관련된 전문지식을 가진 개인을 찾는 경우에는 의도적 표본추출을 사용하는 경우가 가장 많다. 모집은 미디어, 포스터 또는 광고를 통해 할 수 있다. 충분한 수의 참가자가 참석할 수 있도록 보상(예, 돈, 선물, 증명서, 쿠폰)을 제공할 수 있다.[12]

포커스 그룹 인터뷰는 일반적으로 촉진자가 주도하며 특정 주제에 대해 토론하도록 요청받은 6~12명으로 구성된다. 참가자가 적은 경우 토론이 불충분할 수 있다. 포커스 그룹 토론은 누군가가 메모를 하거나 또는 녹음으로 기록된다. 토론의 녹취록은 포커스 그룹 면담의 자료가 된다.

예시 10.10은 포커스 그룹 방법을 사용한 질적연구의 예를 제시한다.

예시 10.10 포커스 그룹 면담

연구방법

포커스 그룹 방법을 활용한 질적연구 설계를 통해 암환아의 형제자매의 요구와 문제에 대한 이슈의 인식을 탐구하고 수집하며, 추가적으로 가능한 지원방법에 대해 탐색하였다. 포커스 그룹 면담방법을 선택한 이유는, 많은 부모로부터 자료를 수집하는 효율적인 수단으로 개별면접보다 선호되기 때문이다. 또한, 그룹 구성원 사이의 역학관계와 상호작용은 이 과정의 필수적인 부분이었고, '집단사고'의 상호작용을 확인하는 것이 이 방법론을 선택하게 된 또 다른 핵심요소였다. 그룹 내에서 일어나는 정보의 합성은, 생성된 개념을 개발하고 명확히 하는 데 도움을 주기 때문에, 연구 과정의 중요한 요소였다.

Source: Sidhu, R, Passmore, A, and Baker, D: An investigation into parent perceptions of the needs of siblings of children with cancer. J Pediatr Oncol Nurs 22:276, 2005.

자료수집 방법에 대한 비판적 질문

평가할 연구 결과를 확인한다. 이 장에서 논의된 주요 용어를 중심으로 연구를 살펴보자. 모든 연구가 모든 주요 용어를 포함하지는 않을 수 있다. 다음 질문[1,12,13]은 자료 수집을 평가하는 지침이 된다.

방법:

1. 주요 연구변수를 측정하기 위해 어떤 유형의 도구나 척도를 사용하였는가? 연구자는 연구에 사용된 도구를 설명하고 정당화해야 한다. 도구나 척도가 어떻게 사용되는지 모르는 경우, 도구를 통해 얻은 자료를 이해할 수 없다. 양적연구에서 수집된 자료는 보통 분석될 때 통계에 유용한 형태를 취한다. 가장 일반적으로 접하는 통계에 대한 설명은 12장을 참조한다. 질적연구에서는 인터뷰와 연구대상자 관찰법을 통해 자료를 도출한다. 연구에 대한 질적 접근과 관련된 자료 수집에 대한 자세한 내용은 9장을 참조한다.
2. 자료수집 과정을 명확히 기술하였는가? 자료수집 절차는 자세히 설명해야 한다. 설문지나 설문조사를 사용했다고 기술하는 것만으로는 충분하지 않다. 독자는 설문지의 배부, 조사와 척도에 관한 세부사항을 알아야 한다. 설문지가 누구에게(개인 또는 단체) 배부되어야 하는지, 누가(연구자 또는 연구 보조원) 배부해야 하는지 등을 결정하는 것은 중요하다. 또한 모든 연구대상자에게 유사한 조건에서 시행되고 있는지, 설문지의 일부만 완성되어도 가능한지, 모두 완성되어야 회수가 가능한지 등을 결정하는 것도 중요하다.

핵심요약

1. 설문지는 정보를 수집하기 위해 고안된 자가보고양식이거나 면담형식이다.
2. 척도는 어떤 반응에 대해 하나의 수치가 할당된 숫자 값의 집합으로, 연구대상자의 특정한 태도, 가치 또는 특성의 정도를 나타낸다.
3. Likert척도는 일련의 진술로 구성되며, 응답자는 자신의 동의나 반대 의견을 반영한 적절한 순위의 응답을 선택한다.
4. 어의구별척도는 두 극단 사이에 펼쳐진 연속선을 바탕으로, 어떤 개념에 대한 연구대상자의 느낌을 측정한다.
5. 시각적 상사척도는 주관적 현상을 측정할 때 사용하는 100mm의 선이다.
6. 간호학에서 개념이나 현상을 측정하기 위한 심리사회적 도구는 양적 자료수집에 사용되는 가장 일반적인 방법이다.
7. 면담과 관찰은 질적연구에서의 자료수집의 일반적인 방법이다.
8. 포커스 그룹 인터뷰는 참여자 간의 상호작용을 관찰하고 그들의 태도와 의견을 기록할 수 있는 기회를 제공한다.

학습활동

1. 그림 10.1의 설문지를 작성한다. 수업시간에 결과를 집계하고 이것을 서로 공유한다. 어떤 질문이 개방형, 범주형 및 연속형 응답이었는지 확인한다. 질문과 답변이 의미 있고 흥미로웠는가?
2. 설문지를 설계한다. 연구대상자에게 설문지를 소개하고 질문에 답변하는 방법을 설명하는 문구를 작성한다. 이 문구는 고무적이지만 일반적이어야 한다. 충분한 구체적인 정보를 제공한다. 개방형, 범주형 및 연속형 변수를 나타내는 질문에 대한 다양한 답변을 포함한다.

REFERENCES

1. Polit, DF, and Beck, CT: Data Collection in Quantitative Research. In Polit, DF, and Beck, CT(eds). Nursing Research: Generating and Assessing Evidence for Nursing Practice, ed 9. Lippincott Williams & Wilkins, Philadelphia, 2012, pp 293 – 327.
2. Fink, A: The Survey Handbook, ed 2. Sage Publications, Thousand Oaks, CA, 2003.
3. Dillman, DA: Mail and Telephone Surveys: The Total Design Method, ed 2. John Wiley & Sons, New York, 2000.
4. Fink, A: How to Conduct Surveys: A Step-by-Step Guide, ed 4. Sage Publications, Thousand Oaks, CA, 2009.
5. Spector, PE: Summated Rating Scale Construction: An Introduction. Sage Publications, Newbury Park, CA, 1992.
6. Osgood, CE, Suci, GJ, and Tannenbaum, RH: The Measurement of Meaning. University of Illinois Press, Urbana, 1957.
7. Gift, AG: Visual analogue scales: Measurement of subjective phenomena. Nurs Res 38:286, 1989.
8. Stephenson, W: The Study of Behavior. Q Technique and Its Methodology. University of Chicago Press, Chicago, 1975.
9. Tetting, DW: Q sort update. West J Nurs Res 10:757, 1988.
10. Zax, S: Postpartum concerns of teenage mothers: An exploratory study. Unpublished master's thesis, Yale University School of Nursing, 1985.
11. Burns, N, and Grove, SK: The Practice of Nursing Research: Conduct, Critique, and Utilization, ed 4. WB Saunders, Philadelphia, 2001, pp 424 – 426, 671.
12. Gillis, A, and Jackson, W: Research for Nurses: Methods and Interpretation. FA Davis, Philadelphia, 2002, pp 234 – 239, 618.

13. 이병숙, 어용숙, 이미애: 임상간호사의 직무만족 측정도구 개발. 한국간호과학회지 48:12, 2018. (p. 194)

CHAPTER 11

측정 원리

Principles of Measurement

학습 목표

이 장을 마치면 다음을 수행할 수 있다.

1. 네 가지 유형의 측정척도를 비교하여 차이점을 이해한다.
2. 신뢰도 문제를 토론하고 다양한 유형의 신뢰도를 구별한다.
3. 타당도 문제를 토론하고 다양한 유형의 타당도를 구별한다.
4. 신뢰도와 타당도 사이의 관계를 이해한다.

핵심 용어 해설

- 검사-재검사 신뢰도(test-retest reliability). 시간이 경과된 후에도 점수가 일정하게 유지되는 정도를 나타내는 신뢰성
- 구성 타당도(construct validity). 측정도구 또는 검사가 측정하고자 하는 개념을 측정하는 정도
- 내용 타당도(content validity). 측정도구 또는 검사가 측정하고자 하는 내용을 측정하는 정도
- 도구(instrument). 관심 있는 개념이나 변수를 측정하는 장치, 장비 또는 설문지
- 등간측정(interval level of measurement). 일정한 측정단위 또는 척도 사이를 동일한 간격으로 측정하는 측정 수준
- 명목측정(nominal level of measurement). 각 범주에 숫자를 할당하는 것으로 가장 낮은 수준의 측정 수준. 이 숫자는 양적인 해석이 없음.
- 비율측정(ratio level of measurement). 절대 영점을 갖는 점수 사이의 동일한 간격을 특징으로 하는 최고 수준의 측정 수준
- 서열측정(ordinal level of measurement). 순위자료를 산출하는 측정 수준
- 신뢰도(reliability). 측정도구 또는 검사가 특정 개념을 일관적으로 측정하는 정도로 신뢰도 평가 방법에는 검사-재검사, 내적 일관성 및 측정자 간 신뢰도가 포함됨.
- 심리평가(psychometric evaluation). 특정 개념을 측정하기 위해 사용되는 도구의 신뢰성과 타당성의 속성을 평가하는 것
- 연속변수(continuous variable). 연속적으로 표시되는 무한한 수의 다양한 값을 취하는 변수
- 예측 타당도(predictive validity). 미래 사건, 행동 또는 결과를 예측하는 정도
- 이분변수(dichotomous variable). 두 가지 범주로 구성된 측정 수준의 변수

- 조작적 정의(operational definition). 변수에 의미를 부여하고 변수를 측정할 용어나 절차를 지정하는 정의
- 준거 타당도(criterion validity). 도구나 검사가 준거와 비교하여 특정 개념을 측정하는 정도
- 측정(measurement). 잘 정의된 규칙에 따라 개념에 숫자 값을 지정하는 것
- 크론바하 알파(cronbach's alpha). 측정도구가 내부적으로 안정적인지 확인하기 위해 널리 사용되는 신뢰도지수
- 타당도(validity). 측정도구 또는 검사가 측정해야 할 것을 정확하게 측정하는 정도. 타당도 평가요소에는 내용, 준거, 구성이 포함됨.

수집된 자료를 이해하려면 각 변수는 다양한 측정기법을 이용하여 조작적으로 정의되어야 한다. 연구문제의 특징과 측정도구의 이용 가능성에 따라 측정기법을 선택한다. 하나의 측정 기법이 반드시 다른 것보다 나은 것은 아니다. 각 변수를 어떻게 측정하느냐에 따라 다른 형태의 자료가 생성되고, 이에 따라 측정의 척도나 수준이 결정된다. 각 측정 수준은 몇 가지 특성에 따라 분류할 수 있다. 연구자가 가설을 검정하는 것이든 연구질문에 답하는 것이든, 결과의 정확성과 의미를 결정하는 측면에서 측정도구의 형태는 매우 중요하다. 측정도구의 의미와 정확성에 필수적인 두 가지 주요 특성은 신뢰도와 타당도이다. 이 장에서는 네 가지 측정 수준에 초점을 맞추고 신뢰도와 타당도에 대하여 알아본다.

측정

측정(measurement)은 개념의 특성을 반영하기 위해 개념에 숫자값을 체계적으로 배분하는 것이다.[1] 어떤 측정 방법을 통해 자료를 수집했든지 연구자는 어떤 조건하에서 그리고 어떤 기준에 따라 숫자값을 배분해야 하는지 명시해야 한다. 연구변수의 측정 수준을 정하고, 측정 수준에 따라 어떤 통계분석이 적절한지 결정한다. 정교함을 높이기 위한 네 가지 측정 수준은 명목, 서열, 등간 및 비율측정이다.

명목측정

명목측정(nominal level of measurement)은 가장 낮은 수준의 측정방법이다. 숫자를 이용하여 속성이나 연구 대상을 둘 이상의 범주로 분류한다. 명목측정에서 많고 적음의 문제는 의미가 없다. 자료는 각 범주에서 속성 또는 연구 대상의 빈도만 보여줄 수 있다.

간호연구에 있어서 많은 변수가 명목척도로 측정된다. 이 측정 수준을 나타내기 위해 일반적으로 사용되는 다른 표현에는 명목척도, 명목자료, 명목측정 및 범주형 자료(categorical data)가 있다. 명목자료의 일반적인 예로는 성별(남성 1, 여성 2)과 종교(가톨릭 1, 개신교 2, 유대교 3)가 있다. 각각의 범주에 측정대상의 빈도가 분류된다. 각 범주는 서로 배타적이며, 어느 한 범주도 더 높은 수준의 성별이나 양적으로 적은 종교를 가지고 있지 않다. 분류명은 단순한 이름일 뿐이며, 특별한 순서가 없다. 명목자료에서 범주가 2개뿐이라면, 이를 이분척도라고 한다.

자료를 컴퓨터에 입력할 때 범주 이름은 번호로 지정된다. 그러나 이 숫자는 수량을 나타내지 않는다. 명목측

정의 숫자는 수적으로 실험될 수 없으므로 숫자를 더하거나 나누거나 하는 것은 아무 의미가 없다. 예를 들어 AB형을 1, A형을 2, B형을 3, O형을 4로 지정해 사람의 혈액형을 컴퓨터에 입력할 수 있다. 그 숫자는 각 범주에 대한 이름 역할을 하는 것 외에 숫자적인 중요성을 가지고 있지 않다. 예를 들어, '평균 혈액형'이라는 것은 전혀 의미가 없다.

예시 11.1은 5가지의 변수(나이, 성별, 결혼 상태, 교육 정도, 고용 상태)를 보여 준다. 어떤 연구에서든 중요한 문제는 변수가 어떻게 측정되고 정의되는가이다. 명목 자료가 성별(남성 또는 여성)처럼 단지 두 가지 범주만 있을 때, 이를 **이분척도(dichotomous variable)**라고 한다.

서열측정

서열측정(ordinal level of measurement)은 측정하려는 특성의 각 항목이 일정한 간격을 유지하고 있음을 나타내는 것이 아니라 측정 대상 항목의 순위를 나타낸다. 서열측정은 범주를 증가 추세 또는 감소 추세로 분류하고, 각 범주의 특성별로 순위를 정한다. 서열자료는 서열척도로 측정되며, 순위를 최대에서 최저 또는 최저에서 최대로, 그리고 가장 높은 것에서 낮은 것 또는 가장 낮은 것에서 가장 높은 것으로 배열한다. 예를 들어 환자 만족도에 관심이 있는 연구자는 20명의 연구대상자를 만족도 점수에 따라 1(매우 만족)로, 15명을 2(다소 만족)로, 25명을 3(불만족)으로 분류할 수 있다. 서열척도는 어떤 연구대상자가 환자 만족도를 높게 평가했는지를 보여주지만, 만족도 점수가 얼마나 높은지를 나타내지는 않는다. 즉, 서열의 간격은 동일하지 않다. '매우 만족'과 '다소 만족'의 간격은 '다소 만족'과 '불만족'의 차이와 동일하지 않다. 이 측정 수준을 나타내기 위해 일반적으로 사용되는 다른 표현에는 서열척도, 서열자료, 서열 변수 및 서열측정이 있다.

간호연구에서는 서열자료가 흔히 사용된다. 심리사회적 변수를 측정하기 위해 사용되는 많은 측정도구와 척도는 서열자료의 형태인 경우가 많다. 서열척도는 명목척도보다 더 정밀하게 측정할 수 있지만, 여전히 높은 수준의 측정값을 보장하지는 않는다. 게다가 서열척도는 다양한 통계적 분석방법을 적용하기 어렵다. 연구자 사이에서 서열 및 등간척도[2,3]의 사용에 대해 여전히 논쟁의 여지가 있다.

예시 11.1에서 교육 정도를 측정하는 데 서열척도가 사용되었고 서열척도를 이용해 조작적으로 정의되었다. **조작적 정의(operational definition)**는 변수에 의미를 부여하고, 변수를 측정할 용어나 절차에 의미를 부여하는 것이다. 예시 11.1에서는 각 범주에 번호를 할당하고 순서대로(예: 최저~최고) 배열한다. 서열자료는 명목자료처럼 수적으로 측정할 수 없다. 서열자료는 단순히 어떤 측정항목을 첫 번째, 두 번째, 세 번째의 순서로 제시한다.

등간측정

등간측정(interval level of measurement)은 명목 및 서열척도의 모든 특성을 갖는 동시에 실제 측정단위에 기초한 동일한 간격을 갖는다. 간호연구에 사용되는 많은 측정도구와 척도는 '점수'로 보고하며, 이러한 자료를 보통 등간자료나 등간변수라고 한다. 점수의 간격이 같을 때, 20에서 30까지의 차이는 기본적으로 100에서 110의 점수까지의 차이와 같다. 간격의 차이가 같기 때문에 이 숫자를 더하거나 빼거나, 평균을 계산하는 것은 의미가 있다.

그러나 등간척도는 절대적인 0점이 없다. 온도는 연구자가 화씨(Fahrenheit, F) 또는 섭씨(Celsius, C) 척도를 사용하는지에 따라 온도의 0도가 변화한다는 점에서 등간척도의 좋은 예다. 화씨 10도의 온도가 화씨 5도의 2배라고 하는 것은 말이 안 된다. 또한, 온도 0도는 절대적인 값이 아니다. 화씨 0도인 날이라고 해서 온도가 없는 것은 아니다.

신뢰도가 높은 것으로 알려진 여러 심리사회적 측정도구나 척도가 등간자료에 해당된다. 그러나 많은 간호학자가 서열자료를 등간자료로 간주하여 해석하고 있으며, 서열척도를 등간척도로 처리해도 별 문제가 없다는 것을 경험적으로 보여주었다.

Knapp[2,3]은 이러한 논란을 해결하기 위해 연구자는 측정도구의 '적절성'과 '의미성'에 주목해야 한다고 주장한다. 즉, 서열척도와 등간척도에 적합한 기술통계는 무엇인가? 각 척도와 관련된 점수는 어떤 의미를 가지고 있는가? 주어진 척도의 원점수가 실제 측정단위와 유사한가? 척도에 진짜 0점이 있는가? 등의 질문을 생각해 보아야 한다.

비율측정

비율측정(ratio level of measurement)은 가장 높은 측정 수준이다. 비율척도의 범주는 서로 다르며 순서가 있고, 일정한 측정단위에 의해 측정된다. 비율척도는 절대 영점을 가지고 있다. 0점은 그 속성이 전혀 없음을 의미한다. 화씨 0도가 절대적으로 열이 없음을 나타내지 않기 때문에 온도는 비율측정이 아니다. 비율자료는 산술연산을 사용하여 실험될 수 있다. 시간, 무게, 길이 등이 비율측정에 해당한다. 통계적으로 등간측정과 비율측정은 동일하게 취급된다. 등간척도와 비율척도로 수집된 자료를 분석할 때에는 다양한 고차원의 통계분석 방법을 사용할 수 있다. 비율척도로 측정한 경우에는 실제로 일어난 일에 대해 더 정확하게 설명할 수 있다.

예시 11.1의 나이는 등간/비율척도를 이용해 조작적으로 정의되었다. 이 변수는 평균과 표준편차의 계산이 가능하다. 이러한 변수는 연속변수로 볼 수 있으며, **연속변수**(continuous variable)는 연속적으로 표시된 무한대의 다른 값을 갖는 변수를 말한다.

측정과 관련된 오류

자료를 수집할 때에 어느 정도의 오류가 발생할 수 있다. 연구자는 오류를 줄여 자료가 사실과 더 근접할 수 있도록 노력한다. 측정오류란 도구가 특정 모집단의 특성을 잘 설명하지 못하는 정도를 말한다. 어떤 도구도 완벽하지 않다. 측정오류에 대한 보다 자세한 설명은 Polit와 Beck[4]의 문헌을 참고한다.

측정척도

연구에서 개념이나 변수를 정의하거나 수량화할 때, 연구자는 수량화된 점수를 얻기 위해 다양한 형태의 도구를 사용할 수 있다. **도구**(instrument)는 관심 있는 개념이나 변수를 측정하는 장치, 장비 또는 설문지를 말한다. 간호학 연구에서는 설문지, 조사 및 평정척도(rating scale)를 많이 사용한다(10장 참고). 심리사회적 측정은 간호연구

예시 11.1 명목, 서열, 등간, 비율 변수

연구대상자들의 인구통계학적 특성

나이(세)	
평균	54.2
범위	23~83
성별	
남성	12.3%
여성	87.7%
결혼상태	
결혼	74.0%
사별	9.8%
이혼 또는 별거	7.4%
미혼	8.8%
교육 정도	
고등학교 졸업 미만	26.0%
고등학교 졸업	48.0%
대학교 졸업 이상	26.0%
고용상태	
고용	37.3%
실업	62.7%

Source: 이보경, 이태숙, 김수현: 암 생존자의 지각된 자기관리 지지와 건강관련 삶의 질의 관계에서 자기효능감의 매개효과. 한국간호과학회지 49:298, 2019

에서 가장 일반적으로 사용되는 자료수집 방법이다. 어떤 도구는 타당하지만, 어떤 도구는 사용하기 힘들거나, 정교하게 개발되지 않은 경우도 있다. 연구에서 변수를 측정하기 위해 사용되는 도구가 적절한지 확인할 때 고려해야 할 가장 중요한 문제는 도구의 신뢰도와 타당도이다.

신뢰도

신뢰도(reliability)는 도구나 검사가 측정해야 할 것을 일관성 있게 측정하는 정도를 말한다.[1,4] 도구나 검사의 신뢰도가 높을수록, 측정을 여러 번 다시 해도 계속 동일한 측정값을 얻을 것이라고 볼 수 있다. 신뢰도는 세 가지 방법으로 개념화할 수 있다.[5] 어떤 연구자는 '한 연구대상자에게서 측정된 결과는 반복적인 측정에서 어느 정도 일관성이 있는가?'라고 물을 수 있다. 다른 연구자는 '한 도구를 구성하고 있는 개별항목은 하위특성을 어느 정도까지 일관되게 측정하는가?'라는 약간 다른 형태의 질문을 할 수 있다. 또 다른 연구자는 '여러 측정자가 측정한 측정치는 어느 정도의 일관성이 있는가'라고 질문해 볼 수 있다. 이 세 가지 질문은 조금씩 다르지만, 일관성이라는 개념을 묻고 있다. 따라서 신뢰도 검사는 안정성, 동등성 및 동질성의 세 가지 측면에 초점을 맞춘다. 각각은 검사-재검사 신뢰도(안정성), 내적 일관성(동질성) 및 측정자 간 신뢰도(동등성)로 상관관계 분석을 이용하여 산출할 수 있다.

신뢰도는 신뢰도계수(r)로 표현된다. 높은 신뢰도계수는 신뢰도가 높음을 나타낸다. 신뢰도계수의 범위는 0.00~1.00이다. 완전히 신뢰할 수 있는 검사는 신뢰도계수가 1.00이고, 완전히 신뢰할 수 없는 검사는 신뢰도계수가 0.00이다.

검사-재검사 신뢰도

안정성은 반복적인 측정상의 일관성을 의미하며, 보통 **검사-재검사 신뢰도**(test-retest reliability)라고 한다. 연구자는 동일한 도구 또는 검사로 동일한 연구대상자들을 일정 시간간격을 두고 두 번 측정한다. 일정한 시간이 지나서 재측정을 한 경우에도 정수가 일관되게 나타나는 정도를 **흔히 안정성계수**(coefficient of stability)라고 한다. 많은 연구에서 연구자가 동일한 측정도구 또는 검사로 시간간격을 두고 연구대상자에게 두 번 측정한다. 이러한 유형의 신뢰도 측정은 두 번의 검사 사이에 적절한 시간간격을 두는 것이 중요하다. 일반적으로 2주 이상의 시간간격을 두는 것이 이상적이라고 하지만, Knapp과 Brown[6]은 2주 이상의 시간간격은 방법론적으로 근거가 없다고 주장한다. 시간간격은 실제로 1일 정도로 짧거나 1년 정도로 길 수도 있다. 검사-재검사 신뢰도는 검사 사이의 시간 경과가 일반적으로 4주 이하 정도로 짧을 때 더 높다. 그러나 이 간격이 너무 짧을 경우 첫 번째 검사에 응답한 기억이 두 번째 검사에 대한 응답에 영향을 미칠 수 있다.

예시 11.2에서 연구자는 $r = .79$에서 .86에 이르는 몇 가지 검사-재검사 신뢰도계수를 보고하였다. 하지만 연구자는 재검사와 관련된 시간간격에 대해서는 언급하지 않았다. 연구자가 두 검사 사이의 시간을 명시하지 않은 경우, 측정치가 얼마나 안정적인지에 관하여 특별히 주의를 기울여야 한다.

예시 11.3에서는 **3개월 간격**을 둔 검사-재검사 신뢰도를 보주고 있다.

예시 11.2 검사-재검사 신뢰도에 대한 보고

웰빙의 영성지수(SIWB)는 삶의 의미와 영적 웰빙의 의미를 반영하는 두 가지 하위영역(자기효능감과 생활계획)을 측정하기 위해 고안된 12개 항목의 도구이다.

이전의 연구에서 자기효능감의 신뢰도계수는 Cronbach's $\alpha = .86$; 검사-재검사 = .77 이었다. 생활계획의 신뢰도 Cronbach's $\alpha = .89$, 검사-재검사 $r = .86$으로 높은 신뢰도 값을 보였다. 도구의 신뢰도값 r은 .91, 검사-재검사 r값은 .79였다.

Source: Thomas, JC, et al: Self-transcendence, spiritual well-being, and spiritual practices of women with breast cancer. J Holistic Nurs 28:115, 201.

예시 11.3	시간간격에 따른 검사-재검사 신뢰도에 대한 보고

측정

연구 표집 B(N=217)를 대상으로 측정된 한국판 PTQ의 내적 일치도(Cronbach's α)는 표 4에서 보는 것처럼 전체 척도가 .96이었다. 또한 요인 1(반복, 침투, 관여)은 .95, 요인 2(정신능력 잠식)는 .90, 요인 3(비생산성)은 .79로 나타나서, 전체 척도 및 각 하위요인이 동질적인 구성개념임을 확인하였다. 표집 B 중 성인 73명을 대상으로 3개월 간격의 검사-재검사 신뢰도를 산출하였다. 그 결과, 전체 척도에서 높은 검사-재검사 신뢰도를 나타냈다($r = .75$, $p < .01$). 또한 하위척도로서 요인 1(반복, 침투, 관여), 요인 2(정신 능력 잠식), 요인 3(비생산성)에서 각각 높은 검사-재검사 신뢰도를 보였다($r = .64$, $p<.01$; $r = .71$, $p<.01$; $r = .71$, $p < .01$).

Source: 최수진, 황성훈: 한국판 보속적 사고 질문지(K-PTQ)의 타당화. 한국인지행동치료학회지 19:89, 2019.

내적 일관성 신뢰도

연구자는 때로 측정도구가 내적 일관성을 지니는 정도를 평가한다. 이러한 관점에서 신뢰도는 도구의 개별항목(개별 질문) 간의 일관성을 의미한다. 특정 항목이 다른 항목과 일치하며 같은 개념을 측정하는 경우, 도구는 내적 일관성 신뢰도가 높다고 한다.

내적 일관성을 평가하기 위해 연구자는 우선 연구대상자에게 측정도구를 적용한다. 모든 응답에 대해 연구대상자가 보고한 점수가 산출된 후, 통계적 분석을 이용하여 측정도구의 모든 항목이 동일한 개념을 측정하는 정도를 검토한다. 내적 일관성을 평가하는 데 널리 사용되는 일반적인 통계 분석법 중 하나는 **크론바하 알파(알파계수)(Cronbach's alpha; coefficient alpha)**이다. 이 통계적 분석법은 3점 이상의 척도로 점수를 산출하는 항목으로 구성된 도구에 적용될 수 있기 때문에 다양하게 이용할 수 있다. 내적 일관성을 평가하는 데 사용되는 또 다른 통계적 분석법은 Kuder-Richardson 20(KR-20)이다. 이 분석법은 측정도구의 항목을 이분척도로 채점할 때 사용된다(예: 1 = 예, 0 = 아니오, 또는 1 = 참, 0 = 거짓).

내적 일관성 평가를 위해 사용된 Cronbach's α는 예시 11.3에 제시되어 있다. 이 예시에서 한국판 보속적 사고(PTQ)와 관련된 세 가지 하위특성의 내적 일관성 신뢰도의 범위는 요인 1은 .95, 요인 2는 .90, 요인 3은 .79이다. 잘 개발된 사회심리적 측정도구는 일반적으로 알파계수 .80 이상의 신뢰도 수준을 보인다. 새로 개발된 도구의 경우 알파계수는 .70도 허용된다.[4] 예시 11.4는 KR-20의 결과를 보고한 예시로 연구대상자에게 다이어트-건강 인식(DHA) 검사를 시행하였고, 각각의 질문에 옳지 않음/잘 모름을 '0'으로, 옳음을 '1'로 답하도록 하였다. 이 연구에서 보고된 KR-20의 신뢰도계수는 .81이었다.

도구의 신뢰도는 표본의 특성, 항목이나 질문의 수, 항목이나 질문이 얼마나 밀접하게 관련되어 있는지, 응답 구성방식 등의 요인에 의해 영향을 받을 수 있다. 도구를 개발할 때 이러한 요인이 도구의 신뢰도에 잠재적으로 영향을 미친다.

예시 11.4 Kuder-Richardson 20 신뢰도 사용

연구도구

다이어트-건강 인식 지식

다이어트-건강 관련 지식은 섭취하는 영양소의 종류와 건강 문제의 발생 사이의 연관성에 대한 인식으로 미국 농무부(USDA)에서 개발한 다이어트-건강인식(DHA) 도구로 측정하였다. DHA는 참가자들에게 지방, 포화지방, 섬유소, 콜레스테롤, 염분, 칼슘, 설탕, 철분, 과체중과 관련된 건강문제에 대한 인식 정도를 측정하는 도구이다. 연구대상자는 각각의 질문 옆에 17가지 질병의 목록 중에서 해당 영양소와 관련된 건강문제를 찾게 되어 있다. 각 항목에는 이분척도(옳지 않음/ 잘 모름은 0, 옳음은 1)를 사용하였다. USDA의 전문가 패널은 이 도구의 내용 타당도가 높았다고 평가하였다. Kuder-Richardson Formula 20(KR-20)을 이용한 내적 일관성 검사에서는 3년간 .80, .77, .76의 값을 보였다. 이연구에서 KR-20 신뢰도계수는 .81이었다.

Source: Noureddine, S, and Stein, K: Healthy-eater self-schema and dietary intake. West J Nurs Res 31:201, 2009.

예시 11.5 측정자 간 신뢰도에 대한 보고

가족 지원의 전반적인 수준은 객관적인 도구인 KFD-R로 측정되었다. 이 도구는 6세 이상 아동 및 성인에게 적합한 도구이다. KFD-R은 환자와 그들의 형제자매가 소아암에 대해 느끼는 감정과 태도를 조사하기 위해 3년 간의 종적 연구에서 사용되었다. 평가자는 가족소통, 자아상, 정서, KFD-R 총점 등 네 가지 점수를 산출한다. KFD-R의 점수범위는 0점에서 35점까지 다양하며, 점수가 높을수록 적응상태가 낮음을 의미한다. 미술치료사 2명이 KFD-R을 독립적으로 평가하기 위해 Spinetta et al.의 시스템을 사용했다. 44개의 도면에 대한 두 치료사의 평가점수를 상관관계 분석하여 측정자 간 신뢰도를 측정하였다. 총 점수에 대한 측정자 간 신뢰도는 r(42) = .949로, 측정자 간 신뢰도가 높았다. 하위영역인 가족 소통, 자아상, 정서에 대한 측정자 간 상관관계는 각각 .92, .81, .82였다.

Source: Packman, W, Gong, K, VanZutphen, K, Shaffer, T, and Crittenden, M: Psychosocial adjustment of adolescent siblings of hematopoietic stem cell transplant patients. J Pediatr Oncol Nurs 21:233, 2004.

예시 11.6 Cohen's Kappa 통계의 사용

본 연구에서의 전문가 타당도는 CVI = .84, 측정자 간 신뢰도는 Cohen's Kappa = .90(range = .82~1.00)이었다. 측정자 간 신뢰도는 환자 51명 중 3명째마다 연구자 1명과 신경과 임상경력 10년 이상의 간호사 1명이 시행하여 총 17명의 환자를 대상으로 측정하였으며, 감각이상 사정도구의 평균 측정시간은 2.54분이었다.

Source: 이윤정, 이지아: 뇌졸중 환자의 감각이상 간호알고리즘 개발 및 적용. 성인간호학회지30:301, 2018.

측정자 간 신뢰도

일부 연구에서는 연구자가 측정자에게 특정 상황을 평가하도록 충분히 설명한 후 자료를 수집한다. 연구자는 측정자들 사이의 일관성을 정량화하기 위해 측정자 간 신뢰도지수를 계산한다. 측정자 간 일관성을 정량화하는 통계적 방법 중 하나를 Cohen's kappa라고 부른다. 이 통계방법은 명목자료에 적용되며, 측정자가 각 항목을 세심하게 범주화하여 평가해야 하는 경우에 사용할 수 있다. 만약 모든 측정자가 특정 항목이 특정 범주에 속한다는 것에 동의하고, 평가되는 모든 항목에 대해 동의한다면 Cohen's kappa는 1.0의 값이 될 것이다. 측정자가 서로 동의하지 않을수록 Cohen's kappa 값은 작아진다. Cohen's kappa가 .75 이상일 경우 측정자 간 신뢰도가 높은 것으로 간주한다.

간호연구에서 흔히 측정자 간 신뢰도를 산출하는데, 특히 관찰연구에서 많이 사용된다. 관찰법으로 자료가 수집되거나 2명 이상의 측정자가 자료를 수집하는 모든 연구에는 측정자 간 신뢰도를 보고해야 한다. 예시 11.5에서 2명의 미술치료사가 44개의 도면을 독립적으로 판단하여 높은 측정자 간 신뢰도(r = .95)를 보이는 것을 볼 수 있다. 예시 11.6에 측정자 간 신뢰도를 평가하기 위해 Cohen's kappa를 사용하는 경우가 제시되어 있다. 이 예시에서 개발된 뇌졸중 환자의 감각이상 사정도구를 이용하여 측정자 2인이 뇌졸중 환자의 감각이상을 사정하였다. 각 측정자는 감각이상 유형을 뻐근함(뒤틀림, 결림), 시림(아림, 우리함), 이질감(먹먹함, 마취한듯함), 진동감각(전기가 오르는 듯함, 열감)의 총 네 가지 유형으로 구분하여 감각이상 강도는 0점 '감각이상 없음'에서 10점 '감각이상이 가장 심함'의 숫자평정척도(numeric rating scale, NRS) 10점 척도로 측정하였다. 측정자 간의 일치 정도는 Cohen's kappa를 사용하여 보고되었다.

타당도

타당도(validity)는 도구나 검사가 측정해야 할 것을 정확하게 측정하는 정도를 말한다.[1,4] 연구자는 도구나 검사가 타당한지 또는 타당하지 않은지를 고려하기보다는 '무엇을, 누구를 위해 타당한가'라고 단순하게 물어야 한다. 예를 들어, 해부학 또는 생리학 시험은 아마도 통계지식을 확인하기 위해 타당한 시험은 아닐 것이다. 해부학과 생리학 시험은 시험이 얼마나 신뢰할 수 있는지에 관계없이 통계적 지식의 어떤 측면도 평가하지 않는다. '누구를 위한 것인가'에 관해서는 해부학과 생리학 시험은 대학생에게 타당한 시험이 될 수 있지만, 초등학교의 학생에게는 그렇지 않다.

도구는 측정해야 하는 것을 측정하지 않더라도 즉, 타당도가 낮더라도 신뢰도가 뛰어날 수 있다. 그러나 도구로 측정한 자료의 타당도가 높기 위해서는 우선 신뢰도가 확보되어야 한다. 그러므로 높은 신뢰도는 높은 타당도를 위한 충분조건은 아니지만, 필요조건이라고 할 수 있다. 서로 다른 도구와 검사는 다양한 목적을 위해 개발되기 때문에 내 용타당도, 준거 타당도, 구성 타당도 등 다양한 유형의 타당도가 검토되어야 한다.

예시 11.7 내용 타당도

결과

내용 타당도 평가

건강한 식습관에 대한 장애성 척도(BHES)에 대한 18개 문항 간 상관관계를 두 번에 걸쳐 조사하였다. 두 가지 항목('차를 쉽게 접할 수 있다'와 '우유 마시기를 좋아한다')은 자료수집의 포함기준($r < .30$ 전체 또는 항목별 항목 포함)을 충족하지 못하여 추가분석에서 제외되었다. 영양전문가들로 구성된 패널은 최종 16개 항목을 다시 조사하였고, 앞서 언급한 순위를 이용하여 항목들의 개념적 요소와 총 척도 간의 관련성을 재평가하였다. 그 결과 16개 항목으로 구성된 도구의 내용 타당도(Content Validity Index, CVI)는 .75였다.

Source: Fowles, ER, and Feucht, J: Testing the Barriers to Healthy Eating Scale. West J Nurs Res 25:429, 2004.

예시 11.8 내용 타당도에 대한 세부 내용

타당도

당뇨병에 대한 자기효능감(SEDE) 도구의 내용 타당도는 전문가인 보건교사에게 의뢰하여 확인할 수 있고, 당뇨병 관리에 대한 모성 자기효능감 도구의 내용 타당도는 임상 간호사와 당뇨병 자녀를 둔 부모에게 의뢰하여 확인할 수 있었다. 마찬가지로, 9명의 가족과 발달심리학 및 소아내분비학 전문가에게 의뢰하여 당뇨병 자기관리에 대한 자기효능감(SEDM) 도구에 대한 표면적 타당도를 확인하였다.

Source: Rasbach, L, Jenkins, C, and Laffel, L: An integrative review of self-management measurement instruments in youth with type 1 diabetes. Diabetes Educ 41:43, 2015.

내용 타당도

내용 타당도(content validity)는 도구나 검사가 의도한 내용을 측정하는 정도를 말한다. 일반적으로 이러한 유형의 타당도는 설문지, 인터뷰 내용, 인터뷰 가이드를 개발할 때 사용된다. 도구는 문헌으로부터 나온 개념으로 구성되어 측정되는 변수의 다각적인 측면을 모두 반영해야 하며, 이러한 내용 타당도는 전문가 패널에 의해 평가된다. 전문가는 도구에 사용된 모든 항목이나 질문에 대한 적합성뿐만 아니라 연구대상자에 대한 도구 사용의 전반적인 적합성을 신중하게 평가한다. 예시 11.7은 대부분의 학회지에 실린 논문에서 내용 타당도를 평가하기 위해 전문가 패널이 선택되었음을 기술한 내용이다. 예시에서 건강한 식습관에 대한 장애성 척도(BHES)에 대한 내용 타당도를 평가하기 위해 영양전문가들이 선정되었다. 예시 11.8은 내용 타당도를 어떻게 확보하는지에 대해 보다 자세하게 설명되어 있다.

준거 타당도

준거 타당도(criterion-related validity)는 특정 개념을 측정하는 도구가 외적 준거와 얼마나 일치하는지를 나타내

예시 11.9 동시 타당도의 사용

피로감 시각적 상사척도인 VAFS(visual analog fatigue scale)는 10cm짜리 수직선의 각 끝단에 '피로 없음'과 '매우 심한 피로'가 쓰여 있다. 연구대상자가 피로에 대한 인식을 느끼는 정도를 선에 표시하도록 한다. 점수는 0점에서 100점 사이고 10cm 수직선에서 밀리미터 단위로 측정한다. 점수는 '피로 없음' 부분에서 연구대상자가 가리키는 지점까지를 측정하여 값을 산출한다.

VAFS는 뇌졸중 후의 연구대상자에 대해 VAFS = .85(95 % CI, .673 – .936, p < .001)의 계수 값을 갖는 등 우수한 신뢰도를 가지고 있는 것으로 나타났다. 이 척도는 또한 우수한 타당도를 보였는데, 심박수와 수축기 혈압(r=.63, p=.02)과의 유의한 상관관계를 보여 동시 타당도가 입증되었다.

Source: Singh, R, and Kluding, PM: Fatigue and related factors in people with type 2 diabetes. Diabetes Educ 39:320, 2013.

는 척노로 노구의 정확성에 관한 보나 정량적인 근거를 제공한다. 어떤 경우에는 새로운 도구를 기존의 확립된 도구(외적 준거)와 비교하기도 하며, 이때 각 도구의 점수 간 상관계수를 산출한다. 이를 타당도계수라고 한다. 타당도계수가 클수록 준거 타당도가 높음을 나타낸다. 또한 외적 준거로 관심범위와 반대되는 속성이나 개념을 측정할 것으로 예상되는 도구를 선택하여 일치하지 않는지를 비교할 수도 있다. 준거 타당도는 동시 타당도와 예측 타당도의 두 가지 유형이 있다.

동시 타당도

자료를 수집할 때 외적 준거가 될 수 있는 기존의 도구와 새로운 도구를 함께 이용하여 자료를 수집한다면 새로운 도구의 동시 타당도(content validity)를 평가할 수 있다. 동시 타당도는 한 표본에서 얻은 측정결과를 다른 표본에서 측정한 결과와 비교하기 위해 평가한다. 예를 들어, 건강한 정상 모집단에서 타당도가 입증된 스트레스 측정도구는 입원한 환자의 스트레스 측정에 사용할 때 반드시 타당한 결과를 제공하지 않으므로 입원한 환자에게 해당 스트레스 측정도구를 적용할 때에는 동시 타당도를 평가해 볼 필요가 있다. 예시 11.9는 동시 타당도의 예를 보여 준다. 이 예에서는 피로감 시각적 상사척도인 VAFS(visual analog fatigue scale)와 심박수 및 수축기 혈압(r =.63, p =.02)의 관계를 조사하여 동시 타당도를 평가하였다.

예측 타당도

예측 타당도(predictive validity)는 미래의 사건, 행동 또는 결과를 예측할 수 있는 능력을 말한다. 예측 타당도의 전형적인 예는 대학원 입학시험(GRE) 점수를 사용하여 학생들을 대학원에 입학시키는 경우이다. 대학원에서는 높은 입학시험 점수를 획득한 학생들이 대학원에서 성공적으로 수학할 가능성이 더 높기를 바라면서 입학 시 시험의 총점(구두 시험과 객관식 시험)이 최소 1,000점 이상이어야 한다고 공시한다. 이때에 '입학시험 점수를 사정하는 것이 타당한 방법인가?' 또는 '과연 입학 시 시험성적이 높은 학생이 대학원에서 성공적으로 수학할 수 있는가?'의 측면을 판정하기 위해 예측 타당도를 평가해 볼 수 있다.

구성 타당도

구성 타당도(construct validity)는 도구가 측정하고자 하는 추상적 개념을 측정하는 정도이다. 구성 타당도를 확인하는 과정은 쉽지 않다. 구성 타당도는 도구의 타당도를 평가하는 가장 가치 있는 절차이지만 가장 어려운 방법이기도 하다. 개념이 추상적이고 복잡한 경우 구성 타당도는 완전히 확보되기 어려울 수 있다. 도구의 타당도를 평가하는 과정에서 해당 개념의 근거가 되는 이론적 틀이 지지되기도 하고 반박되기도 한다. 구성 타당도를 평가하는 방법으로는 가설검정, 다속성-다방법 접근법, 집단비교법(known-groups method) 및 요인분석 등의 다양한 방법이 있다. 많이 사용하는 방법 중 하나는 다속성-다방법 접근법으로, 이는 개념이 특정 측정변수와 강한 관계를 가지며 다른 변수와의 관계는 약하다는 것을 상관관계 분석을 통해 보여주는 것이다. 이러한 유형의 구성 타당도를 수렴 타당도와 판별 타당도라고 하기도 한다.

예시 11.10은 어떻게 구성 타당도를 평가할 수 있는지에 대한 몇 가지 예를 보여준다. 첫 번째 예시에서는 연구

예시 11.10 구성 타당도

피로도 도구

피로도 척도(FSS)는 Cronbach's α가 전신홍반성 낭창 집단(n=28)에서는 .89인 다발성 경화증(n=25)에서는 .81, 건강한 성인집단(n = 20)에서는 .88이었고, 전체 연구대상자(n=74)에서는 .88의 높은 신뢰도 값을 보였다. 이 척도는 또한 우수한 타당도를 보여 준다. 요인분석 결과는 암환자에게 검사했을 때 높은 구성 타당도를 보여 준다. 또한, FSS는 통증 시각적 상사척도(n = 74)와 r = .68($p < .001$) 로 상관관계가 높게 나타나 동시 타당도도 높은 것으로 확인되었다.

불안 도구

상태-특성 불안 도구(STAI)는 불안을 측정하기 위해 사용하는 40개 항목의 자기보고식 척도이다. STAI는 2개의 개별적인 자가보고 척도로 구성되어 있으며, 각각은 상태 불안과 특정 불안을 측정하기 위한 20개의 항목으로 구성되어 있다. 상태불안 척도는 응답자에게 '거의 없음'에서 '거의 항상'까지 있는 4점 리커트척도를 사용하여 '현재' 느끼는 정도를 평가하도록 했고, 특성 불안 척도는 그들이 '일반적으로' 느끼는 불안감을 평가하도록 하였다. 점수는 20에서 80점 사이의 점수로 합산되며, 높은 점수는 흔히 또는 지금 이 순간 불안감이 높음을 나타낸다. 구성 타당도는 기말고사에 대한 스트레스가 있는 다수의 대학생에게 불안감을 측정함으로써 확인하였다. 불안의 역치값은 35점 이상으로 결정되었다. 이 값은 응답자의 나이에 대한 표준을 참고하여 선택되었으며, 심장질환자의 다른 연구에 사용되었다.

Source: Singh, R, and Kluding, PM: Fatigue and related factors in people with type 2 diabetes. Diabetes Educ 39:320, 2013.
Source: Gavigan, A, Cain, C, and Carroll, DL: Effects of informational sessions on anxiety precardiovascular procedure. Clin Nurs Res 23:281, 2014.

자가 요인분석을 실시하여 구성 타당도를 평가하였다. 두 번째 예시에서는 연구자가 불안이 높을 것으로 생각되는 집단(기말고사로 스트레스를 받는 대학생 집단)에서 상태 – 특성 불안 측정도구를 이용하여 불안을 측정한 후, 불안의 역치 점수 수준을 제시하였다.

측정도구의 심리측정 평가의 중요성

대부분의 연구에서는 표준화되어 있고 신뢰도 및 타당도가 우수한 도구를 사용하여 자료수집을 실시한다. 연구 결과가 유용하려면 '좋은' 도구가 필수적이다. 도구의 질을 평가하기 위해서는 도구의 신뢰도와 타당도 특성을 평가한다. 이 과정을 **심리측정 평가**(psychometric evaluation)라고 한다.

자료수집 도구의 유용성은 연구자가 정확하고 의미 있는 자료를 수집할 수 있는가에 달려 있다. 도구를 개발하거나 기존 도구를 수정하려면 일정한 기술과 전문지식이 필요하다. 믿을 수 있는 도구의 개발은 중요하지만, 시간이 많이 소요되는 작업이다. 특정 개념을 측정할 수 있는 도구를 찾아볼 때, 연구자는 자신이 직접 도구를 개발하는 것을 고려하기도 한다. 도구개발 과정은 시간이 오래 걸리고 상당히 수준 높은 연구를 진행해야 한다. 도구의 신뢰도와 타당도를 평가해 보지 않고 새로 개발된 도구를 연구에 사용하는 것은 바람직하지 않고, 시간을 낭비하는 일이기도 하다. 연구에서 도구의 신뢰도와 타당도의 문제를 언급했는지를 확인하는 것이 중요하다.[4]

측정에서 가장 중요한 것은 신뢰도이다. 신뢰도는 도구가 측정해야 할 것을 측정하는 일관성을 말한다.[1,4] 도구의 신뢰도계수가 .70 이상으로 높게 나오지 않을 경우, 그 도구는 쓸모가 없고, 수집된 자료를 믿을 수 없게 된다. 예를 들어, 연구결과에서 자기효능감 척도(SES)에 대한 알파계수(내적 일관성)가 .58로 보고되었다면, 자기 효능감의 측정이 안정적이지 않음을 의미한다. 허용 가능한 알파계수는 연구적 상황 및 연구자의 판단에 따라 다르지만, 일반적으로 .50 이하의 알파계수는 신뢰도가 낮다고 평가된다. 중간 정도의 신뢰도를 나타내는 알파계수는 .50에서 .70 사이이다.

타당도는 도구가 측정해야 할 것을 측정하는 정도를 말한다.[1,4] 타당도가 도구의 중요한 특징이지만, 타당성을 고려하기 위해서는 신뢰도가 먼저 확보되어야 한다. 신뢰할 수 없는 도구는 타당할 수 없다. 그러나 도구가 타당하지 않아도 신뢰할 수는 있다. 예를 들어, 도구를 사용할 때 그 도구가 안정적으로 불안감을 측정할 수 있다고 해도 측정할 개념이 우울증이라면 도구는 타당하지 않은 것이다.

타당성은 연구주제에 적합한 자료를 수집하기 위해 의도적으로 모집한 연구대상자에게 특정 도구를 적용할 수 있는가와 관련이 있다. 많은 경우 연구자들은 특정 연구대상자에게 적용해서 신뢰성과 타당성을 입증한 도구라 할지라도 다른 연구에서 사용하기 위해서는 그 도구를 수정해야 한다. 이때에는 도구를 개발했던 원래 연구대상자와 현재 연구대상자 간의 유사성 검토가 필요하다. 예를 들어, 우울증을 측정하기 위해 폐경 전 여성에게 사용된 도구를 무주택 젊은이들에게 사용한다면 타당할까? 서로 다른 두 모집단에 동일한 도구를 사용할 때에는 문화, 사회경제적 수준, 발달 수준 및 언어 측면에서의 차이를 고려해야 한다. 도구가 개발될 때의 연구대상자와 다른 특성을 가진 연구대상자에게 도구를 적용할 때에는 신뢰도와 타당도를 검사한 후, 필요하다면 도구를 수정해야 한다.

도구개발 과정은 새로운 도구의 근간이 되는 선행연구를 검토하는 것에서부터 시작한다. 만약 적절한 선행 연구가 없다면, 새로 개발하거나 수정할 도구의 내용에 대한 개념을 확보하기 위해 예비조사를 실시해야 한다. 예비조사는 도구 구성, 표본 선택 및 자료수집 절차의 오류를 확인하는 데 도움이 된다. 예비조사를 통해 자료처리 과정과 코딩에서 발생할 수 있는 문제에 대해서도 알 수 있다.

측정 수준, 신뢰도 및 타당도에 대한 비판적 질문

비판하고자 하는 연구를 선택한 후 이 장에서 언급한 주요 용어 중심으로 연구를 살펴보자. 이 장에서 언급한 주요 용어가 모든 연구논문에 포함되어 있지는 않을 것이다. 다음 질문은 측정 수준, 신뢰도 및 타당도를 비판하기 위한 가이드라인이 될 수 있다.

1. 연구에서 신뢰도 문제를 다루었는가? 그렇다면 어떤 방법으로 신뢰도를 확보하였는가? 검사-재검사 신뢰도의 경우 '안정성', 내적 일관성의 경우 'Cronbach's α', 측정자 간 신뢰도의 경우 '카파통계값' 등의 주요 용어를 찾는다. 많은 연구에서 도구와 관련된 신뢰도와 타당도에 대한 정보는 선행연구에서 찾아 보고한다. 신뢰도계수(Cronbach's α)가 현재 연구와 선행연구 두 가지 값을 모두 제시했는지 여부를 확인하고, 두 신뢰도 계수를 서로 비교해 본다.
2. 연구에서 타당도 문제를 다루었는가? 도구의 타당도를 평가할 수 있는 충분한 정보가 있었는가? 그렇다면 어떤 방법으로 타당도를 입증하였는가? '내용 타당도', '준거 타당도', '구성 타당도' 등 주요 용어를 찾아본다. 도구의 타당도는 연구를 성공적으로 수행하는 데 필수요소이다. 특정 도구가 선택된 이유를 확인한다. 만약 연구가 육아기술을 조사하도록 설계되었는데, 선택한 도구가 '대처능력'을 측정한다면, 그 연구결과는 가치가 없다. 도구가 적용되는 맥락에 따라 도구의 유용성을 이해하도록 노력한다.
3. 주요 연구변수를 식별할 수 있는가? 연구변수는 어떻게 측정되었는가? 명목, 서열, 등간, 비율측정 수준이 사용되었는가? 각 변수가 어떻게 측정되었는지 살펴본다. 측정 수준은 사용할 수 있는 통계분석 방법과 연결된다.

도구에 대한 비판적 질문

비판적인 관점으로 연구를 검토하기 위해 한 연구를 선택한다. 이 장에서 논의된 주요 용어를 이해하였는지 확인하기 위해 선택된 연구를 읽고, 다음 질문에 답해 보도록 한다. 모든 연구가 모든 주요 용어를 포함하지는 않을 수도 있다는 것에 주의한다.

1. 도구는 측정해야 하는 것을 측정하는가? 가능하다면 도구의 모든 항목을 검토하여 일관된 개념을 포함하고 있는지 확인한다. 안타깝게도 많은 연구가 도구 전체를 공개하지 않는다. 경우에 따라서는 몇 가지 항목만

을 예시로 보고하기도 한다. 독자가 어디에서 그 도구의 사본을 얻을 수 있는지에 대한 언급이 있는지 살펴본다. 도구의 출처는 반드시 참고문헌 목록에 있어야 한다. 연구자가 도구를 개발한 경우, 연구보고서의 시작이나 끝 부분에 완전한 도구의 사본을 얻을 수 있는 위치가 제시되어야 한다. 도구나 검사와 관련된 모든 문헌은 논문에 인용되어야 한다. 연구자가 개발한 도구에 신뢰도나 타당도에 대한 내용이 없는 경우에는 반드시 타당도에 대한 평가가 이루어져야 한다.

2. 도구를 확보하고, 적용하고, 점수화하는 방법에 대한 설명이 있는가? 원 도구를 찾는 것은 쉬운 일이 아니다. 학술지에 도구의 사본이나 도구의 항목에 대한 예시를 제시해 두기도 한다. 참고문헌을 검토하여 도구의 개발자를 확인하고 신뢰도와 타당도를 검토하기 위해 수행한 초기작업을 확인한다. 연구자의 직장, 우편주소, 메일주소가 기재되어 있는 경우가 많다. 컴퓨터 데이터베이스인 건강심리학 도구 온라인(health psychological instruments online)을 이용하여, 특정 개념을 측정하는 도구나 특정 도구에 대한 정보를 검색할 수 있다. 어떻게 그리고 어떤 조건에서 도구가 사용되고 점수화되는지에 관한 정보가 소개되어 있다.
3. 점수화 절차는 충분히 상세하게 설명되었는가? 점수화 절차에 대한 정보는 연구논문의 '연구방법 - 연구도구'부분을 참고한다.
4. 도구가 총점을 산출하는가, 아니면 도구와 관련된 항목별 점수가 있는가? 연구 논문의 '연구방법 - 연구도구' 부분을 참고하고 총점이나 항목별 점수를 어떻게 산출하는지 확인한다. 많은 경우 '도구로부터 총점과 항목별 점수가 산출되었다'는 문장이 대표적이다. 이런 경우, 각종 항목별 점수의 명칭을 확인할 수 있어야 한다는 점에 유의한다.
5. 도구는 예비조사가 시행되었는가? 예비조사를 통해 실제 연구가 최종 형태로 완성되기 전에 발생 가능한 문제를 확인하고 수정할 수 있다. 예비조사의 장점은 도구의 심리측정적 속성(psychometric properties)을 평가하고, 실제 자료수집 과정을 연습해 볼 수 있으며, 애매할 수 있는 질문이나 설명을 확인할 수 있고, 자료수집에 소요되는 시간을 추정해 볼 수 있다는 점이다. 예비조사에 필요한 연구대상자의 수는 다양하다. 예비조사의 목적이 애매한 질문이나 설명을 확인하는 것이라면 1~20명의 연구대상자로 충분할 수 있다. 예비조사의 목적이 도구의 심리측정적 속성을 평가하는 것이라면 훨씬 더 많은 연구대상자가 필요하다. 본격적인 자료수집이 시작된 후에 도구 적용과 관련된 문제가 발생할 경우 비용이 많이 들기 때문에, 먼저 예비조사를 시행하는 것은 충분한 가치가 있다.

핵심요약

1. 측정은 연구하고자 하는 개념의 특성을 반영하기 위해 개념에 수치를 체계적으로 배분하는 것이다.
2. 측정의 네 가지 형태는 명목, 서열, 등간, 비율측정이다.
3. 가장 낮은 수준인 명목측정은 측정 대상을 서로 배타적인 범주에 분류한다.
4. 서열측정은 측정대상 항목의 순서만을 나타내며, 측정대상 항목의 간격이 얼마나 떨어져 있는가(균등한가)

를 나타내지는 않는다.

5. 등간측정은 명목 및 서열척도의 모든 특성을 갖는 동시에 실제 측정단위에 기초한 동일한 크기의 간격을 갖는다.
6. 비율측정은 가장 높은 수준의 측정이다. 비율척도는 명목, 서열, 등간측정의 모든 특성을 가지고 있으며, 절대 영점이 있다.
7. 신뢰도는 도구나 검사가 측정해야 할 것을 일관적으로 측정하는 정도를 말한다. 다양한 유형의 신뢰도로 검사-재검사, 내적 일관성, 측정자 간 신뢰도가 해당한다.
8. 타당도는 도구나 검사가 측정해야 할 것을 정확하게 측정하는 정도를 말한다. 다양한 유형의 타당도로 내용 타당도, 준거 타당도, 구성 타당도가 있다.
9. 도구는 타당도는 낮더라도 신뢰도는 높을 수 있다.

학습활동

1. 맞벌이가정이 학령 전 아동의 발달에 미치는 영향을 조사하기 위한 연구가 실시되었다. 소득에 대한 만족도(불만족, 만족으로 측정), 보육에 대한 만족도(낮음, 중간, 높음으로 측정), 소득 수준(월 100만원~199만원, 월 200만원~299만원, 월 300만원 이상으로 측정), 어머니 나이(어머니의 실제 나이으로 측정), 가족 스트레스 수준(없음, 매우 적음, 중간, 많음으로 측정)에 대한 정보를 수집했다. 이 중 측정 등간/비율 수준을 나타내는 변수는 무엇인가?
2. 다음 변수를 서열측정을 사용하여 정의하라: 건강상태, 통증 정도, 환자 만족도, 나이
3. 다음 예에서 Cronbach's α의 강도에 대해 논의하라: 세 연구에서 제왕절개 장애요인 척도의 Cronbach's α가 각각 제시되었다. 연구 1(n = 91)에서 알파는 .87, 연구 2(n = 25)에서 알파는 .81, 연구 3(n = 156)에서 알파는 .83이었다.
4. 다음 예에서 안정성계수를 평가할 때 누락된 정보는 무엇인가?

   사건에 대한 일시적인 특정 상황 대응인 상태 불안은 Spielberger, Gorsuch, Lushene, Vagg와 Jacobs(1983년)의 20개 항목별 불안척도를 1에서 4까지 등급으로 나누어 측정되었다. 내적 일관성은 .92에서 .95까지 다양했고 검사-재검사 신뢰도는 .90이었다.
5. 다음 문장에서는 어떤 유형의 타당도를 논하고 있는가?

   임신위험, 분만위험, 분만 시 신생아의 건강상태는 Hobel, Hyvarinen, Okada와 Oh(1973)가 개발한 도구를 현재의 진단절차를 반영할 수 있도록 수정하여 측정하였다. 산과 전문간호사, 소아과 의사, 산부인과 의사들로 구성된 패널이 수정된 척도의 타당도를 평가하였다. 수정된 도구는 임신위험 관련 항목 80개, 분만위험 관련 항목 45개, 분만 시 신생아의 건강상태 관련 항목 69개로 구성되어 있다.

REFERENCES

1. Nunnaly, J, and Bernstein, IH: Psychometric Theory, ed 3. McGraw-Hill, New York, 1994.
2. Knapp, TR: Treating ordinal scales as ordinal scales. Nurs Res 42:184, 1993.
3. Knapp, TR: Treating ordinal scales as interval scales: An attempt to resolve the controversy. Nurs Res 39:121, 199.
4. Polit, DF, and Beck, CT: Measurement and data quality. In Polit, DF, and Beck, CT(eds). Nursing Research: Generating and Assessing Evidence for Nursing Practice, ed 9. Lippincott Williams & Wilkins, Philadelphia, 2012, pp 330-331.
5. Huck, SW, and Cormier, WH: Reading Statistics and Research. HarperCollins Publishers, New York, 1996.
6. Knapp, TR, and Brown, JK: Ten measurement commandments that often should be broken. Res Nurs Health 18:465, 1995.
7. Gable, RK, and Wolf, MB: Instrument Development in the Affective Domain, ed 2. Kluwer Academic Publishers, Boston, 1993.
8. 이보경, 이태숙, 김수현: 암 생종자의 지각된 자기관리 지지와 건강관련 삶의 질의 관계에서 자기효능감의 매개효과. 한국간호과학회지 49:298, 2019. (p. 211)
9. 최수진, 황성훈: 한국판 보속적 사고 질문지(K-PTQ)의 타당화. 한국인지행동치료학회지 19:89, 2019. (p. 213)
10. 이윤정, 이지아: 뇌졸중 환자의 감각 이상 간호알고리즘 개발 및 적용. 성인간호학회지30:301, 2018. (p. 214)

PART III

간호연구의 실무적용

Utilization of Nursing Research

CHAPTER 12

자료분석방법

Analyzing Data

학습 목표

이 장을 마치면 다음을 수행할 수 있다.

1. 기술통계와 추론통계를 구분한다.
2. 중심경향성의 세 가지 통계값을 비교하고 차이를 이해한다.
3. 산포도의 세 가지 통계값을 비교하고 차이를 이해한다.
4. 모수적 분석방법과 비모수적 분석방법을 구분한다.
5. 논문에서 연구자가 수행한 기술통계와 추론통계에 대하여 평가한다.

핵심 용어 해설

- 강건성(robust). 연구자가 모수적 분석과정에 관련된 가정을 엄격하게 지키지 않더라도 유의한 결과에 근접하는 통계적 분석 결과로 귀착됨
- 기술통계(descriptive statistics). 자료를 서술하고 요약하는 통계
- 대칭 분포(symmetrical distribution). 평균, 중앙값 및 최빈값이 모두 동일한 값인 분포
- 모수(parameter). 모집단의 특성이 되는 수치(예: 모집단 평균, 모집단 표준편차)
- 범위(range). 분포에서 최저값과 최고값 사이의 차를 나타내는 변동성
- 부적 상관관계(negative correlation). 한 변수의 값이 커질수록 다른 변수의 값이 낮아지는 상관관계. 음의 상관관계라고도 함.
- 분산(variance). 평균으로부터 편차의 제곱인 변동성의 측정값
- 분산분석(analysis of variance, ANOVA). 세 집단에서의 차이를 검정하는 모수통계
- 분산의 동질성(homogeneity of variance). 2개 이상의 표본의 모집단 분산이 동일하다고 가정하는 것
- 산포도(measures of dispersion). 일련의 산술적 자료의 분포나 분산도(흩어져 있는 정도)를 나타내는 기술통계
- 상관분석(correlation). 두 변수 사이의 관계를 확인하는 통계
- 왜도 분포(비대칭적 분포)(skewed distribution). 어느 한 방향에서 일부 관찰값이 극단적으로 치우친 값을 가진 분포
- 유의수준(level of confidence). 연구가설이 유의하다고 받아들여지는 확률. 연구자들 사이에서는 유의수준 .05가 일반적임.
- 이상값(outlier). 다른 자료의 값과는 떨어져 있는 자료값; 자료의 분포에서 매우 특이한 값

- 정적 상관관계(positive correlation). 한 변수의 값이 높을수록 다른 변수의 값이 높아지는 상관 관계 또는 한 변수 값이 낮아질수록 다른 변수의 값이 낮아지는 상관관계. 양의 상관관계라고도 함.
- 중심 경향값(집중경향)(measures of central tendency). 자료의 분포의 중앙 위치 또는 근사값을 측정하는 기술통계
- 중앙값(median). 분포의 중간에 위치한 값으로 나타나는 중심 경향값의 측정
- 최빈값(mode). 한 분포에서 가장 빈번하게 나오는 값이나 수; 명목변수에서 자주 사용되는 중심 경향값의 측정
- 추론통계(inferential statistics). 표본으로부터의 결과를 모집단에 일반화하는 통계
- 카이제곱분석(chi-square analysis). 2개의 명목변수 사이의 관계 여부를 확인하는 비모수통계; χ^2로 표시함.
- 평균(mean). 중심 경향값(집중경향)을 측정하는 것으로 측정값의 합을 측정값의 개수로 나눈 값으로 계산되며 산술평균이라고 함.
- 표준편차(SD)(standard deviation,SD). 가장 자주 사용되는 변동성 측정값: 평균으로부터 떨어진 정도
- 확률(probability). 가능한 모든 결과를 고려할 때 사건이 일어날 가능성
- t-검정(t-test). 두 집단의 평균이 서로 유의하게 다른지 여부를 검정하는 모수적 방법

자료분석의 목적은 연구 질문 또는 가설검정에 대한 답을 구하는 것이다. 연구설계 및 수집된 자료 유형에 따라 적절한 통계분석 방법을 선택하게 된다. 일단 자료가 수집되면, 정량적 자료를 기술하고 분석하고 해석하는 통계적 절차를 거친다. 적절한 통계분석 방법의 적용은 연구자가 연구결과와 결론을 정당화할 수 있는지 판단하는 데 도움이 된다. 연구자가 연구를 잘 수행했음에도 불구하고, 부적절한 분석은 부적절한 결론을 도출할 수 있다. 많은 통계 분석방법이 자료를 분석하는 데 사용된다. 이 장에서는 가장 보편적으로 사용되는 통계분석 기법으로, 관계를 서술하고 규명하며 차이를 검정하는 통계에 대한 개요를 다룬다. 간호연구의 독자들은 간호실무에 적용할 수 있도록 통계자료를 해석하고 적용할 수 있어야 한다.

기술통계

통계분석은 크게 기술통계와 추론통계로 나뉜다. **기술통계**는 자료를 기술하거나 조직하거나 요약하는 기법이다. 반면 추론통계는 표본으로부터 수집된 자료를 토대로 모집단에게 일반화시키는 기법이다.

기술통계에는 중심 경향값 및 산포도 측정이 포함된다. **중심 경향값의 측정**은 자료분포의 중앙위치나 중심값을 설명하는 통계이다. 분포는 점수, 산술값 또는 빈도로 구성된다. 중심 경향값의 측정에는 평균, 중앙값 및 최빈값이 포함된다. **산포도의 측정**은 일련의 수치 사이의 흩어진 정도 또는 변산도를 나타내는 기술통계이다. 산포도는 범위, 분산 및 표준편차로 기술될 수 있다. 백분위 및 사분위범위는 문헌에 자주 나오지 않지만 산포도의 또 다른 형태이다.

예시 12.1	중심경향값으로써의 평균, 표준편차, 범위의 사용			
변수	M	SD	Range	Alpha
Total Revised PLQ	67.84	11.26	24~93	.83
하위변수				
운동	10.93	3.10	4~16	.70
영양	11.25	2.24	4~16	.37
휴식	14.36	3.14	4~20	.62
안전	10.92	3.08	5~16	.60
약물사용	9.16	1.80	3~12	.35
건강증진	10.83	2.85	4~16	.60

Note: M = 평균; SD = 표준편차; PLQ = Personal Lifestyle Questionnaire.

Source: Mahon, NE, Yarcheski, TJ, and Yarcheski, A: The revised Personal Lifestyle Questionnaire for early adolescents. West J Nurs Res 25:533, 2002.

중앙 경향값의 측정

평균

평균은 가장 자주 사용되는 중심 경향값의 척도이다. 평균은 분포의 모든 점수를 합산하고 점수의 개수로 나누어 계산한다. 평균의 주요 특징 중 하나는 계산에서 분포의 각 점수를 고려한다는 점이다. 수식으로 평균을 정의할 때 다음 표기를 사용한다. 평균을 나타내는 기호는 $\bar{x}$이고, 'X 바'로 읽는다. 그리스 문자 sigma, Σ는 값의 합을 나타내는 데 사용된다.

자료가 등간 또는 비율 척도인 경우, 평균은 중심 경향값 측정을 위해 선호되는 척도이다. 평균은 안정적이고 신뢰할 수 있는 통계값이다. 동일한 크기의 표본이 동일한 모집단에서 무작위로 선택되면 표본의 평균은 중앙값 또는 최빈값과 비슷하다.

예시 12.1에는 초기 청년기를 위한 개정된 개인 생활습관 설문도구(PLQ)의 신뢰도를 평가하기 위해 실시한 연구결과가 포함되어 있다. 기술통계에는 평균, 표준편차, PLQ의 총점 및 하위영역 점수범위가 포함되어 있다. 평균은 M으로 표시되고, 표준편차는 SD로 표시된다. 이 연구에서는 PLQ 및 하부영역이 어떻게 측정되었는지에 대한 정보를 제공한다. 각 측정도구와 점수산출 방법은 지면 제한으로 인해 논문에 항상 포함되어 있지는 않다. 연구자는 측정도구의 주요 속성 및 점수산출 방법을 기술하고 있는 원 논문을 반드시 찾아야 한다.

평균은 이상값에 매우 민감하다. **이상값**은 자료의 값이 다른 값으로 부터 매우 떨어져 있는 자료이다. 이상값이 있는 분포의 경우, 평균은 그 이상값의 방향으로 '당겨져' 있다. 예를 들어, 연령의 분포가 23, 22, 25, 26, 29, 27, 23세라면 평균은 25세이다. 29를 50으로 변경한다고 가정한다면, 50세는 이상값으로 간주할 수 있다. 평균은 28이 되었지만, 중앙값과 최빈값은 동일하게 유지된다.

중앙값

중앙값은 분포의 중간점수 또는 중간지점이다. 때로는 50 백분위수라고도 한다. 분포의 50%는 중간지점보다 낮거나 높게 위치한다. 중앙값은 먼저 순위에 따라 자료값를 정렬하여 계산된다. 홀수의 자료값이 있는 경우 중앙값은 중간점수이다. 예를 들어, 5명의 환자의 통증척도 점수가 4, 5, 7, 8, 9인 경우, 중앙값은 7이다. 분포에 짝수의 자료값이 있다면, 중앙값은 두 중간점수 사이의 중간값이 된다. 예를 들어, 통증척도의 점수가 4, 5, 5, 7, 7, 9인 경우 중앙값은((7 + 5/)2) = 6이다. 따라서 중앙값은 반드시 분포의 점수 중 하나일 필요는 없다.

중앙값의 주요 특징 중 하나는 분포의 각 점수를 고려하지 않는다는 점이다. 중앙값은 이상값에 민감하지 않다. 예를 들어, 5명의 환자의 대처 척도 측정값이 12, 15, 22, 31, 35인 경우 중앙값은 22이다. 이 점수 분포의 평균은 23이다. 그러나 하나의 측정값이 변경되어 측정값이 12, 15, 22, 31, 125 인 경우 중앙값은 여전히 22이지만 평균값은 41이 된다.

중앙값은 왜곡된 분포를 나타내는 자료의 중심 경향값을 나타내는 적절한 통계값이다. 평균보다 높거나 낮은 이상값을 갖는 분포는 **왜곡된 분포**이다. **대칭적 분포**는 평균, 중앙값 및 최빈값이 모두 동일한 분포이다(그림 12.1). 왜곡된 분포는 중심에서 벗어난 봉우리와 한쪽 방향으로 긴 꼬리가 있다. 평균, 중앙값 및 최빈값은 왜곡된 분포에서는 일치하지 않는다. 오히려 그 값의 상대적 위치는 일정하게 유지된다. 가장 빈번하게 나타나는 값이

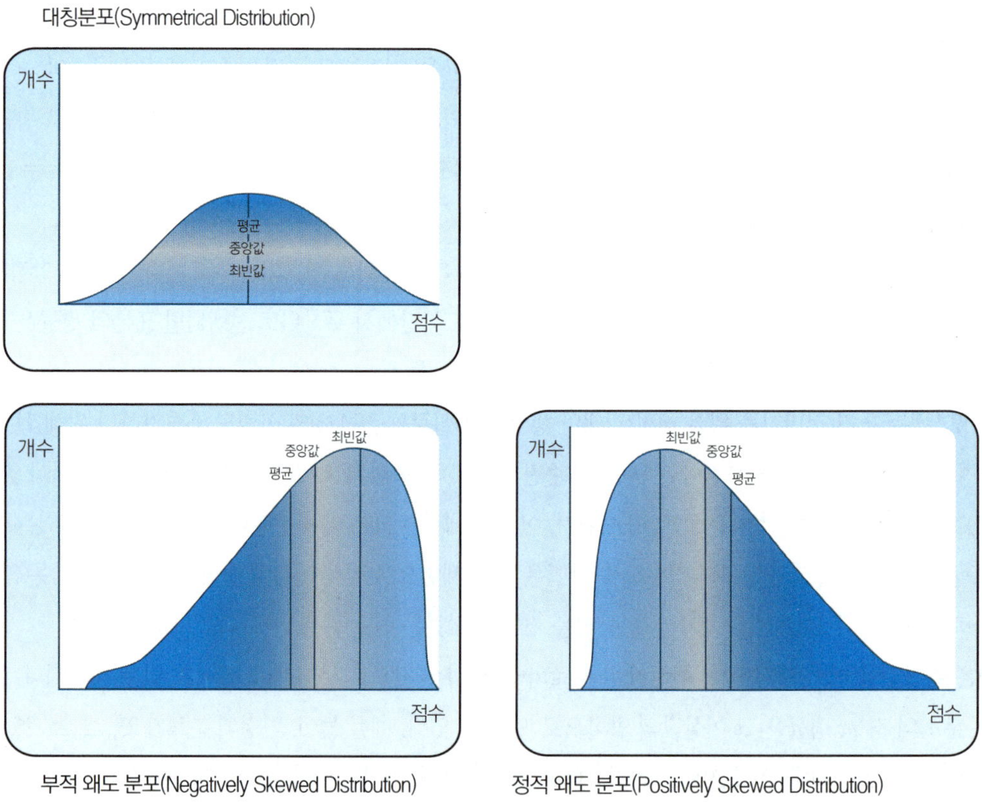

그림 12.1 정규분포와 치우친(외적) 분포의 측정

예시 12.2 중앙 경향값으로서의 평균과 중앙값의 사용

인구학적 자료(N = 200)

	N	%
성별		
남	153	76.5
여	47	23.5
나이(세)		
범위	20~67	
평균(표준편차)	43.9(9.3)	
중앙값(최빈값)	45.5(47)	
인종		
아시아인/태평양 도서인	3	1.5
아프리카계 미국인/흑인	68	34
히스패닉계/라틴계	18	9
아메리카 인디언	12	6
히스패닉계 외 백인	90	45
유대인	1	0.5
하와이인	2	1
교육 정도		
고졸 미만	42	1
고졸	89	44.5
2년제 졸업	52	26
4년제 졸업	14	7
석사 이상	3	1.5
HIV 진단시기(187명)		
범위	1980~2010	
평균(표준편차)	1997	(7.8)
AIDS 감염 사실을 노출		
그렇다	92	46
아니다	99	49.5

Source: Voss, JG, et al: Agreement between self-reported knowledge and medical record data. Clin Nurs Res 24:318, 2015.

기 때문에 최빈값은 곡선의 꼭지점에 가장 가깝다. 평균은 상대적으로 이상값이 위치한 분포의 꼬리쪽에 가깝다. 이런 이유로 정적으로 왜곡된 분포의 평균점수는 높은 값에 위치한다. 부적으로 왜곡된 분포의 평균은 낮은 값에 가깝다(그림 12.1 참조). 왜곡된 분포에서 중앙값은 항상 평균값과 최빈값 사이의 지점에 위치한다.

'중앙값'은 약어로 'Mdn'으로 표시한다. 예시 12.2에는 연령에 대한 평균(M)과 중앙값(Mdn)이 표에 포함되어 있

다. 표본의 평균 연령은 43.9세이고 중앙값은 45.5세이다. 평균과 중앙값은 거의 동일하여 정규분포를 나타낸다.

최빈값

최빈값은 분포에서 가장 자주 산출되는 측정값이다. 이는 명목척도의 자료에 대한 중심 경향값의 측정에 적합하다. 점수분포는 둘 이상의 최빈값을 가질 수 있다. 하나의 최빈값을 가지는 자료를 단일 최빈값이라고 하며, 2개의 최빈값의 자료를 2개의 봉우리를 가진 분포라고 한다. 예시 12.3에서는 인종, 결혼상태, 교육 정도 및 소득을 포함한 여러 변수에 대한 빈도분포가 표시되어 있다. 분포에서 가장 흔히 사용하는 빈도값이 제시되어 있다. 결혼상태는 남성의 경우 가장 빈도가 높은 범주는 '기혼(n = 24)'이었고, 여성의 경우 가장 빈도가 높은 범주는 '사

예시 12.3 빈도 분포

특성	남(n = 34)	여(n = 38)
연령 평균(표준편차)	76.12(6.37)	76.95(6.54)
인종, n(%)		
백인	29(85.3)	31(81.6)
흑인	4(11.8)	6(15.8)
아메리칸 인디언	1(2.9)	1(2.6)
결혼상태, n(%)		
기혼	24(7.6)	13(34.2)
이혼	5(14.7)	4(10.5)
사별	5(14.7)	21(55.3)
교육 정도, n(%)		
중졸 이하	6(17.6)	4(10.5)
중학 – 고졸	17(50.0)	20(52.6)
전문대 졸업 이상	11(32.4)	14(36.8)
소득 n(%)		
$10,000 미만	2(5.9)	6(15.8)
$10,000~$29,999	15(44.1)	15(44.1)
$30,000~$49,999	6(17.6)	4(10.5)
$50,000 이상	5(14.7)	6(15.8)
무응답	6(17.6)	7(18.4)

Source: Crane, PB, Abel, WM, and McCoy, TP: Fatigue and physical activity after myocardial infarction. Biol Res Nurs 17:276, 2014.

예시 12.4	빈도 분포

총 20명의 연구대상자는 통상적인 관리를 받는 비교군(N = 10) 또는 8주 중재군(N = 10)에 무작위로 할당되었다. 표본의 대다수는 여성(71%)으로 평균 연령은 56세였다(SD = 9.3세, 범위 = 37~69세). 표본의 절반(50%)은 기혼상태였다. 제 2형 당뇨병의 진단 후 유병기간은 7.9년(SD = 7.8년, 범위 = 1~24년)이었다. 연구대상자의 대다수는 사회경제 수준이 낮았으며, 그들 중 76%는 연간 소득이 2만 달러 미만으로 나타났다.

Source: Vincent, D, Pasvogel, A, and Barrera, L: A feasibility study of a culturally tailored diabetes intervention for Mexican

별(n =21)'이었다. 예시 12.4는 연구대상자의 특성을 빈도값으로 제시하고 있다.

평균, 중앙값 및 최빈값 비교

연구자는 사료의 측정 수준, 분포의 유형, 그리고 연구목적에 근거하여 중심 경향값을 선택하게 된다.

측정 수준

등간척도, 비율척도 또는 때때로 서열척도 자료는 중심 경향값으로 평균을 사용하는 것이 적절하다(11장 참조). 평균은 분포의 모든 점수를 고려하기 때문에 중앙값 또는 최빈값보다 더 정확한 측정값이다. 평균은 세 가지 중심 경향값 중 가장 안정적이다. 다수의 표본이 모집단에서 무작위로 추출된 경우 평균은 중앙값 및 최빈값과 비교하여 덜 변화한다. 중앙값은 순위를 기반으로 한 서수통계값이다. 서수자료에 평균을 적용하면 의미 있는 결과가 나올 수 있다. 하지만 명목자료(예 : 결혼상태)에 대한 중앙값을 계산하는 것은 거의 의미가 없다. 최빈값은 빈도만 계산하기 때문에 명목척도, 서열척도, 등간척도 및 비율척도 등 모든 자료에 적용할 수 있다.

분포의 형태

분포의 형태나 유형은 연구자가 중심 경향값을 측정하는 데 영향을 미치는 또 다른 요인이다. 왜곡된 또는 편위된 분포(그림 12.1 참조)에서는 평균, 중앙값 및 최빈값이 일치하지 않지만 봉우리에서 꼬리방향으로 멀어지면서 상대적 위치는 일정하다. 순서는 항상 최빈값, 중앙값, 평균 순이다. 편위된 분포에서 중앙값은 항상 평균과 최빈값 사이의 어느 지점에 해당한다. 이런 이유로 중앙값은 편위된 분포를 설명하는 데 가장 적절한 중심 경향값이다.

연구 목적

연구의 목적에 관계없이 연구자는 최빈값을 우선적으로 중심 경향값의 지표로 사용한다. 중앙 경향성에 대한 정확한 측정이 전제된다면 중앙값 또는 평균값이 사용된다. 편위된 분포를 확인하기 위해 연구자는 이상값까지 포함하는 분포형태를 보여 주기 위하여 중앙값을 선택한다. 또한 중앙값은 연구대상자를 동일한 수를 가지는 2개의 그룹으로 구분하기 위한 기준값으로 사용하기도 한다. 평균은 고급 통계분석에서 활용할 수 있기 때문에 다른 중심 경향값보다 더 많이 활용된다.

산포도의 측정

범위

범위는 산포도를 나타내는 가장 간단한 측정값이다. 최고 점수에서 최저 점수를 뺀 점수로 계산한다. 예시 12.1은 범위가 어떻게 보고되는지에 대한 예를 보여 준다. 연구자는 개인생활습관 설문도구(personal lifestyle questionnaire, PLQ)의 하위영역별 범위를 나타낸다. 예를 들어 PLQ의 총점은 24 ~ 93의 범위에 있다. 하위영역 중 운동은 4 ~ 16의 범위에 있고 휴식은 4 ~ 20의 범위에 있다. 범위는 분포 중 양 극단의 2개의 값으로 산출되므로 불안정한 측정값으로 간주된다. 범위는 이상값에 매우 민감하며, 두 개 극단값 사이의 분산은 고려하지 않는다.

분산 및 표준편차

분산과 표준편차 역시 산포도를 나타내는 통계값이다. 두 가지 측정값 모두 편차에 기반한다. 편차는 원 점수와 그 분포의 평균($x^2 = X - \bar{X}$) 간의 차이로 정의된다. 평균 이하의 측정치는 음의 편차를 가지나 평균 이상의 측정치는 양의 편차를 갖는다. 분포에서 편차의 합은 항상 0이다. 따라서 연구자가 산포도를 계산할 때 편차를 사용하는 경우, 분포에서 편차의 합이 항상 0이 된다는 사실을 고려해야 한다. 편차를 제곱하면 모든 숫자가 양수가 된다.

제곱된 편차의 합을 측정치의 개수로 나눈 값을 **분산**이라고 한다. 수학적으로 분산은 편차의 제곱이다. 분산 자체로는 큰 의미가 없지만 편차 값이 제곱되기 때문에 분산은 원래 측정단위의 제곱인 단위로 표현된다. 예를 들어, 심박수가 분당 박동수(beats per minute)로 측정되는 경우 분산은 분의 제곱당 박동수 제곱(beats^2 per minute^2)의 단위이다. 분의 제곱당 박동수 제곱은 원래 측정단위(박동수/분)로 다시 변환된다.

분산에 제곱근한 것을 **표준편차**라고 한다. 원 점수와 동일한 측정단위로 자료를 요약하는 지표로 표준편차(SD)가 가장 일반적으로 사용된다. 평균과 마찬가지로 표준편차는 가장 안정적인 변동성 지표이며, 분포의 각 점수를 고려한다. 표준편차를 계산하려면 두 가지 수식을 사용할 수 있다. 첫 번째 수식은 편차를 구하는 것이다. 그 다음 평균으로부터 떨어진 값인 각 편차는 제곱되어 더해져서 N – 1로 나눈다. 이것을 분산이라고 한다.

분산과 표준편차의 계산식이 표 12.1에 나와 있다. 연구자가 연령에 대한 분산 및 표준편차를 계산하는 데 관심이 있다고 가정한다. 연령은 193.33(나이^2, 나이의 제곱)의 분산을 가진다. 대부분의 사람은 나이의 제곱(나이^2)을 이해하기 어려워한다. 분산에 제곱근을 취함으로써 변수는 원래 측정단위인 '나이(세)'로 되돌아간다. 통계결

표 12.1 편차를 이용한 표본의 분산과 표준편차의 계산

X	x^2 =(X − $\bar{x}$)	(X − $\bar{x}$)^2
33	33~38	$(-5)^2 = 25$
68	68~38	$(30)^2 = 900$
28	28~38	$(-10)^2 = 100$
33	33~38	$(-5)^2 = 25$
28	28~38	$(-10)^2 = 100$
56	56~38	$(18)^2 = 324$
42	42~38	$(4)^2 = 16$
29	29~38	$(-9)^2 = 81$
38	38~38	$(0)^2 = 0$
25	25~38	$(-13)^2 = 169$
$\Sigma X = 380$	$\Sigma x^2 = (X - \bar{X}) = 0$	$\Sigma x^2 = (X - \bar{X})^2 = 1740$

$\bar{X} = 38.0$

분산(S^2) = 1740/9 = 193.33(나이의 제곱, 나이^2)

표준편차(s) = $\sqrt{1740/9}$ = 13.9세

과는 13.90세의 표준편차를 나타낸다. 표준편차는 평균과 마찬가지로 이상값에 민감하다. 분산 및 표준편차 역시 대칭적 분포에 적합한 통계값이다.

범위, 분산 및 표준편차의 비교

범위는 빠르고 간단하게 얻을 수는 있지만 그다지 신뢰할 수는 없다. 범위는 분포에서 두 점수로 계산되는 반면 분산 및 표준편차는 분포의 모든 점수를 계산한다. 분산의 경우 분포의 모든 점수를 반영하므로 신뢰할 수 있는 통계값이지만 측정의 원 단위와 일치하지 않기 때문에 널리 이용되지는 않는다. 이와 달리 표준편차는 편차를 제곱하고 원래의 측정단위로 환산한다. 표준편차를 계산하는 것은 특히 다른 통계분석을 위한 기초 단계라고 할 수 있다.

추론통계

추론통계는 표본을 선택하는 과정과 표본이 가지는 정보를 모집단에 일반화하는 것에 중점을 둔다. 표본에 포함된 정보는 모수를 추정하는 데 사용된다. **모수**는 모집단의 산술적 특성(예 : 모집단 평균, 모집단 표준편차)이다. 연구자는 표본으로부터 모집단의 모수를 추정한다. 예를 들어, 연구자가 제 1 형 당뇨병 환자 125명을 무작위

추출하여 혈당치 변화를 측정했다고 가정하자. 평균 혈당치가 70mg / dL이라면, 이는 표본의 평균을 나타낸다. 연구자가 제 1 형 당뇨병을 가진 모든 사람을 연구할 수 있다면, 제 1형 당뇨병 환자의 평균 혈당을 계산할 수 있을 것이다. 이것이 모집단의 모수이다. 하지만 모든 인구를 다 조사한다는 것은 거의 불가능하다. 추론통계는 연구자가 연구대상자인 표본(제 1 형 당뇨병 환자 중 무작위로 선택된 사람 125명)으로부터 더 큰 규모의 인구집단에 대한 추론(제 1 형 당뇨병을 가진 모든 사람)을 할 수 있게 한다.

추론통계는 두 가지 절차로 구분된다. 첫 번째는 모수의 추정이다. 모수의 추정은 추정치 또는 구간추정으로 수행된다. 예를 들어, 연구자는 표본의 평균을 계산하고 그 값(18세)으로 모집단인 여성 운전자의 평균연령을 추정할 수 있다. 단일값으로 구성된 추정치이기 때문에 점추정이라고 한다. 또 다른 방법으로는 평균연령은 16세에서 22세 사이라고 추정할 수 있다. 이는 구간추정이며 어느 정도의 신뢰 수준과 관련이 있다. 구간추정과 관련된 신뢰 수준을 신뢰구간이라고 한다. 신뢰구간은 특정 모집단의 모수를 포함하는 확률(예 : .95 또는 .99)의 범위이다.

두 번째 추론통계 절차는 가설검정이다. 연구자는 모수에 관한 가설을 설정하고, 관심 모집단으로부터 표본으로 추출하며, 연구 표본 결과에 대한 의미 있는 결과를 도출할 수 있다. 가설검정의 핵심은 확률에 대한 논의이다. 확률은 통계의 정확성을 평가하고 가설을 검정하는 데 도움이 된다. 연구결과는 주로 확률을 사용하여 기술된다. 가설검정의 두 가지 유형은 모수적 방법과 비모수적 방법이다.

확률

확률은 추론 통계를 이해하는 데 필수적인 개념이다. 확률은 예측하는 수단이다(예 : '비가 내릴 확률은 50%이다' 또는 '이 작업은 성공 확률이 80%이다'). 확률은 일련의 결과를 분석하기 위한 규칙 체계이다. **확률**은 모든 가능한 결과를 고려할 때 어떤 사건이 발생할 가능성이다. 소문자 *p*는 확률(probability)을 나타낸다. 예를 들어, 동전을 던져 앞면이 나올 확률은 두 번 중 한 번, 1/2, 또는 .5이다. 따라서 확률은 50 % 또는 $p = .5$로 표시된다. 주사위를 던졌을 때 4가 나올 확률은 여섯 번 중 한 번, 1/6, 또는 $p = .17$이다. 반대로 4가 나오지 않을 확률은 여섯 번 중 다섯 번, 5/6 또는 $p = .83$이다.

결과가 통계적으로 유의한지 여부를 확인하려면 연구자는 신뢰 수준을 설정해야 한다. **신뢰 수준**은 귀무가설에 확신을 가지고 기각할 수 있는 확률 수준이며, 연구가설은 유의하다고 받아들여질 수 있다. 연구자들은 .05를 표준적인 신뢰 수준으로 사용한다. 즉, 연구자는 100개 중에 우연히 5번 발생하는 통계적 유의성을 기꺼이 받아들이는 것이다. .05 수준의 신뢰도는 그림 12.2에 그래프로 나타나 있다. 그림에서 알 수 있듯이 .05 수준의 신뢰도는 분포도 '꼬리'의 작은 영역을 의미한다. 이들은 Z score의 평균 차이 0에서 ± 1.96 표준편차의 거리를 나타내는 곡선 아래 영역이다. 어느 방향으로든 1.96 표준편차는 표본평균 차이의 2.5 %를 나타낸다(50 % − 47.5 % = 2.5 %). 즉, 표본평균 차이의 95 %가 평균 차이 0에서 −1.96 SD와 +1.96 SD 사이에 있는 셈이다.

신뢰 수준은 연구자가 설정할 수 있다. 예를 들어, 보다 엄격한 신뢰 수준은 .01이다. .01의 신뢰 수준을 사용하면 우연히 표본의 차이가 발생할 수 있는 가능성이 100 %에 중에서 1 %이다(1 %). .01 수준의 신뢰도는 평균 차이 0에서 양방향으로 2.58 SD의 영역에 해당된다.

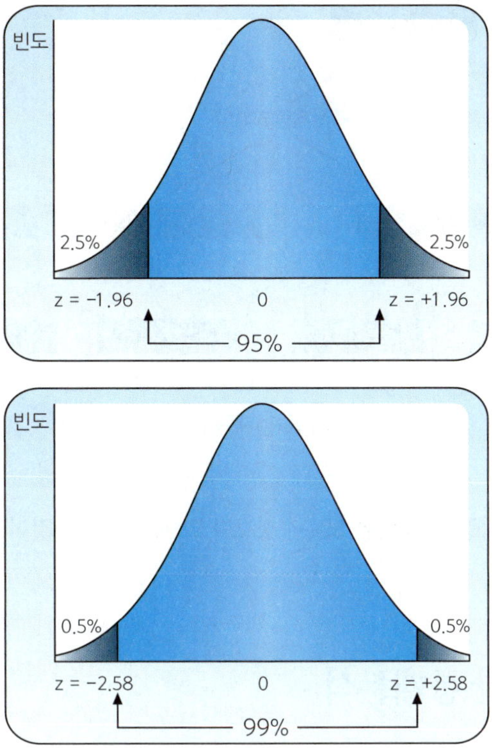

그림 12.2 신뢰구간 .05와 .01의 그래프

p의 크기는 연구 가설과 관련된 타당도를 나타내지는 않는다. "매우" 유의하다 또는 "더" 유의하다와 같은 용어를 사용하지 말아야 한다. 일단 유의 수준이 선택되면 의사결정의 이분법적인 결론으로 해석한다. 결론은 참 또는 거짓, 유의하거나 유의하지 않음의 두 가지이다. 결론이 내려지면, p의 크기는 그 결정에 포함될 수 있는 상대적인 신뢰의 정도만 반영한다.

모수통계 대 비모수통계

수집된 자료가 서로 다른 척도로 측정되었다면 서로 다른 통계분석이 적합하다. 적절한 통계분석을 선택하는 결정은 연구자가 모수적 또는 비모수적 검정절차를 선택하는지 여부에 달려 있다. 모수통계는 통계결과가 유효하기 위한 기본가정을 충족해야 한다. 모집단과 표본집단은 각각 정규분포를 가져야 하고, 표본집단은 서로 독립적이며(독립성) 표본집단으로부터 얻은 종속변수는 등간/비율 척도여야 한다. 무작위 표본추출은 모든 모집단 구성원이 표본에 동등하고 독립적으로 선택될 수 있는 기회를 제공한다. 무작위 표본추출을 사용하면 독립성 가정이 충족된다. 통계분석기법마다 요구되는 기본가정이 있을 수 있다.

비모수검정은 분포의 형태에 대한 가정을 하지 않으며 '분포무관' 검정이라고 한다. 비모수검정은 보통 자료가 서열척도 또는 명목척도로 측정된 변수값을 활용할 때 사용된다. 또한, 비모수검정에는 더 간단하고 적은 계

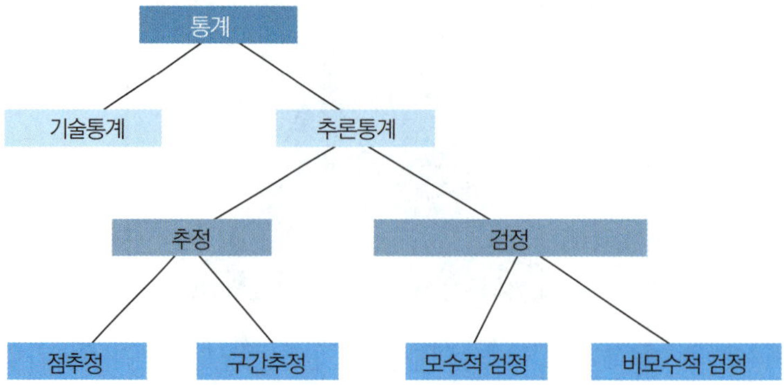

그림 12.3 기술통계와 추론통계 구조

산이 요구된다. 비모수검정의 가장 큰 단점은 모수검정보다 덜 강력하다는 것이다. 그림 12.3은 기술통계와 추론통계의 구조를 보여 주고 있다.

관계 규명을 위한 통계분석

상관관계

상관관계는 두 변수 사이의 관계를 정의하는 통계기법이다. 예를 들어, 연구자는 흡연과 폐기능의 관계를 규명하는 데 관심이 있을 수 있다. 상관관계 분석을 사용하여 연구자는 변수 간 관계의 본질과 크기를 결정할 수 있다.

상관계수(r)는 두 변수 사이의 관계를 설명하는 지수로, +1.0과 －1.0 사이의 소수이다. 계수 앞에 오는 기호(+ 또는 －)는 상관관계가 정적인지 부적인지를 보여 준다. **정(양)의 상관관계**는 한 변수의 높은 점수가 다른 변수의 높은 점수와 짝을 이룬다는 것을 보여 준다. 또는 한 변수의 낮은 점수는 다른 변수의 낮은 점수와 짝을 이룬다. **부(음)의 상관관계**는 한 변수의 낮은 점수는 다른 변수의 높은 점수와 짝을 이루거나, 한 변수의 높은 점수는 다른 변수의 낮은 점수와 짝을 이룬다. 부의 상관관계는 두 변수 사이의 역관계를 나타낸다.

상관관계의 강도 또는 크기를 판단하려면 상관계수와 p값을 고려해야 한다. 계수가 +1.0 또는 －1.0에 가까울수록 상관관계는 더 높거나 강하다. 계수가 0에 가까울수록 상관관계는 낮아지거나 약하다. 관계의 방향은 관계의 강도에 영향을 미치지 않는다. －.85의 상관 관계는 +.85만큼 높거나 같다.

다음 범주는 상관계수의 강도를 구분한다.

0.90 ~ 0.99 : 매우 높음

0.70 ~ 0.89 : 높음

0.50 ~ 0.69 : 보통

0.26 ~ 0.49 : 낮음

0.00 ~ 0.25 : 매우 낮음

피어슨 상관관계

피어슨 상관관계(Pearson Product - Moment Correlation)는 두 변수 사이의 관계를 조사하기 위해 연구자가 사용하는 대표적인 상관관계 분석이다. 피어슨 r은 등간 - 비율 척도로 측정된 변숫값에서 사용하는 모수통계이다. 상관계수(r)의 계산은 Plichta와 Kelvin[1]을 참조한다.

상관행렬표

연구자는 상관관계 결과를 표 형식 또는 본문의 내용으로 기술할 수 있다. 상관관계는 상관행렬로 표시할 수 있다. 상관행렬에는 연구변수의 모든 조합이 포함된다. 예시 12.5는 상관행렬의 예이며, 상단의 숫자는 표의 왼쪽에 나열된 변수의 숫자를 의미한다. 번호 4는 사회적 지지 변수이다. 표 안의 숫자는 변수가 위치한 행과 열에 해당하는 변수 간의 상관계수를 나타낸다. 상관계수 .56은 지각된 건강과 희망 간 상관관계를 나타낸다. 어떤 연구에서는 예시 12.6에 나와 있는 것처럼 본문의 내용으로 상관계수를 기술하기도 한다. 자아초월(STS)과 영적 안녕지수(SIWB) 사이의 Pearson r은 중간 정도의 상관관계를 가진다(r = .59). 자기초월의 수준이 증가할수록 영적 안녕지수가 증가하는 것을 알 수 있다.

차이 검정을 위한 통계 분석

t-검정

t-**검정**은 두 집단의 평균이 유의하게 다른지 여부를 판단하는 데 사용된다. 표본의 평균이 충분히 차이가 날 경우 t-검정에서는 유의한 차이가 발생하므로, 연구자는 두 집단의 평균이 같지 않다고 결론을 내릴 수 있다. 예

예시 12.5 상관관계 표

연구 변수 간의 상관계수(n = 125)

변수	1	2	3	4	5
1. 지각된 건강	_	.56**	-.65***	.20*	.31*
2. 희망		_	-.54***	.29**	.63***
3. 질병의 불확실성			_	-.19*	-.28**
4. 사회적 지지				_	.29**
5. 영성					_

$* p < .05$ $** p < .01$ $*** p < .001$

Source: Heinrich, CR: Enhancing the perceived health of HIV seropositive men.West J Nurs Res 25:367, 2003.

예시 12.6	표 제시 없는 피어슨 상관관계 기술

영적 안녕에 관계된 결과

영적 안녕 지수(SIWB)의 신뢰도 Cronbach's α =.90이었다. 하위영역 중 자기효능감은 평균 25.46점(SD = 3.47)이었고, 생활 계획은 평균 25.67점(SD = 3.78)이었으며, 하위 영역 점수의 최소값은 18점, 최대값은 30점이었다. 영적 안녕지수의 총점은 평균 51.17(SD = 6.54)이었으며, 범위는 31~60점 이었다. Pearson 상관관계분석은 영적 안녕 지수 총점과 자기초월 간의 관계를 설명하기 위해 사용되었다. 자기초월과 영적안녕 지수의 상관관계는 r = .59 ($p < .001$)이었다.

Source: Thomas, JC, Burton, M, Griffi n, MT, and Fitzpatrick, JJ: Selftranscendence, spiritual well-being, and spiritual well-being, and spiritual practices of women with breast cancer. J Holistic Nurs 28:115, 2010.

를 들어, 연구자가 내측 유방동맥을 이식하여 심장수술을 받은 환자가 복재정맥을 사용하는 환자보다 수술 후 흉통이 더 많은지 알고 싶다고 가정하자. 흉통변수는 시각적 통증척도(VAS)를 사용하여 비율척도로 측정한다(10장 참조). 5명의 연구대상자의 자료는 표 12.2에 나타냈다.

집단평균에 따르면 복재정맥을 이식한 환자들이 수술 후 더 심한 흉통을 호소하는 것으로 나타났다(X = 7.2 대 X = 5.2). 두 집단의 표본평균은 각 모집단평균에 대한 추정치가 된다. 각 그룹의 평균 7.2와 5.2는 표본의 평균이기 때문에 어느 정도의 오차는 존재한다. 통계적 질문은 '두 표본의 차이는 연구자가 모집단평균이 서로 다르다는 결론을 내릴 수 있을 만큼 충분히 큰가?'가 된다. t-검정은 이 질문에 해답을 제공할 것이다.

가정

t-검정을 위한 기본가정에서는 모수통계와 관련된 가정을 포함한다. t-검정을 실시하려면 종속변수에 있어서

표 12.2 그룹별 흉통 점수(VAS)

그룹 1 내측 유방동맥 이식	그룹2 복재정맥 이식
4	6
3	5
5	8
6	7
8	10
$\Sigma X = 26$	$\Sigma X = 36$
$X_1 = 5.2$	$X_2 = 7.2$

두 집단의 분산이 유사해야 한다. 이 가정을 **분산의 동질성**이라고 한다.

t-검정의 유형

t-검정에는 몇 가지 유형이 존재한다. 한 그룹의 점수가 다른 그룹의 점수와 논리적 관계가 없을 때 독립적인 t-검정을 사용한다. t-검정의 기본가정을 충족한 상태에서 두 개의 독립적인 집단을 비교하는 독립적인 t-검정을 pooled t-test(등분산 t-test)라고 한다. 집단의 분산이 유의하게 다른 경우(분산의 동질성 가정에 대한 위반), t-검정은 분산이 동일하지 않다는 점을 고려하여 별도의 t-검정을 실시한다. 이는 보다 보수적인 측정방법이다.

예시 12.7은 몇 가지 t-검정의 결과를 나타낸다. 각 t-검정은 요추수술 환자를 위한 조기운동 프로그램의 평가에 있어서 실험 시작 전에 결과변수인 통증, 수면장애, 일상생활 활동장애, 하지근력의 평균점수를 비교했다. 실험군의 요통은 평균 4.18점이고, 대조군의 요통은 3.69점으로 나타나 프로그램 시작 전 두 그룹 간 요통의 유의한 차이는 없었다(p =.157). 마찬가지로 다리의 통증 등 나머지 5개의 결과변수의 점수 간에도 유의한 차이가 없었다(p > .05).

t-검정의 두 번째 형태는 종속적인 t-검정으로, 상관 t-검정, 대응 t-검정 또는 짝을 이룬 t-검정(paired t-test)이라고도 한다. 첫 번째 그룹의 점수와 두 번째 그룹의 점수를 짝을 지을 수 있는 상황에 적합한 검정방법이다. 고전적인 예는 1명의 연구대상자에게 두 번 측정하는 사전-사후 조사설계이다. paired t-검정의 예로는 연구대상자가 대응되는 두 그룹일 때 적용할 수 있다. 예시 12.8은 남편과 아내로 대응되는 두 그룹의 점수를 통해 그룹 간 정보의 특성을 이해할 수 있다. 이 연구의 목적은 유방암의 재발 단계에서 여성과 그 배우자의 Role Adjustment, Social Support, Symptom Distress, Emotional Distress, Hopelessness, Uncertainty의 차이가 있는지 여부를 파악하는 것

예시 12.7 결과변수의 사전 점수

특성	분류	실험군(n = 27) M±SD	대조군(n = 26) M±SD	t	p
통증부위	등	4.18±1.30	3.69±1.19	1.43	.157
	다리	2.88±1.01	2.73±1.15	0.53	.597
수면장애		27.14±6.21	29.46±8.24	−1.12	.266
일상생활수행능력		11.62±2.30	12.23±1.94	−1.02	.311
하지근력	대퇴골 둘레	41.40±5.87	4.46±3.21	0.72	.473
	30−second chair test	5.22±.21	4.73±.77	1.74	.088

Exp.=experimental group; Cont.=control group.

Source: Srof, B, Velsor-Friedrich, B, and Penckofer, S: The effects of coping skills training among teens with asthma. West J Nurs Res 34:1043, 2012.

예시 12.8	paired t – 검정

여성과 배우자의 주요 연구변수 점수 비교(n = 74 커플)

Variable	Women	Husbands	Paired t	*p*
Uncertainty(MUIS)[a]				
M, SD	80.0(16.9)	84.2(15.7)	2.08	<.05
Range	43~148	41~121		
Hopelessness(HS)				
M, SD	3.5(3.4)	3.8(3.7)	0.59	.56
Range	0~16	0~17		
Social Support(SSQ)[b]				
M, SD	98.6(11.3)	91.9(1.6)	4.01	<.001
Range	73~120	69~114		
Symptom Distress(SDS)				
M, SD	25.0(8.2)	26.0(7.9)	1.45	.15
Range	13~48	13~46		
Emotional Distress(BSI)				
M, SD	.50(.33)	.38(.36)	2.50	<.02
Range	.02~2.3	0~1.5		
Role Adjustment(PAIS)				
M, SD	30.0(15.8)	27.2(160)	1.31	.19
Range	4~73	5~68		

[a] Scores obtained on a modified version of the MUIS.
[b] Scores obtained on a modified version of the SSQ

Source: Northouse, LL, Laten, D, and Reddy, P: Adjustment of women and their husbands to recurrent breast cancer. Res Nurs Health 18:515, 1995.

이었다. 남편이 아내보다 훨씬 더 높은 uncertainty(M = 84.2 대 80.0)가 나타났고, 질병에 대한 불확실성 수준에 있어서 두 집단의 유의한 차이를 보였다. 아내는 남편에 비해 사회적 지지 수준이 높았다(M = 98.6 대 91.9). 정서적 스트레스에 있어서는 아내가 남편보다 더 높은 점수를 보였다(M = .50 대 .38). Plichta와 Kelvin[1]의 문헌을 참조하여 t-검정의 계산을 참고할 수 있다.

분산분석

분산분석(ANOVA)은 3개 이상 그룹의 평균 간에 유의한 차이가 있는지를 결정하기 위해 사용되는 통계기법이다. t-검정과 ANOVA의 차이는 비교되는 그룹의 수이다. 단순 ANOVA(one-way ANOVA)는 여러 항목으로 구성된 하나의 독립변수를 사용한다. 예를 들어, '간호 전문 분야' 변수는 세 가지 항목(소아 간호, 지역사회 간호, 성인 간호)으로 구분될 수 있다. 2-way ANOVA는 여러 항목으로 구성된 2개의 독립 변수를 사용한다.

가정

ANOVA의 기본가정은 분산의 동질성 가정과 함께 모수통계의 가정을 포함된다. ANOVA에서 독립변수는 명목척도로 측정되어야 한다. 경우에 따라 연구자는 연령과 같은 연속변수를 몇 개의 범주(예 : 13 ~ 19세, 20 ~ 26세, 27 ~ 33세)로 다시 코딩하기도 한다.

표준적 모수통계(즉, t-검정 및 ANOVA)는 선택된 분석방법이 타당하려면 상당히 제한적인 가정을 충족해야 한다. 모수통계의 가정을 충족하지 못하였어도, 통계기법의 절차를 적절히 잘 지킨다면 가정의 편차로 인해 생성된 결과의 오류에 크게 영향을 미치지 않을 수 있다. 이를 로버스트(robust)라고 말한다. 연구자들이 서열척도로 측정된 자료나 정규성 가정을 위반하는 자료에 대해 모수통계를 사용하는 경우를 흔히 볼 수 있다. 위험의 정도는 기본가정을 얼마나 위배하고 있는가에 달려 있다. 동일한 단위 크기의 서열자료를 분석하기 위해 모수통계를 사용하는 것이 안전하지만 명목척도의 자료는 모수통계가 적합하지 않다.

분산 개념

분산분석에서 그룹 간 분산이 그룹 내 분산보다 큰지 여부를 판단하기 위해 변동을 조사한다. 분산분석을 수행할 때 두 가지 유형의 분산(그룹 간 및 그룹 내)이 모두 총 변동에 추가된다. 각 그룹 내 점수는 그룹 평균에서 떨어져 있는데, 이를 그룹 내 분산이라고 한다. 반면, 그룹 평균 사이의 거리를 그룹 간 분산이라고 한다. 그룹 간 차이가 그룹 내 분산보다 클 경우, 서로 다른 그룹의 점수는 유의한 차이가 있다고 결론내릴 수 있다. 그룹 간 차이가 그룹 내 분산보다 작거나 거의 동일한 경우 그룹 평균은 크게 다르지 않다. *F*-통계량은 3자리 또는 4자리 숫자로 각 그룹 내 분산의 크기에 대한 상대적인 그룹 간 차이의 크기를 나타낸다. *F*-통계량이 클수록(그룹 간 분산이 클수록), 그룹 평균 간의 통계적으로 유의한 차이가 있을 확률은 더 커진다.

분산분석 결과는 ANOVA 요약표에 제시한다(표 12.3 참조). 표 12.3에는 분산의 출처(변동원), SS(제곱 합), df(자유도), MS(평균 제곱) 및 *F*(*F*-통계값)의 5개 열이 있다. 분산분석의 계산은 Plichta and Kelvin[1]을 참조할 수 있다.

ANOVA 요약표에서 가장 중요한 숫자는 F-통계값이다. F 값은 분산의 의미로 해석되는 MS를 사용하여 산출하는데, 계산식은 그룹 간 평균제곱(MS)을 그룹 내 평균제곱(MS)으로 나눈 값이다(27.8 divided by 1.2 = 23.16). 집단 간 평균 사이에 유의한 차이가 있으면, 계산된 F값 옆에 별표가 표시된다. t-검정에서와 같이 연구자는 ANOVA 요약표가 어떻게 계산되는지 알 필요는 없다. 확률이 .05 이하일 경우($p < 0.05$) 그룹 간 평균은 통계적

표 12.3 ANOVA 요약 표

Source	SS	df	MS	F
그룹 간 분산	55.6	2	27.8	23.16*
그룹 내 분산	14.4	12	1.2	
Total	7.0	14		

$p < 0.05$

으로 유의한 차이가 있다. 어떤 경우에는 실제 확률 숫자가 아니라 부등호 기호($p < 0.05$)로 표시하기도 한다.

비모수통계 검정

연구자들은 관심변수(종속변수)가 모집단에서 정규분포를 따르지 않고 서열척도(순위척도) 또는 명목척도(범주형 척도)로 측정한 자료를 분석할 때 비모수통계를 사용한다. 이 때문에 비모수통계를 '비모수' 또는 '비분포' 분석이라고 부르기도 한다.[1] 비모수통계를 사용하는 또 다른 이유는 표본크기를 고려하지 않아도 되기 때문이다. 검정력 분석에 필요한 적절한 표본크기가 아니거나 관심변수(종속변수)가 정규분포를 따르지 않는다고 판단되는 경우 비모수적 분석을 사용해야 한다. 표본크기가 작으면 자료의 분포 확인이 불가능할 수 있다.

비모수통계 절차는 모수통계 절차보다 검정력이 약하지만, 몇 가지 이점이 있다. 명목변수, 서열변수, 이상값의 존재 또는 부정확하게 측정된 결과는 모수통계 방법을 사용하여 분석하기 어렵다. 비모수통계를 선택하는 것이 모수통계 절차와 관련된 주요 가정을 위반하지 않으면서 이러한 자료를 분석하는 유일한 통계방법일 수 있다.

표 12.4 일반적으로 사용하는 모수통계와 비모수통계의 비교

비모수통계		모수통계
정규성 확보가 안 된 변수 적은 자료에 사용, 비모수 또는 비분포 통계라고 함		등간 또는 비율척도로 측정된 변수, 기본 가정이 충족되어야만 함
Mann-Whitney U test	→	Independent t-test
Wilcoxon Matched Pairs Ranks test	→	Paired t-test(Dependent t-Signed-test)
Kruskal-Wallis H test	→	Analysis of Variance(ANOVA)
Chi-Square		None
Spearman's Rho	→	Pearson Product-Moment correlation Coefficient (r)

비모수검정은 상대적으로 계산 및 산출이 쉽다. 표 12.4에는 모수통계와 비모수통계의 특징과 서로 대응되는 분석기법을 소개하고 있다.

카이-제곱 분석(검정)

카이-제곱 분석 또는 검정(Chi-square analysis, χ^2-test)은 관측된 발생빈도(각 범주의 실제 수)와 예상 발생빈도(이론 또는 과거 경험에 근거)를 비교하는 가장 흔한 비모수통계량이다. 카이-제곱 통계는 변수를 명목척도로 측정하고 연구자가 각 범주의 빈도를 계산할 때 적절한 분석방법이다.

가정

카이-제곱 분석과 관련된 가정에는 빈도로 측정된 자료, 상호배타적인 범주, 그리고 변수의 범주 분류에 대한 이론적 근거가 포함된다. 카이-제곱 분석은 범주형 자료를 사용한다. 빈도자료는 각 범주의 실제 수를 나타낸다. 카이-제곱 검정에서는 평균이 아니라 빈도의 개수를 비교한다. 정규분포를 따르지 않고 모수통계의 기본가정을 충족하지 못한 자료는 카이-제곱 통계량을 사용할 수 있다. 각 범주는 연구대상자가 한 범주에 배정될 때 상호배타적이어야 한다. 변수의 범주 구분은 이론적 근거에 토대를 두어야 하고, 변수 간의 관계 규명을 위해서 연구자가 임의로 범주를 재분류하지 않는다. 자료수집 전에 연구질문 및 분석방법이 선택되어야 한다.

카이-제곱 검정의 유형

카이-제곱 검정의 두 가지 유형은 단일표본검정과 독립표본검정이다. 단일표본검정은 연구자가 2개 이상의 범주로 분류되는 반응, 대상 또는 대상의 수에 관심이 있을 때 사용한다. 이 방법은 관측된 빈도를 특정 분포로 정의되어 있는 이론적 빈도와 비교할 수 있다. 이러한 분석을 '적합성' 검정이라고 한다. 두 집합의 빈도가 표본오차의 원인이 될 수 있는 양만큼 차이가 나는 경우, 관측빈도와 기대빈도 사이에 적합도가 '좋다'라고 해석한다. 표본오차가 관측빈도와 기대빈도 사이의 불일치를 적절하게 설명할 수 없다면, '나쁜 적합성'이 존재하며, 그 둘 사이에는 상당한 차이가 있다고 한다.[2] 예를 들어, 연구자는 지역사회병원의 제왕절개 건수(관측빈도)와 모든 지역사회병원의 보고된 국가 제왕절개 건수(기대빈도)를 비교할 수 있다. 이 예에서는 단일표본 카이-제곱의 사용이 적절하다.

독립표본 카이-제곱 검정에서는 두 범주형 변수가 서로 독립적인지를 판단하기 위해 사용한다. 독립성 검정은 두 범주형 변수 사이의 연관성 또는 관계의 크기를 확인한다. 연구자들은 종종 범주형 변수로 측정된 2개 이상의 표본을 비교한다. 변수는 2개 이상의 범주로 구성될 수 있으므로 독립표본 카이-제곱 검정을 적용할 수 있는 몇 가지 선택사항이 있다.

독립표본 카이-제곱 검정은 행과 열에서 분할표 형태로 빈도값을 제시한다. 그림 12.4는 2×2 분할표(행 2개, 열 2개)를 나타낸다. 각 빈도값은 서로 독립적이어야 하며, 두 변수에 따라 다른 관측빈도를 나타내야 한다. 예를 들어, 연구자는 식이교육의 유형과 공복혈당수치 사이에 관계가 있는지 확인하고자 한다. 당뇨병을 앓고 있는 두

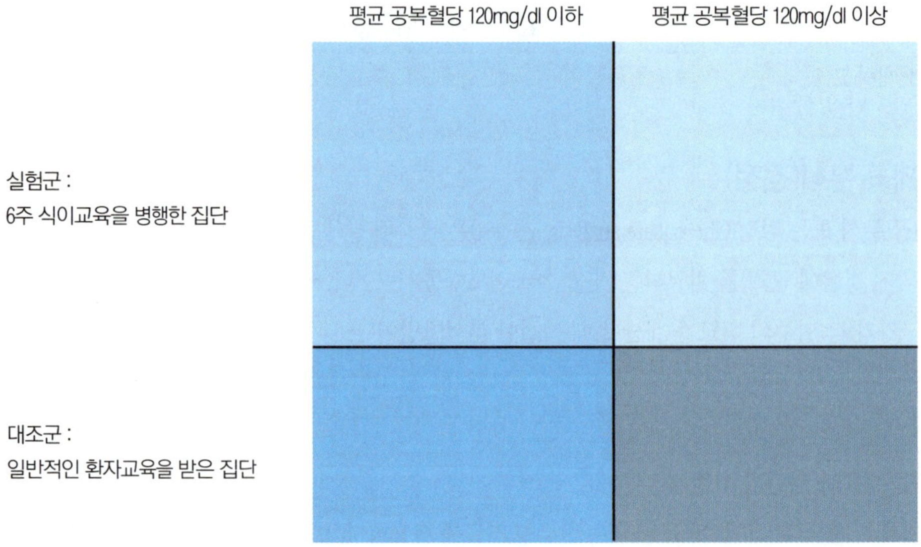

그림 12.4 2×2 분할표

집단의 빈도는 평균 공복혈당수치 기준으로 교차표로 제시할 수 있다. 혈당 수치는 등간-비율 척도로 측정할 수 있다. 카이-제곱 분석을 사용하려면 자료를 빈도값으로 표시해야 한다. 이 예에서 혈당수치는 정상 혈당값 기준으로 높은 범주와 낮은 범주로 재코딩된다(그림 12.4). 독립표본 카이-제곱 검정은 더 많은 행 또는 열(예: 2×3, 3×4, 5×6, 7×7)에도 사용할 수 있다.

다른 통계적 절차와 마찬가지로, 카이-제곱 검정에서는 실제 확률을 산출하여 통계적으로 유의한 차이가 있는지 여부를 결정한다. 예시 12.9는 독립표본 카이-제곱 검정에 대한 결과표이다. 세 가지 변수(예: 성별, 최고 중심 정맥압의 유형 및 교육 수준)에 대해 관측된 빈도를 표로 제시했다. 카이-제곱 분석의 결과는 세 가지 변수 모두 범주 간에 유의한 차이가 없음을 보여 주고 있다.

기술 통계와 추론 통계에 대한 비판적 질문

비판하고자 하는 연구를 선택한 후 이 장에서 언급한 주요 용어 중심으로 연구를 살펴보자. 이 장에서 언급한 주요 용어가 모든 연구논문에 포함되어 있지는 않을 것이다. 다음 질문[3]은 기술 통계와 추론 통계를 비판하기 위한 가이드라인이 될 수 있다.

1. 적절한 기술통계 방법을 사용하였는가? 서술적 연구에 사용된 통계에는 중심 경향값의 측정과 산포도 측정이 포함될 수 있다. 기술통계는 숫자 자료의 중요한 특징을 요약하되 자료 이외의 것은 추론하지 않는다.
2. 보고된 기술통계 방법은 각 변수의 측정 수준에 적합한가? 명목 및 서열 척도는 빈도값 설명에 적합하고, 등간-비율 자료는 사칙연산이 가능하다. 산술적 계산이 필요한 추론통계는 등간-비율 척도의 변수에만 적

예시 12.9 카이제곱 검정 결과 보고를 위한 표

인구학적 변수와 임상적 변수

	실험군 (n = 94)	대조군 (n = 91)	X^2	*p*
성별(남/여)	54/40	59/32	0.30	.19
PCVP 유형				
심장	80	81	1.48	.47
말초	13	8		
둘 다		2		
교육 수준				
고졸 미만	3	1	1.47	.93
고졸	25	28		
전문대졸	19	20		
대졸 이상	46	41		

Source: Gavigan, A, Cain, C, and Carroll, DL: Effects of informational sessions on anxiety precardiovascular procedure: Clin Res Nurs 23:281, 2014

용해야 한다. 서열자료는 행동과학과 사회과학에서 자주 측정되기 때문에, 많은 연구자는 심리학적 도구에 의한 측정값을 등간자료로 동일시하여 만족할 만한 결과값을 산출하기도 한다.[4,5]

3. 연구문제나 연구가설에 답하기 위해 적절한 통계를 사용하였는가? 통계는 사용하는 목적에 따라 분류할 수 있다. 이 장에서 설명한 바와 같이, 일부 통계방법은 자료값을 기술하는 데 있고, 다른 통계방법은 자료 사이의 관계를 규명하는 데 있다. 어떤 통계방법은 집단 그룹 간의 차이가 있는가를 검정하기도 한다. 연구결과를 표로 제시한 경우표에 제시된 총점, 평균, 범위, 빈도 또는 표준편차가 본문 내에 포함되어 있는지 여부를 확인한다.
4. 검정력 분석은 수행된 통계 분석의 유형에 따라 표본크기의 적절성을 판단하는 데 사용된다. 간호학 통계교재에서는 검정력 분석을 좀 더 상세히 기술하고 있지만, 연구에서는 몇 가지만 확인하면 된다. 첫째, 표본크기가 어떻게 산출되었는지에 대한 명확한 설명이 필요하다. 연구대상자 수가 연구의 제한점이 될 수 있다면 표본크기 산출 과정을 연구에 명시할 필요가 있다.
5. 연구에 표가 제시되었다면, 그 결과를 명확하고 완전하게 기술하였는가? 표에 포함된 구체적 정보를 살펴보기에 앞서 표 전체를 살펴보자. 모든 표는 연구 본문에 적절히 인용되어야 하고, 저자는 표 안에 있는 중요한 정보를 강조해야 한다. 표의 내용을 설명하는 데 표의 제목이 적절한가? 표 안의 숫자는 통계적 유의성과 함

께 제시되었는가? 그렇다면, 결과 표기를 정확하게 했는지 그리고 결과를 적절하게 해석했는가를 살펴보자.

핵심요약

1. 기술통계는 중심 경향값(평균, 중앙값, 빈도)과 산포도(범위, 분산, 표준편차)의 결과를 요약하는 데 사용된다.
2. 추론통계는 표본에 기초한 결과가 모집단의 결과와 얼마나 같은지를 결정하는 데 초점을 맞춘다.
3. 적절한 통계적 절차를 선택하기 위해서는 수집된 자료에 대한 측정 수준을 결정할 필요가 있다.
4. 모수 및 비모수통계는 두 가지 유형의 통계방법이다. 모수통계는 통계적 결과가 유효하기 위해 기본가정을 충족해야 한다. 비모수절차는 분포의 형태에 대해 어떠한 가정도 하지 않으며, 종종 '분포 무관'으로 설명된다.
5. 모수통계 검정에는 Pearson 상관관계, t-검정, 분산분석 등이 포함된다.
6. Pearson r(Pearson product-moment correlation)은 두 변수 사이의 관계나 연관성을 설명하기 위한 분석방법이다.
7. t-검정은 두 집단 평균 사이에 통계적으로 유의한 차이가 있는지 여부를 결정하는 모수통계이다.
8. 분산분석은 세 가지 이상의 범주 사이에 통계적으로 유의한 차이가 있는지 여부를 결정하는 모수통계이다.
9. 카이-제곱 분석은 범주형 두 변수 사이에 관계가 존재하는지 여부를 평가하기 위해 사용되는 비모수통계이다.
10. 가정을 위반하더라도 통계방법이 적절하지 않다면 결과의 오류에 크게 영향을 미치지 않을 수 있다. 이를 로버스트(robust)라고 한다.

학습활동

1. 예시 12.2의 자료를 사용하여 중심 경향값(평균, 중앙값, 최빈값)과 산포도값(범위, 분산, 표준편차)을 이용하여 표본의 특성을 기술하는 3~4개의 문장을 작성한다.

표 12.5	체중증가 그룹별 분만 2기 지속시간의 차이에 대한 t-검정				
Groups	n	M(분)	(SD)	t value	*p*
≤25%	50	72.42	(46.69)	-2.05	.02*
≥25%	46	93.28	(52.87)		

$^*p < .05$

2. 연구자로서, 결혼 상태(기혼, 미혼), 가족 스트레스 수준(낮음, 보통, 높음), 키(인치 단위), 간호 만족도(매우 만족, 다소 만족, 다소 불만족, 매우 불만족)에 대한 자료를 수집한다. 이러한 각 변수에 대한 중심 경향값과 산포도 중 적절한 측정값을 제시해 본다.

3. 표 12.5에 나타난 t-검정 결과를 해석한다. '그룹'은 임신 전 체중의 25% 이하로 증가한 그룹과 25% 이상 증가한 그룹으로 구분된다.

4. 표 12.5의 결과를 두세 문장으로 기술해 본다.

REFERENCES

1. Plichta, SB, and Kelvin, E: Munro's Statistical Methods for Health Care Research, ed 6. Lippincott Williams & Wilkins, Philadelphia, 2013.
2. Huck, SW, and Cormier, WH: Reading Statistics and Research, ed 2. HarperCollins Publishers, New York, 1996.
3. Sullivan-Bolyai, S, and Bova, C: Data Analysis: Descriptive and Inferential Statistics. In LoBiondo-Wood, G, and Haber, J(eds). Nursing Research: Methods, Critical Appraisal for Evidence-Based Practice, ed 7. Mosby-Year Book, St. Louis, 2010, pp 309-333.
4. Knapp, TR: Treating ordinal scales as interval scales: An attempt to resolve the controversy. Nurs Res 39:121, 199.
5. Knapp, TR: Treating ordinal scales as ordinal scales. Nurs Res 42:184, 1993.

CHAPTER 13

연구결과의 해석과 보고

Interpreting and Reporting Research Findings

학습 목표

이 장을 마치면 다음을 수행할 수 있다.

1. 결과에 대하여 해석하는 방법을 설명하고 연구의 결과에 대해 논의한다.
2. 통계적 유의성과 임상적 유의성을 구분한다.
3. 연구보고서 작성을 위한 논리적 순서를 기술한다.
4. 연구결과를 보급하는 방법을 구체화한다.

핵심 용어 해설

- 구조화된 초록(structured abstract). 연구의 요약을 소제목으로 구분(예 : 목적, 연구방법, 결과, 결론)하여 구성하는 초록
- 심사저널(refereed journal). 투고된 논문에 대해 특정 분야의 전문가가 심사하고 출판을 결정하는 저널
- 연구보고서(research report). 연구의 중요한 측면을 요약한 문서; 보고서에는 연구 목적, 방법, 연구결과가 포함됨.
- 일반화 가능성(generalizability). 주어진 연구상황을 넘어 다른 연구환경과 연구대상자에게도 연구결과를 일반화할 수 있는 정도: 외적 타당도라고도 불림.
- 임상적 유의성(의의)(clinical significance). 통계적 유의성이 있고 없고를 떠나 환자 간호에 있어 의미를 갖는 결과
- 제한점(limitations). 주요 연구변수들과 결과에 대해 잠재적으로 혼란을 가져오는 연구과정의 전반적인 측면들
- 초록(abstract). 간략하게 기술한 연구요약문. 일반적으로 연구목적, 연구방법 및 연구결과를 포함함.
- 커버레터(query letter). 연구보고서의 게재에 관한 관심 수준을 나타내기 위해 편집자에게 쓰는 편지
- 통계적 유의성(Statistical significance). 자료분석의 결과가 우연에 의해 일어나지 않는 정도

연구결과를 해석하여 기술하는 것은 매우 중요하고 연구자에게 도전적인 과정이다. 결과 기술은 연구과정의 마지막 단계로 정확한 해석과 함께 주요 내용이 독자에게 분명하게 전달되어야 한다. 연구결과는 연구질문 또는 연구가설에 기초하여 해석되고 논의된다. 또한 연구결과는 기존의 선행연구에서 나타난 결과와 비교하여 논의한다. 이 장에서는 연구로부터 얻은 결과를 해석하거나 결론을 평가할 때 고려해야 하는 중요한 요소를 살펴볼 것이다.

덧붙여 연구보고서를 준비하는 방법과 연구결과를 어떻게 독자에게 보급하는지에 대해 이야기를 나눌 것이다.

연구결과의 해석

일단 자료가 수집되고 분석되었다면, 연구자는 연구결과를 해석하게 된다. 해석된 결과는 연구의 의미가 되고, 독자들이 이를 평가한다. 연구결과를 해석하려면 자료의 의미를 조직화하고 이를 설명해야 한다. 연구결과 해석은 보통 결과, 논의 또는 결론이라는 소제목으로 연구보고서의 마지막 단계에 기술되어 있다.

연구보고서의 결과 부분은 단순히 결과를 보고하는 내용이다. 연구를 수행하다 보면 연구자는 많은 정보를 얻게 된다. 하지만 연구 질문이나 가설과 관련이 없는 정보는 결과에 포함시키지 않는다. 연구결과의 해석에는 결과의 의미에 대한 설명, 결과의 유의성 고려, 결과의 일반화, 결론 도출, 간호실무나 추후 연구를 위한 제안을 담는다.[1,2]

결과의 의미에 대한 검토

양적연구에서 통계적 검정은 결과에 대한 의미를 지지해 준다. 연구결과를 제시할 때, 측정값과 자유도, 유의수준을 포함하는 것은 중요하긴 하지만, 본문에 결과를 서술할 때는 단순한 통계결과보다는 유의한 결과값을 강조해야 한다. 연구자는 결과를 서술할 때 의미를 부여해야 한다. 예를 들어 성인의 상완과 전완의 혈압 차이를 조사하는 연구에서 "거의 대부분은 전완의 혈압이 높았다(수축기혈압 n = 68, 64%, 이완기혈압 n = 74, 70%). 그러나 모두 다 그런 것은 아니었다"라고 본문에 기술할 수 있다. 예시 13.1을 보면 연구자는 통계적 분석(대응 t－검정과 상관관계)의 결과를 기술하고 있다. 독자는 기술통계(평균과 표준편차)의 내용과 대응 t－검정 결과가 제시된 표를 참고할 수 있다. 이처럼 진술문의 형태로 결과를 기술하는 것은 중복적인 것이 아니라 상호보완적인 역할을 한다.

연구결과는 가능한 객관적으로 기술되어야 한다. 많은 연구자는 나타난 결과보다 더 많은 의미를 추론하기도

예시 13.1 서술문으로 제시한 연구결과

연구결과

상완의 수축기압과 이완기압의 평균 혈압은 전완의 혈압보다 낮았다(표1). 대응 t 검정결과 유의수준 .05에서 통계적으로 유의미하게 평균 값 사이의 차이(t=3.22, df =105, p=.002, 상완기압; t=2.78, df=105, p=.006, 이완기압)를 보였다. 상완과 전완의 피어슨 상관관계 분석에서 r 값은 수축기압은 .72, 이완기압은 .76 이었고 통계적으로 유의하였다. 연구대상자의 혈압 측정치를 살펴보면, 모든 연구대상자가 해당되는 것은 아니나 다수의 연구대상자(수축기압 n = 68, 64%, 이완기압 n = 74, 70%)에서 전완의 혈압이 더 높았다. 나머지의 경우(수축기압 n = 38, 36%, 이완기압 n = 32, 30%) 상완의 혈압이 더 높았다.

Source: Domiano, KL, Hinck, SM, Savinske, DL, and Hope, KL: Comparison of upper arm and foream blood pressure. Clin Nurs Res 17:241, 2008

한다. 이런 경우를 "자료에 대한 확대해석"이라고 말한다.[1] 예를 들어, 연구자는 2단계 욕창 치료를 위한 습윤 드레싱의 효과를 파악하기 위한 연구를 진행한다. 연구결과는 4×4 거즈드레싱을 5일 간 적용했을 때에 비해 2일간 적용해도 2단계 욕창의 50%까지 치유하였고, 이는 통계적으로 유의한 차이가 있음($p < .0001$)을 나타냈다. 연구자는 이러한 결과에 대하여 습윤 드레싱을 모든 단계의 욕창에서 2일 이내에서 50% 치유를 위해 사용할 수 있다고 해석하였다. 이러한 해석은 옳은 것인가? 2단계 욕창에서는 결과는 2단계 욕창에 대한 연구일 뿐이다. 다른 단계의 욕창은 포함하지 않았기 때문에 모든 욕창 단계에서 50% 치유된다고 보는 것은 옳지 않다. 이러한 것을 자료에 대해 확대해석되었다 표현한다. 연구자는 연구결과를 해석할 때 좀 더 객관적으로 접근해야 한다.

결과의 유의성 고려

연구결과 해석에서 고려해야 하는 중요한 요인은 임상적 유의성(의의)이다. 연구결과의 통계적 유의성이 있는지 없는지에 상관없이 환자 간호실무를 위한 의미를 갖는 연구결과를 임상적 유의성이라고 부른다. 통계적 유의성을 확보하였다고 해서 그 연구가 자연히 임상적으로 가치 있다고 볼 수는 없다. **통계적 유의성**은 우연한 결과가 아님을 증명하는 결과이다. 결과 해석은 반드시 논리적이어야 한다. 예를 들어 남성과 여성의 연령 차이(남성은 57.5세, 여성은 51.5세)의 유의성을 기술한 연구의 결과를 살펴보자. 연령 차이가 의미하는 임상적 유의성에 대하여 결론지을 수 있는가? 표본의 크기가 충분하다면 통계적 유의성은 있을 수 있다. 그러나 이것이 임상적으로도 유의한 차이일까? "유의성"이라는 단어는 통계결과를 보고할 때 사용되어야 하고, 임상결과를 기술할 때는 명확히 해야 한다. 마찬가지로, 임상적으로 유의한 연구는 통계적으로 유의함이 필요하지 않다. **임상적 유의성**은 통계적 유의성이 있거나 없거나 상관없이 환자 돌봄을 위한 의미를 가지고 있는 결과인가에 주목한다. 연구의 독자는 연구가 엄격하게 진행되어 통계적 유의성이 있는가와 더불어 임상적 유의성이 있는지에 대해 평가해야 한다.

결과의 일반화

연구결과의 본질적인 특징은 **일반화** 가능성이며, 이는 연구에서 얻어진 결과를 다른 대상자 및 상황으로 확장시킬 수 있는가를 말한다. 다른 말로 외적 타당도라고 한다. 연구결과를 해석할 때 연구자는 연구과정의 다양한 단계에서 발생할 수 있는 타당도를 위협하는 가능한 요인들을 파악해야 한다. 무작위로 표본을 추출하는 것은 표본의 대표성을 높일 수 있다. 중요한 것은 표본이 표적 모집단을 대표할 수 있을 정도여야 한다(7장 참고)는 것이며, 그래야 연구결과를 전체 표적 모집단에 적용할 수 있다. 만약 표본이 대표성을 갖지 못한다면 연구자는 결과를 표본에만 국한된 것으로 기술해야 한다.

연구수행에 앞서 연구자는 표본 수가 너무 적어서 연구결과를 일반화할 수 없는지 여부에 대해 고려해야 할 필요가 있다. 예를 들어 30분 이내에 수면을 취할 수 있도록 돕는 간호중재의 효과를 확인하기 위하여 10명의 연구대상자에게 적용하였다. 연구 결과는 2명은 10분 후, 3명은 25분 후 그리고 5명은 40분 후 잠이 들었음을 나타냈다. 연구자는 10명의 연구대상자가 잠들 때까지 걸린 시간의 평균값을 가지고 중재의 효과를 설명할 수 있을 것이다. 그런데 만약 표본의 크기가 100명의 연구대상자가 되었을 때 2명은 10분 후, 3명은 25분 후로 같다 해도 나머지 95명이 40분 후로 나타난다면, 이 처치를 효과적인 중재라고 할 수 없다.

결론 도출

결론은 연구결과로부터 도출된다. 결론을 기술하기 위하여 연구자는 반드시 연구의 맥락(이론적 개념틀, 문헌고찰, 연구설계) 안에서 결과를 해석해야 한다. '연구결과는 ~을 보여준다.'와 '연구결과는 ~을 입증한다.'와 같은 표현은 결과에 대한 요약과 결과의 의미를 연결시켜 준다. 결론을 구성할 때 연구는 무언가 입증하는 것이 아니라 대신 연구가 수행된 어떤 상황을 적절히 지지하는 것임을 기억하는 것이 중요하다.[1]

제한점

제한점이란 주요 연구변수와 관련되어 잠재적으로 혼란을 유도할 수 있는 연구과정의 다양한 측면을 일컫는다. 예를 들어 시간의 흐름으로 인한 성숙효과는 연구대상자의 반응에 영향을 미칠 수 있는 제한점이 된다. 또한 제한점은 표본수의 부족, 연구설계 문제, 자료수집 과정의 문제, 신뢰도가 낮은 연구도구의 사용 등이 포함된다. 제한점은 일반적으로 논의 부분에 기술되는데, 이는 연구결과를 해석할 때 제한적 요인에 대한 잠재적인 영향을 고려하게 만든다.

연구보고서(연구논문) 작성

연구논문을 작성하는 것은 연구과정에서 필수적인 부분이다. **연구보고서**는 연구의 주요 측면을 요약하며 다음과 같이 제목, 초록, 서론(연구의 목적과 문헌고찰), 연구방법(연구설계, 연구대상자, 연구환경, 자료수집), 결과, 논의, 결론 등의 구성요소로 기술한다. 대개 연구보고서는 15쪽에서 20쪽 정도의 분량이다. 그러나 석박사학위 논문에서는 50쪽에서 200쪽에 정도로 상당히 긴 분량으로 기술되기도 한다. 분량의 차이는 어떤 부분의 내용을 얼마나 구체적으로 상세히 기술하는가에 따라 다르다.

제목

연구의 제목은 연구의 본질을 드러낸다. 제목은 연구의 목적에 대한 제공할 수 있어야 하고, 독자에게 매력적으로 보일 수 있어야 한다. 대부분의 제목은 연구의 정체성을 드러내는 주요 용어를 포함하여 15단어보다 길지 않게 작성한다. 주요 용어는 연구의 내용을 범주화하기 위한 색인 서비스에서 주로 사용되는 단어이다. '당뇨병(diabetes mellitus)'이라는 제목은 다소 모호하다. 이에 대해 독자들은 "당뇨? 그래서 뭐에 대한 건데?"라고 질문할 수 있다. 이 제목을 '당뇨와 학령기 아동'으로 표현하면 독자가 더 쉽게 이해할 수 있다. 그러나 이러한 제목은 연구의 초점이 드러나 있지는 않다. 따라서 연구의 본질이 잘 드러나도록 몇 개의 단어를 더 추가하여 다음과 같이 "당뇨병을 가진 학령기 아동의 대응전략"이라고 제목을 기술할 수 있다. 제목 아래에는 저자의 이름과 자격(면허), 소속을 제시한다.

예시 13.2 초록

단락구분 없는 초록의 예

본 연구의 목적은 병원에 입원한 성인환자를 대상으로 간호사가 제공하는 금연중재 프로그램 참여의 효과를 자가보고식 금연의 생화학적 결과로 확인한 후향적, 종단설계의 유사실험연구이다. 68명의 입원환자는 대조군(n = 30)과 중재군(n = 38)으로 배정되었다. 대조군은 금연에 대한 문서를 제공받았다. 중재군은 금연 관련 문서자료와 함께 간호사의 중재가 제공되었다. 중재군의 각 구성원은 퇴원 후 3개월까지 추후관리를 받았고, 그동안 1회의 전화 또는 4회의 전화연락을 받는 것은 무작위로 배정되었다. 최종 연구대상자는 55명이었다. 간호사에 의한 금연 프로그램 중재에 참여한 집단(n = 17, 55%)이 대조군(n = 5, 21%)에 비해 3개월 후 금연을 유지하는 비율이 높았다. 중재에 참여한 집단에서 1회 전화 연락한 집단과 4회 전화 연락 집단 간에 통계적으로 유의한 차이는 나타나지 않았다. 전 체표본에서 다시 흡연하게 되는 경우는 다른 흡연자와 함께 거주하는 연구대상자에서 유의하게 높았다.

단락구분이 있는 초록의 예

목적

본 연구의 목적은 지역사회기반 참여연구 접근법을 사용하여, 대가족이 있는 참가자의 가정에서 당뇨병 교육의 가족모델에 대해 파일럿 테스트를 진행하는 것이었다.

방법

파일럿 연구는 당뇨병 자가관리 교육(DSME) 대가족모델에 참여한 여섯 가정(27명의 참여자)에게 시행되었다. HbA1c를 측정하여 혈당조절 개선을 확인하였고 사전사후 유사실험설계를 이용하였다. 설문조사와 함께 생체자료가 수집되었다. 연구자는 참여자 관찰과 연구현장보고서 작성을 통해 연구의 타당성을 체계적으로 문서화하였다.

결과

참여자의 3/4(78%) 이상이 연구에 최종까지 참여하였다. 사후측정 결과, 전체 참여자의 혈당 측정치(HbA1c)는 5% 감소하였고, 2형 당뇨를 가지고 있는 대상자에서는 7% 감소를 보였다. 대가족 모델 기반 교육의 타당성(실행가능성)은 혈당수치 관찰, 신체적 활동, 처방된 약물을 복용을 실천하도록 하는 당뇨병 자가관리 교육 프로그램(DSME) 의 적응에 대한 관찰 및 권장사항과 함께 문서화되었다.

논의

본 파일럿 연구는 근거기반중재의 지식과 실무 사이의 간격에 가교 역할을 하였다. 연구의 결과는 제2형 당뇨병의 발병 비율이 높고 심각한 건강 불균형이 있는 특정 대상자에게 효과적인 중재임을 보여준다. 당뇨병 자가관리 교육(DSME)의 대가족 모델의 최근 문헌을 기반으로 한 본 연구는 접근하기 어려운 취약한 인구집단에 접근 가능성이 높은 중재이며, 참여자 가족들에게 수행된 대가족 모델기반 교육은 높은 수용도를 보여 주었다.

Source: Gies, CE, Robinson, J, and Smolen, D: Effects of an inpatient nurse-directed smoking cessation program. West J Nurs Res 30:6, 2007.

Source: McElfish, PA, et al: Family model of diabetes education with a pacific Islander community. Diabetes Educ 41:706, 2015.

초록

초록은 연구에 대한 짧고 간결한 요약문(100~300단어)으로, 한 단락 안에 연구목적에 초점을 맞춰 내용을 기술한다. **구조화된 초록**은 연구내용을 소제목으로 나누어, 목적, 연구설계, 연구환경, 연구대상자, 중재, 측정도구, 결과와 결론으로 구성된다. 구조화된 초록은 독자와 저자 모두에게 명료함을 제공한다. 초록의 구성은 저자가 투고하려는 학술지에서 제안하는 저자 가이드라인(투고규정)을 참조한다. 예시 13.2는 두 종류의 초록의 예를 보여 준다.

서론

연구보고서의 서론 부분에서 연구목적와 문헌고찰을 다룬다. 서론의 첫 번째와 두 번째 단락을 읽은 후에, 독자는 이 문제가 왜 연구되었는지, 이 연구문제가 왜 중요한지 이해할 수 있다. 서론에는 연구문제가 얼마나 자주 발생하는지에 대한 내용이 제시된다. 연구의 목적은 보통 앞부분이나 서론의 마지막 단락에서 기술된다. 어떤 연구자는 연구목적이 서론의 앞부분에 기술되어야 독자가 연구목적에 더 빨리 주의를 집중하게 된다고 주장한다. 다른 연구자들은 서론에서 탐색해야 할 연구변수에 대해 기술한 후, 연구목적을 서론의 끝부분에 기술해야 한다고 본다. 그러나 연구목적을 어디에 기술하느냐보다는 연구목적을 분명하게 이해 가능한 문장으로 기술하는 것이 중요하다. 학술지에 실린 많은 논문에서 보듯이, 목적을 기술한 문장이 소제목 아래에 구분되어 있지 않은 경우도 있고, 일반적인 제목인 '서론'에 기술되지 않은 경우도 있다. 예시 13.3에서는 연구목적 진술문이 서론의 마지막에 기술되어 있다.

예시 13.3 연구보고서에서 시작단락에 연구목적 문장의 배치

히스패닉은 미국에서 빠르게 성장하고 있는 소수인구집단이다. 2000년 미국에서 히스패닉은 거의 3,500만으로 미국 전체 인구의 12.5%였으나 2025년에는 21%가 될 것으로 예측하고 있다.
당뇨 자가관리는 DCCT(당뇨조절과 합병증 판단)와 UKPDS(영국 당뇨연구)의 연구결과처럼 혈당 조절에 영향을 미친다. 당 뇨자가관리는 당뇨관리의 기본에 대한 내용과 더불어 구체적 수행에 대한 내용도 제시되어야 한다. 히스패닉은 당뇨병 자가관리에서 차이가 있는데, 문화적으로 당뇨병에 대하여 인식하는 신념, 가치, 습관 등이 차이가 있기 때문이다. 문화적 신념, 태도와 인식을 이해하는 것은 히스패닉계 대상자들을 교육하고, 이들에게 영향을 미칠 수 있는 장벽을 확인하기 위해 반드시 필요하다.
분명한 것은 문화적 민감성과 신뢰성 및 타당성을 함께 갖춘 포괄적인 당뇨 자기관리 방법이 필요하다는 것이다. 당뇨병 자가관리 정도를 측정할 수 있는 기존의 도구는 제한적이고, 소수집단 또는 영어를 사용하지 않는 개인에게 적합하지 않다. 본 연구의 목적은 제2형 당뇨를 가지고 있는 히스패닉계 환자를 위한 D-SMART(당뇨 자가관리 보고도구)의 스페인어 버전을 구축하는 데 있다.

Source: Fain, JA: Psychometric propeties of th Spanish version of the diabetes self-management assessment report tool. Diab. Educ 33:827, 2007

예시 13.4	문헌고찰을 통한 이론적 개념틀

이론적 개념틀

본 연구는 에릭슨 발달이론과 외상 후 스트레스에 대한 정신사회적 모델을 이론적 개념틀로 하였다. 에릭슨은 인간 발달을 연령과 관련하여 정신사회적으로 8단계로 구분하고, 각 발달단계를 통해 전환의 과정을 거치게 됨을 주장하였고, 각 시기별 발달과 관련된 특징적인 기회, 요구, 취약점이 있다고 보았다. 사람들이 부정적인 상태에 놓이면 해당 발달단계의 특정 사건에 영향을 미친다. 문제가 되는 것은 부정적인 상태가 발달단계 동안 어떤 사건에만 발생하는 것뿐 아니라 다음 단계에서 과업의 해결도 방해한다는 점이다. 인간의 발달은 성격의 기본이 된다고 볼 수 있는 유전적인 부분, 성격의 형태를 만드는 가족과 문화의 영향 간의 상호작용의 영향을 받는다. 에릭슨의 이론은 예를 들어 조혈모 줄기세포 이식수술과 같은 특수한 경험이 어떤 원리로 아동의 이후의 삶에 영향을 미치는가와 같은 것을 이해하는 데 대한 이론적 개념틀을 제공한다.

Source: Packmen, W. Gond, K, VanZutphen, K, Shaffer, T, and Crittenden, M: Psychosocial adjustment of adolescent siblings of bematopoietic stem cell transplant patients. J pediatr Onc Nurs 21:233. 2004

문헌고찰

문헌고찰은 지금까지 알려진 것이 무엇인지 확인하게 하며, 해당 내용이 연구되어야 하는 타당한 근거를 지지하기 위한 배경정보를 알려 준다. 최신의 연구를 인용하여 작성된 문헌고찰은 연구 필요성의 타당성을 확보해 주기 때문에 중요하다. 문헌고찰에서 연구문제와 관련된 제한점을 확인할 수 있다. 문헌고찰은 독자에게 이론적 개념틀과 같이 연구 이해에 도움이 되는 정보를 제공한다. 예시 13.4에 문헌고찰에 나타난 이론적 개념틀(에릭슨의 발달단계)이 제시되어 있다.

연구방법

연구방법은 독자에게 연구설계, 연구 대상자, 연구환경, 자료수집, 중재, 측정방법, 연구도구에 대한 정보를 제공한다. 연구자는 도구의 타당도와 신뢰도에 대한 정보도 연구방법에 기술한다. 연구자는 자료수집에 사용한 방법을 기술하고 원 계획에서 변경된 내용도 언급해야 한다.

연구방법의 끝부분에는 자료를 어떻게 분석할 것인지 통계방법을 포함하여 기술한다. 연구보고서는 관심 있어 하는 독자에게 맞춰야 하므로 연구방법 작성분량은 다양할 수 있다. 연구 기반의 학술지(예를 들어 Applied Nursing Research; Journal of Nursing Scholarship; Nursing Research; Research in Nursing and Health; Western Journal of Nursing Research)는 임상 기반의 학술지(예를 들어 Journal of Gerontological Nursing, Journal of Wound; Ostomy and Continence Nursing; Public Health Nursing; The Diabetes Educator)보다 방법론 기술에서 있어서 더 긴 경향이 있다.

예시 13.5는 최근에 급성 심근경색증 진단받은 환자의 신체활동에 따른 피로도와 생리적 지표의 영향을 측정한 횡단적 연구의 연구방법 부분이다. 연구방법 기술 시 연구자는 해당 연구에서의 연구설계, 연구환경, 연구대상자(표본추출)를 기술하고 연구대상자의 선정기준과 제외기준 그리고 어떻게 연구대상자에게 참여를 요청하고

예시 13.5 연구방법

방법

본 연구는 횡단적 서술연구이다. 미국 중부 애틀란틱 주에 위치한 3차 의료기관에서 남녀 각 49명을 편의추출을 통해 모집하였다. 심근경색증(MI) 후 피로(예를 들어, Revised Piper Fatigue Scale[RPFS]로 측정하였을 때 0점 초과)를 경험하고 생리학적 검사를 받은 대상자(n = 72)의 경우만 자료분석에 사용하였다.

연구대상자의 선정기준은 ICD-9 진단기준에 의해 MI로 진단받은 65세 이상으로 연구 참여에 동의를 표한 경우로 하였다. 연구대상자 제외기준은 1) 기억장애(계산, 지남력, 주의집중, 최근 기억 등의 10개의 항목으로 구성된 단축형 정신검사에서 6점 이상), 2) 항우울제 약물복용, 3) 대수술을 받은 경우, 4) 최근 12개월 안에 화학치료를 받은 대상자이다. 참여자들은 연구코디네이터에 의해 모집되었다. 연구코디네이터는 참여자가 이용한 의료기관 소속으로, 환자의 MI 경험 후 5개월 간 전화로 연락하였다. 연구책임자 또는 연구보조원은 연구 참여에 구두 동의를 한 환자들을 만나서 연구에 대한 추가정보를 제공했다. 연구조사자는 연구 참여자가 원하는 장소(집, 다른 장소) 등 희망하는 곳으로 찾아가 서면동의를 받았고, 자료를 수집하였다. 기관생명윤리위원회로부터 연구절차에 대한 승인을 받았다.

Source: Crane, PB, Abel, WM, and McCoy, TP: Fatigue and physical activity after myocardial infarction. Biol Res Nurs 17:276,2014.

모집했는지에 대한 내용을 기술해야 한다.

결과

연구보고서의 결과부분은 가설검정이나 연구질문에 대한 답, 의미 있는 결과에 초점을 둔다. 분석된 연구결과는 거의 논의 없이 객관적으로만 제시한다. 보통 표나 그래프 또는 그림을 사용하는데, 이는 방대한 양의 연구결과를 간결하고 논리적으로 표현하는 데 유용하다. 표와 그래프에서 보여 주는 정보는 본문에 서술된 내용과 중복되지 않는 것이 좋다. 예를 들어, 저자가 표에 평균값을 표기하였다면, 본문에는 그 평균값을 다시 반복할 필요는 없다. 대신 표, 그래프 및 그림을 사용하여 서술내용의 이해를 돕는다. 예시 13.6은 연구보고서 결과부분의 예시를 보여 준다. 결과에 대한 이해를 돕기 위해 서술문으로 결과를 기술하였고, 표에 연구결과를 간략히 요약하고 있다. 세 가지 연구질문을 살펴보면 다음과 같다.

1. 입원 중인 성인 흡연자를 대상으로 간호사가 제공하는 금연 프로그램에 참여하는 것이 퇴원 후 3개월 시점에 금연을 하거나 흡연율을 감소시킬 것인가?
2. 입원 중 간호사가 제공하는 금연 프로그램에 참여한 연구대상자를 퇴원 후 전화통화를 통하여 지지할 때 1회 전화를 한 것보다 4회 전화를 한 경우 금연율에 차이가 있을 것인가?
3. 퇴원 3개월 후 금연집단과 다시 흡연하게 된 집단 간의 차이가 있을 것인가?

예시 13.6	연구보고서의 연구결과 부분

결과

최종 연구대상자는 중년기 남자 31명(46.5%), 여자 37명(54.4%)이었다. 36명은 기혼 또는 동거하는 파트너가 있었고, 모두 고졸 이상의 학력이며 직업을 가지고 있었다. 대부분의 연구대상자는 심장과 호흡기 또는 각각의 문제로 병원에 입원했다. 연구대상자의 흡연량은 1년 평균 34갑(하루에 피는 담배갑 수 * 흡연한 햇수)이었고 담배를 끊으려는 시도는 3번 이상이었다. 입원 동안의 일산화탄소 수치는 비흡연자 수준(6ppm 이하)이었다. 대부분의 연구대상자는 비흡연자와 함께 살고 있었고 담배를 끊을 수 있다는 자신감을 가지고 있었으며, 니코틴 패치를 시도한 적이 있었고, 이전에 삶의 변화 또는 스트레스 때문에 금연시도에 실패한 경험이 있었다.

중재 집단에서, 1회 전화 연락과 4회 전화 연락을 받은 집단 간의 차이는 연령, 흡연량, 초기 일산화탄소 수치, 금연효능감, 파거스트롬 검사(Fagerstrom test : nicotine dependence)에서 나타났다. 금연효능감의 사회적 영역의 점수에서 차이가 있었다($t(34) = -3.07$, $p = .00$). 4번 전화한 집단(M = 11.72, SD = 2.58)은 1번 전화한 집단(M = 8.88, SD = 2.94)보다 사회적 상황에서 통계적으로 유의하게 더 흡연 유혹을 받았다.

첫 번째 연구질문은 '입원 중인 성인 흡연자를 위한 간호사 주도의 금연증진 프로그램은 담배 사용을 줄이거나 금연하는 데 효과적인가'였다. 전체 연구대상자 중 22명(40%)은 금연을 유지하였고, 33명(60%)은 흡연을 하였다. 대조군에서는 5명(21%)만이 3개월 시점에 금연 중이라고 보고하였다. 5명 중 4명(80%)이 일산화탄소 분석 자가보고로 금연상태를 확인해 주었다. 중재 프로그램 참여집단(실험군)은 3개월 시점에 17명(55%)이 금연을 보고하였고, 17명 중 15명(88%)이 자가 측정한 일산화탄소 수치를 통해 금연상태를 확인해 주었다.

두 번째 연구질문은 '퇴원 후 4회 전화를 받은 집단과 1회 전화를 받은 집단 사이에 금연에 차이가 있을 것인가'였다.

퇴원 후 3개월 시점에서 전화를 1회 받은 집단은 18명 중 11명(61%)이 금연유지, 전화를 4회 받은 집단은 13명 중 6명(46%)이 금연을 유지하였다고 보고하였다.

두 중재군의 금연의 차이는 통계적으로 유의하지 않았다($x^2 = 0.68$, $p = .41$). 이는 추후 전화관리 횟수는 금연에 영향을 미치지 않는다는 것을 말한다. 31명의 표본 크기는 카이제곱검정을 위해 유의확률 .05, 효과크기 .15에서 검정력은 .13이었다.

세 번째 연구질문에 대한 답을 얻기 위해서, 카이제곱검정과 독립 t-검정으로 중재 차이와 상관없이 퇴원 후 3개월 시점 금연유지 집단과 그렇지 못한 집단 간의 차이를 확인하였다. 금연유지 집단과 흡연집단 간 성별, 연령, 결혼상태, 직업, 교육, 일산화탄소 수치는 통계적으로 유의한 차이는 없었다. 흡연을 다시 하게 된 참여자는 집에 다른 흡연자와 함께 거주하는 경우가 많았다($x^2 = 3.99$, $p = .05$).

Source: Gies, CE, Robinson, J, and Smolen, D: Effects of an inpatient nurse directed smoking cessation program. West J Nurs Res 30:6, 2007

예시 13.7 연구보고서에서 논의 부분

논의

소규모 지역사회 의료기관에서 시행된 본 연구는, 간호사에 의해 입원환자에게 제공된 금연 간호중재가 대형병원 입원 환자들에게 흡연 감소 또는 금연을 위해 일반적 돌봄을 제공한 경우보다 이들이 퇴원 한 후 금연유지율이 더 효과적이라고 보고했던 다른 선행연구와 일치된 결과를 보여 주었다. 두 개의 메타분석 보고도 유사한 결과를 보여 주었다. 참여자의 22명 중 19명(86%)이 일산화탄소 분석 자가보고를 시행하였고, 이는 비침습적이며 비용-효과적이었다.

본 연구에서 시행한 퇴원 후 금연지지 전화연락의 효과는, 4회 전화연락 그룹과 1회 전화연락 그룹이 금연 성공에 차이가 없었다는 점에서 Miller et al.의 연구결과와는 차이가 있었다. 본 연구의 제한된 통계적 검정력(13 %)을 감안하여 이러한 결과는 신중하게 해석되어야 한다. 관찰된 효과크기를 이용하여 80%의 검정력을 달성하려면 중재 그룹에 358명의 참가자가 요구된다. 참가자를 두 개의 실험군에 무작위로 할당했음에도 불구하고 4회의 전화연락 실험군이 1회의 전화연락 실험군보다 흡연에 대한 유혹이 훨씬 더 높게 나타났다.

본 연구의 가장 큰 제한점은 표본의 수가 적다는 것 외에도, 참여자의 인종이 다양하지 못하였다는 것과 단일한 환경에서 편의표집으로 이루어졌다는 것이다. 참여자들은 실험군과 대조군에 무작위로 배정되지 않았다. 간호사 주도의 중재 프로그램에 환자가 참여하도록 하기 위해서는 의사의 처방이 필요한 병원정책 때문에 환자 자신이 어떤 집단에 속하는지 알 수밖에 없어서, 비록 두 집단이 인구학적 특성, 흡연 관련 변수 등에서 동질하다고 하여도 연구결과에 편향이 나타날 가능성이 있었다. 퇴원 후 3개월 동안 자료를 수집하는 것은 쉬운 일이 아니었다. 참여자 탈락은 실험군과 대조군에서 모두 비슷한 수준이었지만, 참여자 탈락은 연구결과에 영향을 주었을 것이다.

Source: Gies, CE, Robinson, J, and Smolen, D: Effects of an inpatient nurse directed smoking cessation program. West J Nurs Res 30:6, 2007

논의

논의 부분은 결과에 대한 비기술적인 해석에 초점을 맞춘다. 연구자는 연구의 목적과 관련된 결과의 의미에 대해 해석하기 위해 논의 영역을 활용한다. 결과의 의미가 무엇인지 독자에게 설명하는 것과 함께, 많은 저자가 특정하게 드러난 결과에 대하여 왜 그들이 말하는 것처럼 연구결과가 의미가 있다고 생각하는지 설명하기 위해 논의를 작성한다. 연구결과가 저자의 예측을 지지하는 경우에는 이러한 논의가 잘 작성될 수 있다. 그러나 예상에 부합하지 않는 연구결과가 나왔을 때, 이에 대해 가능한 이유를 대면서 지적하는 경향이 많다. 연구의 제한점도 논의 부분에 포함하여 기술한다. '결론'은 때로 '논의'로 대체되기도 한다. 예시 13.7은 논의 부분에 연구의 제한점이 포함되어 있음을 보여 준다. 예시 13.8은 논의와 결론이 기술된 연구 보고서를 보여 준다.

예시 13.8	연구보고서에서 논의와 결론

논의

연구결과는 상완 혈압이 전완 혈압보다 낮은 경향이 있다는 선행연구의 결과와 같았으며, 상완과 전완의 혈압측정값이 가장 큰 차이를 보이는 인구집단을 확인함으로써 지금까지 알려진 지식을 확장시켰다고 볼 수 있다. 상완과 전완 혈압 간의 가장 큰 차이를 보인집단은 남성, 비만, 중년이었다. 대부분의 선행연구자들은 연구대상자의 개별적 변동성을 보고하였지만, 참여자의 상완 혈압과 전완 혈압 수치 간의 큰 차이와 관련된 개인적 특성에 대하여서는 보고하지 않았다. 오직 Palantini와 동료들(2004)만이 여성과 남성의 상완과 전완의 평균혈압 차이가 있으며, 이완기 평균혈압이 남성에서 큰 차이가 있음을 확인하였다.

상완과 전완 간 혈압의 수치적인 차이가 임상적으로 의미 있다고 간주되어야 하는 것에 대해 문헌에서 합의된 것은 없었다.Tachovsky(1985)는 혈압의 차이에 대한 임상적 의의는 개인마다 다르며, 분노 수준, 운동 또는 환경적 요인들로 인해 이러한 차이가 유발될 때 임상적으로 수용할 수 있는 정도는 10~40mmHg라고 하였다. Singer 등(1999)은 대부분 20mmHg 미만의 차이는 전완 혈압이 상완 혈압 측정값으로 대치될 수 있다는 것을 의미한다고 하였다.

결론

대부분의 개인의 경우 상완의 혈압은 전완에서보다 낮게 측정되었다. 그 차이는 남성, 비만, 중년에서 가장 컸다. 이러한 결과는 어떤 집단이 상완과 전완 혈압의 차이가 큰가를 의사에게 알려줄 수 있으며, 임상자료를 해석하고, 고혈압의 진단과 치료 결정에 도움이 될 수 있다.

참고문헌

참고문헌 목록은 연구보고서 작성에서 매우 중요한 부분이다. 이 부분은 독자에게 연구주제와 관련된 추가적인 문헌에 대한 정보를 제공한다. 참고문헌 목록을 통해 독자는 연구자가 어떻게 그리고 왜 그러한 연구를 수행하였는지 이해를 할 수 있다. 문헌을 참고할 때는 가능한 한 이차자료보다는 일차 자료로 인용하는 것이 좋다(4장 참조). 연구에서 참고문헌은 최근 자료여야 한다. 하지만 때로는 오래된 자료 또는 고전 자료가 연구문제의 기초가 된다면 충분히 사용될 수 있다.

연구결과 알리기

연구결과를 알리는 것은 연구과정의 마지막 단계이다. 연구결과를 투고하고 게재하는 것을 통해 연구자는 간호학의 지식체 발전에 기여한다. 연구결과를 알리는 것은 간호실무에서 결과를 활용하고 또 다른 연구문제가 설정되고 연구에 대한 비평과 후속연구 등을 촉진한다. 만약 다른 간호사들에 의해서 연구결과가 활용되지 않는다면 간호연구는 쓸모가 없어지므로 연구결과를 알리는 것은 중요하다.

출판

연구결과를 알리기 위해 독자와 소통하는 방법 중 하나가 출판이다. 연구보고서의 출판은 많은 특정한 학술지를 구독하는 독자에게 논문에 대한 접근성을 높이는 장점이 있다. 단점은 연구보고서에 대한 피드백이 지연되고, 실제 출판될 때까지 상당히 많은 시간이 소요된다는 것이다. 대체적으로 첫 투고부터 출판까지 6개월에서 1년이 소요된다.

간호연구 논문은 간호 분야의 학술지는 물론 의학, 건강 또는 비전문적 학술지에서도 출판된다. 연구 기반의 학술지에 출판을 할 것인지 임상 기반의 학술지에 출판을 할 것인지는 연구자의 선택이다.

연구보고서를 준비하거나 출판을 위한 원고를 작성하는 것은 학술지에 따라 약간의 차이는 있다. 그러나 학술지에 초점에 따라 연구자는 연구보고서에서 특정 부분을 더 강조하여 작성할 수 있다. 예를 들자면, 연구자는 임상학술지에서 간호수행과 관련된 결과를 논의할 때 좀 더 많은 분량을 할애할 수 있다. 반대로 연구 기반의 학술지라면 연구자는 원고에서 방법론적인 부분을 좀 더 자세히 기술하게 된다.

커버레터

커버레터는 연구보고서의 출판과 관련하여 편집자에게 보내는 편지이다. 물론 모든 학술지가 커버레터를 요구하는 것은 아니지만, 이 편지는 연구자의 시간을 절약해 준다. 커버레터에는 제목, 연구목적, 저자명, 자격, 교신저자 등의 자료가 포함된다. 덧붙여 초록을 제시하거나 연구에 대하여 대략적인 소개를 할 수 있다. 만약 편집자가 원고에 흥미를 보인다면 편집자는 연구자에게 원고의 투고를 요청할 것이다. 답장은 몇 주 내에 받을 수 있다.

원고 가이드라인

학술지는 저자에게 원고를 준비하는 데 있어 투고규정을 제시한다. 어떤 학술지는 이러한 정보를 출판 때마다, 어떤 학술지는 일년에 두 번씩 출판한다. 저자를 위한 투고규정에는 학술지의 미션, 저널에서 받아들이는 논문의 종류, 구독과 원고형식(참고문헌 인용방법, 페이지 분량 제한, 표와 그림의 구체적 작성방법, 저작권) 등을 제시한다. 연구자는 이러한 투고규정을 반드시 따라야 한다.

심사 과정

연구자가 원고를 제출하면 심사가 시작된다. 동료평가 심사 또는 심사학술지란 투고된 원고를 심사하고 출판 여부를 결정하기 위해 특정 분야의 전문가가 원고를 심사하는 것 또는 그러한 학술지를 말한다. 대부분의 동료평가 심사를 진행하는 **학술지**는 원고에 대하여 비판적으로 살펴볼 2~4명의 심사자를 배정한다. 대부분의 경우 저자는 투고한 원고를 누가 심사하는지 알지 못한다. 심사과정은 한 달이 걸릴 수도 있고 일 년이 될 수도 있다. 심사자들과 함께 편집위원도 원고의 독창성, 연구문제의 시의적절성, 객관성, 정식성, 완성도, 가독성, 엄정성 등을 비판적으로 평가한다.

구두 발표

구두 발표는 연구를 알리는 또 다른 방법이다. 발표는 소규모의 동료 집단을 대상으로 할 수도 있고, 지역사회, 국내외 학회에서 공식적으로 이루어지기도 한다. 구두발표는 출판보다 몇 가지 이점이 있는데, 비교적 빠르게 많은 사람에게 연구를 알릴 수 있는 전파성이 대표적이다. 다른 이점은, 발표 동안이나 이후에도 청중으로부터 피드백을 얻을 수 있다는 것이다. 이러한 직접적인 피드백은 연구를 발전시키는 데 귀중한 경험이 될 수 있다. 그러나 연구결과를 전달하기 위해 구두 발표를 이용하는 것은 현장에 참석한 청중만이 정보를 얻어 간다는 단점이 있다. 많은 간호학술지와 학술기관은 연구자에게 학회에서 발표할 논문을 요청("Call for Paper")한다. 종종 이들은 학회측의 특별한 주제나 전문성을 제시하고, 주제와 관련된 초록 제출을 요청한다.

연구보고서의 구두 발표 형식과 출판된 연구보고서의 형식은 유사점이 많다. 구두 발표의 경우 대개 시간 제한이 있다. 학회 발표시간은 보통 20분에서 1시간까지 허용된다. 그러다 보니 발표자는 핵심적인 내용을 중심으로 발표해야 한다. 유의하지 않은 결과에 대한 설명은 생략되는 경우가 많다. 발표자는 슬라이드나 유인물 등을 활용하여 가능한 한 많은 정보를 전달하려 한다.

포스터 발표

포스터 발표 역시 연구를 알리는 방법이다. 대부분의 학회는 구두 발표와 포스터 발표를 함께 진행한다. 포스터 발표는 지난 10년 동안 대중화되었다. 이 방법의 장점은 연구에 관심 있는 다른 사람과 활발한 대화를 할 수 있다는 것이고, 단점은 기회가 된 사람만이 포스터를 읽게 된다는 된다는 것과 지면상 제한된 정보만 제공된다는 것이다.

포스터 발표의 목적은 연구보고서를 시각적으로 발표하는 것이란 점을 기억하고 보는 사람들이 쉽게 이해할 수 있도록 간결하게 표현되어야 한다. 때때로 많은 사람이 동시에 그 포스터를 읽을 수 있다. 연구보고서의 형식은 포스터 발표형식을 따르도록 한다. 그러나 오직 중요한 정보만을 포스터에 게시해야 한다. 그래프와 사진을 활용하며 결과를 쉽게 이해할 수 있다. 많은 연구자가 서면으로 된 유인물을 준비하여 포스터를 보는 사람들이 참고할 수 있도록 한다. 학회를 개최하는 기관에서 포스터 발표 예정자에게 포스터의 양식에 대한 지침을 제공한다. 그림 13.1은 포스터 형식을 보여준다.

연구결과에 대한 비판적 질문

비판하고자 하는 연구를 선택한 후 이 장에서 언급한 주요 용어 중심으로 연구를 살펴보자. 이 장에서 언급한

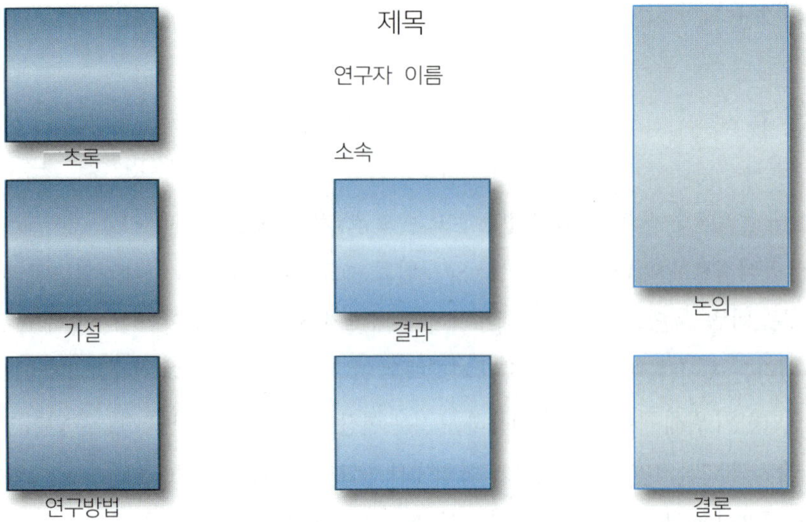

그림 13.1 포스터 형식 제안 (초록, 가설, 연구방법, 결과, 논의, 결론)

주요 용어가 모든 연구논문에 포함되어 있지는 않을 것이다. 다음 질문은 연구결과를 비판하기 위한 가이드라인이 될 수 있다.

1. 연구결과를 적절하게 해석하였는가? 먼저 연구방법과 결과를 검토하여 연구의 타당성을 판단하고, 또한 연구방법과 결과가 연구질문에 답하고 가설을 검증하기 위해 필요한 정보를 가지고 있는지 확인한다. 저자가 내린 주요 결론이 결과에 대한 해석에 근거하고 있는지 살펴본다.
2. 저자는 연구의 제한점을 기술하고 있는가? 제한점은 명확하게 설명돼야 한다. 이러한 제한점 중 일부는 연구 시작 전에 확인되었을 수도 있고, 다른 것은 연구자료의 수집 과정에서 분명해진다. 연구결과의 해석과 관련하여 이러한 제한점의 중요성을 고려해야 한다.
3. 결과는 임상적으로 유의한가? 결과는 통계적으로 의가미 있을 수도 있고, 없을 수도 있다. 그러나 그러한 결과들은 여전히 간호실무에서 유의할 수 있다. 예를 들어 수술 후 환자에게 진통제와 다른 특정 진정제를 함께 복용하면 환자가 지각하는 수술 후 통증은 감소한다. 비록 진정제를 사용한 집단과 그렇지 않은 집단 간에 통계적으로 유의한 차이가 없을 수 있지만 환자와 치료자는 진통제와 진정제의 혼합 복용을 선호한다. 이러한 경우 그 결과가 임상적으로 유의미하다고 할 수 있다.[4]
4. 저자는 연구결과를 간호실무, 간호교육, 간호이론 및 간호연구에 어떻게 적용할 것인지 논의하였는가? 후속 연구에 대한 제안이 있는가? 논의 부분을 처음부터 끝까지 읽어 본다. 연구의 중요성은 간호실무, 교육, 이론 및 연구에 대한 잠재적 기여 측면에서 적절하게 강조되어야 한다. 만일 연구결과가 간호실무에 정보를 제공하거나 또는 새롭고 도전적인 연구질문을 확인하는 경우라면 특히 더 그렇다.

핵심요약

1. 연구결과는 연구 목적, 연구질문, 가설과 관련되어 기술된다.
2. 연구보고서의 논의 부분은 연구결과를 설명한다.
3. 연구결과에 제시된 자료를 벗어나는 범위는 논의하지 않는다.
4. 논의에서 연구결과에 영향을 줄 수 있는 내적/ 외적 타당도 및 신뢰도와 관련된 위험요인을 확인해야 한다 .
5. 연구결과가 통계적으로 유의하지 않더라도, 연구는 임상적으로 중요해야 한다.
6. 연구보고서는 연구에 대한 요약이다.
7. 출판, 구두 발표, 포스터 발표는 연구결과를 알리는 효과적인 방법이다.

학습활동

1. 간호학술지에서 한 편의 연구논문을 선정한 후, 연구의 가설과 연구질문이 결과와 논의에서 잘 다루어지고 있는지 확인한다.
2. 위의 연구에서 결과와 논의 부분에 제시된 연구의 강점과 제한점을 파악한다. 연구결과가 간호의 실무, 교육 또는 정책과 관련이 있는가?
3. Lyder 등은[5] 요실금 냄새 조절에 콘돔 카테터가 미치는 영향을 평가하기 위해 연구를 실시하였다. 재향군인 병동의 일반 간호사들(n = 16)은 콘돔 카테터 제거 전과 제거 후 1주일 시점에서 4개 병실환경에서 악취를 평가하였다. 냄새는 4점 척도로 측정되었고, 점수의 범위는 무취(1점)에서 극취(4)점까지이다. 그 결과 병실의 요인(p = .03)과 시간(p = .001)에 대해 통계적으로 유의한 차이가 있음을 나타냈다. 콘돔 카테터 사용 전의 냄새는 2.10점에서 제거 후 냄새는 3.07점이었다. 논의에서 간호사는 다음과 같은 결론을 내렸다. 냄새를 평가한 간호직원이 콘돔 카테터의 제거라는 중재에 대하여 알고 있었지만, 요실금 남성에게서 콘돔 카테터 제거 시 불쾌한 냄새가 증가했다고 결론지었다. 덧붙여 냄새의 증가로 병실을 오가는 다른 사람(가족, 의료진 등)도 불쾌감을 느꼈다. 이 연구는 또한 요실금이나 변실금 환자에서 콘돔 카테터의 사용은 피부 보호의 효과가 있다고 주장하였다. 이러한 주장은 연구의 목적에 부합하는 것인가? 논의 부분은 연구의 목적과 부합하는가? 저자는 연구결과를 벗어나고 논의하고 있는가? 질문에 대해 여러분의 답을 기술한다. 위에 제시된 내용을 토대로 다시 작성해 본다.
4. 학회를 선택하고 구두 및 포스터 발표에 참여해 본다. 연구보고서 작성요소를 확인한다. 두 가지 발표형식의 장단점을 기술한다. 임상적 유의성을 발표하였는가?
5. 연구기반 간호학술지에서 한 개의 연구논문을 선택하고 포스터를 제작하여 본다.

REFERENCES

1. Burns, N, and Grove, SK: The Practice of Nursing Research: Conduct, Critique, and Utilization, ed 4. WB Saunders, Philadelphia, 2001, pp 623 – 633.
2. Polit, DF, and Beck, CT: Process of quantitative data analysis and interpretation. In Polit, DF, and Beck, CT (eds). Nursing Research: Generating and Assessing Evidence for Nursing Practice, ed 9. Lippincott Williams & Wilkins, Philadelphia, 2012, pp 472 – 481.
3. Huck, SW, and Cormier, WH: Reading Statistics and Research, ed 2. HarperCollins, New York, 2000, pp 13 – 14.
4. Gillis, A, and Jackson, W: Research for Nurses: Methods and Interpretation. FA Davis, Philadelphia, 2002, p 590.
5. Lyder, C, McCray, G, and Kutty – Singh, M: Effi cacy of condom catheters in controlling incontinence odor. Appl Nurs Res 5:188, 1992.

CHAPTER 14

연구논문 비평하기

Critiquing Research Reports

학습 목표

이 장을 마치면 다음을 수행할 수 있다.

1. 연구비평(research critique)과 연구검토(research review)를 구분한다.
2. 건설적으로 비평하는 원칙을 적용한다.
3. 연구보고서(연구논문) 비평 시 적절한 지침을 적용한다.

핵심 용어 해설

- 연구검토(research review). 연구의 주요 결과와 특징의 확인과 요약
- 연구비평(research critique). 보고된 연구논문의 비판적 평가

간호사는 연구보고서를 간호실무에 적용하기 위해 평가하고 분석함으로써 연구활동에 참여하게 된다. 간호사는 연구결과를 임상실무에 적용하기 위해 그 타당성과 적정성을 판정해야 한다. 학술지에 게재된 연구논문이라는 사실만으로 연구의 질, 중요성과 상대적 가치가 보장되는 것은 절대 아니다. 연구보고서의 전반적 유용성을 판정하려면 체계적 고찰(systematic review)과 비판적 검토(critical review)가 필요하다. 연구보고서를 적절하게 평가하지 못하면 환자 결과에 부정적으로 영향을 미칠 가능성이 있다. 이 장에서는 연구보고서를 종합적으로 평가하는 방법과 양적연구와 질적연구의 일반적 비평지침에 대해서 기술하였다.

연구비평과 연구검토

연구비평(research critique)은 연구보고서(연구논문)의 강점과 약점에 대한 비판적 검토이다.[1,2] 연구보고서를 비평하는 데에는 연구과정에 대한 평가도 포함된다. 모든 연구에는 강점과 약점이 있으며, 이를 저울질함으로써 연구결과를 간호실무, 교육 및 연구 영역에 대해 적용할 수 있는지 그 가능성이 결정된다.

표 14.1 연구비평을 위해 해야 할 것과 하지 말아야 할 것

해야 할 것	하지 말아야 할 것
1. 비평하고자 하는 연구에 대한 진심 어린 관심을 전달하려고 노력한다.	1. 사소한 세부사항의 오류를 찾거나 트집을 잡는다.
2. 뛰어난 부분을 발견하면 반드시 강조한다.	2. 연구자를 개인적으로 조롱하거나 비하한다.
3. 의견을 전달하기 위해 명확하고 간결한 진술을 선택한다.	3. 연구자에게 자부심만 주는 아첨을 한다.
4. 연구의 약점을 지적할 때에는 지적한 부분을 이해시킬 수 있는 충분한 설명을 제공한다.	4. 특정 과학 분야 또는 주제에 대해 편향적으로 제언한다.
5. 지지와 격려를 담은 논평을 한다.	5. 잘난 체를 하거나, 가르치려 들거나, 비난하는 어조로 비평한다.
6. 특정 과학 분야에 대한 당신의 부정적 태도나 개인적인 감정이 연구의 가치를 왜곡할 수 있다는 점을 주의한다.	6. 연구자에게 조언하고 연구를 개선하여 간호학을 발전시키고자 하는 목적을 잊어버린다.
7. 과도하게 난해하거나 비현실적이기보다 실용적인 제안을 제출한다.	
8. 연구자에 대해 공감하는 것은 효과적인 비평가가 되는 데 있어 매우 중요하다는 점을 기억한다.	

연구보고서는 연구과정이 얼마나 잘 수행되었는지를 바탕으로 평가한다. 구체적인 기준과 지침을 활용하여, 평가자들은 해당 조사연구의 강점과 약점의 비중을 확인하여, 정확하면서 객관적인 판정을 내린다. 연구보고서에 대한 비평은 문법과 문체를 지적하는 것은 아니지만 글의 명료성은 필수적이다. 좋은 연구비평은 A4 2~3장 정도의 분량이며, 연구과정의 주요 요소를 평가한 것이다. 연구과정에 있어 핵심적 비평요소의 개요를 작성해 보는 것은 수준 높고 전문가다운 비평보고서를 작성하는 데 도움이 된다. 연구보고서의 부적절한 구성이 연구의 가장 흔한 결함이 된다.

연구비평과 연구검토는 뚜렷한 대조를 보인다. **연구검토(research review)**에서는 연구의 주요 요소가 집중적으로 서술되고 가장 중요한 부분이 요약된다.[1,2] Nursing Scan in Critical Care가 한 예로, 이는 현재는 폐간된 미국중환자간호사회(American Association of Critical - care Nurses)의 학술지였다. 이 학술지에서는 평가자가 최근 게재된 연구논문의 개요를 제공하고, 연구의 주요 특징들을 설명하였다. 그리고는 논평을 첨부하고 중요한 부분들을 강조하고 간호실무 적용의 시사점을 덧붙였다.

초보 연구자의 경우 자신감의 부족으로 연구비평을 하지 못할 때가 있다. 그렇다면 어떻게 자신감을 얻을 수 있

표 14.2	평가되어야 할 연구 과정의 핵심적 비평 요소

A. 문제 진술

문제의 명료성

간호에 대한 연구문제의 중요성

연구 목적

　개념적/이론적 기틀

　문헌고찰

B. 연구 방법론

연구 설계

연구 대상자/연구 환경

자료 수집 절차

연구 도구

자료 분석

C. 결과, 결론 및 해석

자료 분석 결과

결과에 대한 논의

간호실무, 교육, 연구에 관한 추후(후속) 연구를 위한 제언/시사점

을까? 연구자들이 자신이 학술적 논평을 할 수 있다고 여기든지 여기지 않든지, 어떤 기술도 연습하지 않고 전문가가 되기를 기대하는 것은 현실적이지 않다. 건설적 비평은 중요한 기술로 꾸준한 연습이 필요하다.

연구비평 시 특정 단어나 어구를 사용하는 것은 예리한 비평의 중요한 부분이다. 가능한 한 긍정적 용어를 사용하고 연구의 전반적 강점에 대해 언급하는 것으로 시작하는 것이 좋다. '좋다', '괜찮다', '나쁘다'와 같은 용어는 구체적인 정보를 전달하지 않으므로 피한다. 예를 들어, '이 연구는 문헌고찰이 좋았다'라고 하면 아무런 의미가 전해지지 않는다. 그 대신, '문헌고찰에서는 당뇨병 환자 교육과 역량 강화에 관련된 주요 선행연구를 확인했다'라고 서술한다면 더 많은 정보와 의미를 포함할 수 있다. Willson [3]은 연구보고서 비평에서 해야 할 것과 하지 말아야 할 것의 목록을 제공하였으며, 이는 표 14.1에 요약되어 있다.

비평지침

비평지침은 연구보고서를 평가할 때 고려해야 할 핵심요소이다. 연구과정을 평가하기 위한 핵심요소가 표 14.2에 나열되어 있다. 비록 연구의 가치를 평가하는 데 있어 각각의 요소는 동일하게 중요하지만, 연구자들은 종합적인 강점과 약점을 최종 결정요인으로 고려해야 한다. 상세한 지침과 연구보고서 비평에 관련된 질문은 많은 간호연구 교재에서 찾아볼 수 있다.[1,2] 연구비평을 위해 다음과 같은 질문을 추천한다.

A. 연구보고서의 제목

1. 제목이 연구의 종류, 주요 변수, 또는 연구대상자를 정확하게 기술하였는가?

B. 연구문제 진술

1. 연구문제가 적절한 배경정보와 함께 명확하게 진술되었는가?
2. 연구의 타당성이 설명되었는가?
3. 중요한 간호문제인가?
4. 자료 수집 및 분석이 가능한 연구문제인가?

C. 개념적 모형/이론적 기틀

1. 개념적 모형이나 이론적 기틀이 확인되었는가?
2. 특별한 개념적 모형이나 이론적 기틀이 확인되지 않았다면, 이를 직접적이지는 않지만 암묵적으로 표현하였는가?
3. 개념적 모형/이론적 기틀이 명확히 설정되었는가?
4. 개념적 모형/이론적 기틀이 연구에 적용될 수 있는가?

D. 문헌고찰

1. 인용된 문헌이 비판적으로 검토되었는가?
2. 최신 문헌도 인용되었는가?
3. 연구자의 주장을 뒷받침하는 연구뿐만 아니라 대립되는 연구도 인용되었는가?
4. 문헌고찰이 논리적으로 조직되었는가? 소제목이 적절하게 있는가?
5. 대부분 일차 자료를 인용하였는가?
6. 문헌고찰의 마지막에 간략한 요약으로 끝나는가?

E. 연구의 목적

1. 연구목적에 대한 진술이 있는가?
2. 연구목적에 대한 진술(선언적 진술문, 연구문제, 연구가설의 형식)이 연구에 적합한가?

F. 연구 질문/가설

1. 연구 질문/가설이 명확하게 진술되었는가?

G. 조작적 정의

1. 관련 변수가 조작적으로 정의되었는가?

H. 연구설계

1. 연구설계의 종류가 확인되었는가?
2. 연구설계는 연구변수 조사와 연구의 목적에 적합한가?

I. 연구대상자(표본)

1. 표적 모집단과 근접 모집단이 명확하게 서술되었는가?
2. 표본을 추출하는 방법(확률적 추출 대 비확률적 추출)이 적절했는가?
3. 연구대상을 선택하기 위해 선정기준과 제외기준을 사용하였는가?
4. 표집 절차에서 외적 타당도(연구결과의 일반화 가능성)에 위협을 주는 요인이 있었는가? 그렇다면, 저자가 그 위협요인을 알 고있는가?

J. 자료 수십 설차

1. 자료를 수집하는 절차가 명확하고 간결하게 서술되었는가?

K. 연구 도구

1. 자료 수집에 사용된 연구 도구/척도가 연구문제와 방법에 적합한가?
2. 연구 도구/척도의 신뢰도와 타당도가 높은가?
3. 신뢰도/타당도를 확인하는 방법이 서술되었는가?
4. 각 도구의 점수산정 방법, 가능한 점수의 범위 및 점수의 높고 낮음의 의미가 서술되었는가?

L. 인간 대상 연구

1. 연구대상이 인간인 경우 연구윤리에 대한 검토와 승인이 기술되었는가?
2. 연구대상자의 익명성과 비밀보장에 관한 사안이 언급되었는가?

M. 자료분석

1. 선택된 통계분석 방법이 제안된 연구방법론에 적합한가?

N. 연구결과

1. 연구대상자(표본)의 인구학적 특성이 서술되었는가?
2. 연구질문과 연구가설에 대한 분석이 구분되어 서술되었는가?
3. 분석자료에 기반한 연구결과가 연구질문/가설을 반영하는가?
4. 사용된 표본을 토대로 연구의 일반화가 이루어졌는가?
5. 자료를 제시할 때 표, 차트 또는 그래프가 사용되었는가? 그렇다면, 명확하게 표기되었고 본문에서도 서술되었는가?

O. 논의

1. 연구의 제한점이 서술되었는가?

2. 연구자가 연구 문제와 목적에 맞게 연구결과를 서술하였는가?
3. 연구결과가 선행연구를 지지하거나 반박하는지에 대해 연구자가 명시하였는가?
4. 예상하지 못한 결과가 있는가?

P. 시사점과 제언

1. 연구의 일반화가 연구에서 확인된 결과를 벗어나는 선에서 이루어졌는가?
2. 연구자가 간호실무, 교육 및 추후연구를 위한 제안/권고를 제시하였는가?
3. 제안/권고가 연구결과에 근거하였는가?

비평 체크리스트

Duffy[4]는 연구보고서를 평가하기 위해 평정 체크리스트 활용을 제안하였다. 이 체크리스트의 목적은 학생들이 연구보고서의 요소를 쉽게 비평할 수 있게 돕는다. 하지만 체크리스트는 연구보고서의 심사기준과 동일하지는 않다. 그러나 평가 체크리스트에서 사용하는 각 범주와 연관된 진술은 일반적으로 연구자가 연구보고서의 강점과 제한점을 비평할 때 사용한 비평내용을 나타낸다.

비평 체크리스트는 중요하게 고려해야 할 50가지 항목으로 이루어진다. 항목은 각각 제목, 초록, 연구문제, 문헌고찰, 연구방법, 자료분석, 논의, 형식과 스타일의 8개의 범주로 분류되어 있다. 진술문들은 비율척도에 의해 평정되며, "충족되지 않음"을 의미하는 1점부터, '완벽하게 충족됨'을 의미하는 4점까지 점수를 줄 수 있고, 진술문을 적용할 수 없을 때는 '해당사항 없음'을 사용할 수 있다. 특정 부분의 평가가 낮았던 이유를 의견으로 남길 수 있어서 특히 유용하다. 비평 체크리스트를 사용해 보는 것은 연구과정의 단계를 배우고 확인하는 데 도움이 될 수 있다. 체크리스트는 사용하기 쉬운 형식으로 만든 진술목록으로, 이를 통해 학생들이 연구보고서를 효율적으로 비평하고 그 결과를 다른 사람과 비교해 볼 수 있는 기회를 제공한다(표 14.3).

평가 체크리스트 또는 다른 기준을 사용하여 연구를 비평하는 것은 구술평가를 준비하는 데 도움이 되는 지침을 제공한다. 그러한 지침은 일정한 틀을 가지고 있기보다는, 연구비평 기술을 배우기 시작한 연구자들에게 일반적인 제안사항을 제공한다. 연구논문을 비평하는 데에는 다양한 방법이 있다. 연구논문을 비평하는 심사자들 사이에도 의견 차이가 있을 수 있다. 따라서 자신이 논하고자 하는 요점을 강조하기 위해서 근거를 제시하거나 논문 내용의 일부를 예로 설명하는 것이 좋다.

표 14.3 연구 비평 체크리스트

기준	평가 점수 1 = 충족되지 않음 4 = 완벽하게 충족됨 NA = 해당사항 없음
제목	
1. 제목이 이해하기 쉽다.	1 2 3 4 NA
2. 제목이 명확하다.	1 2 3 4 NA
3. 제목이 내용과 분명하게 연관되어 있다.	1 2 3 4 NA
의견:	
초록	
4. 연구 문제와 가설이 명확하고 간결하게 서술되어 있다.	1 2 3 4 NA
5. 연구방법론이 확인되고 간단히 서술되어 있다.	1 2 3 4 NA
6. 결과가 요약되어 있다.	1 2 3 4 NA
7. 연구결과 및 결론이 서술되어 있다.	1 2 3 4 NA
의견:	
연구문제 진술	
8. 연구의 전반적인 문제가 서론에 소개되어 있다.	1 2 3 4 NA
9. 답변되어야 할 연구질문이 정확히 진술되어 있다.	1 2 3 4 NA
10. 문제진술이 명확하다.	1 2 3 4 NA
11. 가설이 검증 가능한 형식으로 정확하게 진술되어 있다.	1 2 3 4 NA
12. 연구의 제한점을 확인할 수 있다.	1 2 3 4 NA
13. 연구의 전제조건을 확인할 수 있다.	1 2 3 4 NA
14. 관련 용어가 조작적으로 정의되어 있다.	1 2 3 4 NA
15. 문제의 중요성이 논의되어 있다.	1 2 3 4 NA
16. 연구의 타당성이 설명되어 있다.	1 2 3 4 NA
문헌고찰	
17. 인용된 문헌이 연구문제와 관련되어 있다.	1 2 3 4 NA
18. 인용된 문헌이 연구의 근거를 제공한다.	1 2 3 4 NA
19. 연구가 비판적으로 검토되어 있다.	1 2 3 4 NA
20. 연구문제와 선행연구 사이의 관계가 명백하다.	1 2 3 4 NA
21. 개념적 모형/이론적 기틀의 근거가 명확하게 진술되어 있다.	1 2 3 4 NA
22. 관련 문헌이 요약되어 있고 연구문제에 대한 시사점이 제시되어 있다.	1 2 3 4 NA
의견:	

계속

표 14.3	연구 비평 체크리스트

방법론

Part A: 연구대상자

23. 연구대상자의 모집단이 서술되어 있다.	1 2 3 4 NA
24. 표본추출 방법이 서술되어 있다.	1 2 3 4 NA
25. 표본추출 방법의 타당성이 설명되어 있다(특히 비확률적 표본추출일 경우).	1 2 3 4 NA
26. 2종 오류를 감소시키기에 충분한 표본크기이다.	1 2 3 4 NA
27. 연구대상자 보호를 위한 윤리적 고려가 기술되어 있다.	1 2 3 4 NA

의견:

Part B: 연구도구

28. 선행연구에서 보고된 도구의 신뢰도가 제시되어 있다.	1 2 3 4 NA
29. 본 연구의 신뢰도가 보고되어 있다.	1 2 3 4 NA
30. 선행연구에서 보고된 도구의 타당도가 제시되어 있다.	1 2 3 4 NA
31. 본 연구의 타당도가 보고되어 있다.	1 2 3 4 NA
32. 본 연구의 타당성을 판정하기에 적합한 자료수집 방법이 서술되어 있다.	1 2 3 4 NA

의견:

Part C: 연구설계

33. 연구질문 및 가설에 적합한 설계이다.	1 2 3 4 NA
34. 적절한 통제기법이 적절한 곳에 적용되어 있다.	1 2 3 4 NA
35. 교란(혼동) 또는 조절변수를 확인할 수 있다.	1 2 3 4 NA
36. 반복(재현)이 가능하도록 연구설계에 대한 기술이 명확하다.	1 2 3 4 NA

의견:

자료 분석

37. 제시된 정보가 연구질문에 답을 얻기에 충분하다.	1 2 3 4 NA
38. 통계적 검정이 확인되어 있고 통계값이 보고되어 있다.	1 2 3 4 NA
39. 보고된 통계값이 가설 또는 연구질문에 적합하게 보고되어 있다.	1 2 3 4 NA
40. 표와 그림들이 이해하기 쉽게 제시되어 있다.	1 2 3 4 NA

의견:

계속

표 14.3	연구 비평 체크리스트

논의

41. 결론이 명확하게 서술되어 있다.	1 2 3 4 NA
42. 제시된 근거가 결론을 뒷받침한다.	1 2 3 4 NA
43. 방법론적 문제가 확인되고 논의되어 있다.	1 2 3 4 NA
44. 연구 결과가 연구의 개념적/이론적 기틀의 근거와 구체적으로 연관되어 있다.	1 2 3 4 NA
45. 연구 결과의 시사점이 논의되어 있다.	1 2 3 4 NA
46. 결과가 연구 대상자에 한하여 일반화할 수 있다.	1 2 3 4 NA
47. 추후 연구를 위한 제언이 제시되어 있다.	1 2 3 4 NA

의견:

형식과 스타일

48. 보고서가 명확하게 쓰여 있다.	1 2 3 4 NA
49. 보고서가 논리적으로 정리되어 있다.	1 2 3 4 NA
50. 보고서의 어조가 편향적이지 않고, 공정하며 과학적인 태도를 보인다.	1 2 3 4 NA

의견:

양적연구를 위한 비평

다음 내용은 양적연구 보고서의 여러 부분에 대한 연구비평의 예시이다.[5]

제목

당뇨환자를 위한 역량 강화 프로그램

〈비평〉 제목이 간결하나 연구의 주요 변수 중 하나만을 독자에게 전달하고 있다. 연구대상자는 '당뇨환자'라고만 제시되어 있어, 독자가 연구대상자가 제1형 당뇨병인지 제2형 당뇨병인지 정확히 알 수 없다.

문제 진술

당뇨병 관리에 대한 환자 교육은 당뇨병을 관리하기 위해 지식, 기술과 동기를 환자들에게 제공하기 위해 설계된 과정이다. 지난 20년간 당뇨환자 교육의 철학과 실무를 위해서 이행도(또는 순응도) 접근법이 사용되어 왔고, 치료방법에 대한 이행도를 높이기 위해 행동전략이 권장되었다. 하지만 최근 당뇨병 자가관리를 더 적절하게 이해하고 확장시키기 위해 선행연구보다 다른 새로운 모형이 필요하다. 이에 따라 당뇨병 관리와 환자 교육의 이행도(또는 순응도) 접근법의 대안으로 환자역량 강화법이 제시되었다. 본 임상연구의 목적은 환자역량 강화 프로그램의 실현 가능성을 확인하기 위함이다. 이 프로그램은 Feste(1991)가 설계하였으며 단순한 정보제공에 집중하지 않고 당뇨병 환자가 목표설정, 문제해결, 스트레스 관리, 대처, 사회적 지지와 동기부여에 대한 기술과 자기인식을 높이도록 돕는다.

〈비평〉 문제에 대한 진술이 명확하게 제시되어 있고 환자의 당뇨병 관리를 증진시키기 위한 노력이 포함되어 있다. 특히 이것은 현재의 의료비용 절감이라는 중요한 이슈와 연관된다. 이 문제는 연구가 가능하며 연구설계와 방법론의 방향을 제공한다. 목표진술은 연구가 달성하고자 것을 명확하게 제시하고 있다.

문헌고찰

제2형 당뇨병은 가장 흔한 당뇨병의 종류이며, 미국의 당뇨병 환자의 90%를 차지하고 있으나 많은 환자가 진단받지 않은 상태로 지내고 있다. 미국에서 제2형 당뇨병의 유병률은 백인(비 히스패닉계 백인)에게서 가장 낮으며 아프리카계 미국인, 히스패닉계 미국인과 북미 원주민에서는 증가하고 있다. 인종별 유병률과 무관하게 제2형 당뇨병은 제1형 당뇨병 환자에게 제공되는 것과 같은 포괄적인 치료가 필요한 심각한 질병이다. Diabetes Control and Complications Trial(DCCT) Research Group(1993)은 당뇨병의 조기발견, 치료와 철저한 자가관리 및 양질의 교육은 당뇨병의 발병률과 진행을 현저히 감소시킬 수 있다고 보고했다. 당뇨병 조절과 합병증에 대한 연구(DCCT)의 결과는 팀의 개념을 재평가하고 팀원의 역할을 재정의하도록 이끌었다. 당뇨병의 부담이 환자와 가족의 생활만족도에 부정적인 영향을 끼칠 수 있으며, 제2형 당뇨병 환자는 자신의 질병관리에 대한 개인적 책임이 있다. 환자역량 강화 모형은 당뇨병 관리와 환자 교육에 대한 지식 모형 접근법의 대안으로 제시되어 왔다(Anderson, Funnell, Barr, Dedrick, & Davis, 1991; Funnell, Anderson, Arnold, Barr, Donnelly, Johnson, Taylor-Moon, & White, 1992). 지식 모형을 통한 접근법은 불이행, 행동 수정, 혈당조절을 교육하는 반면, 역량 강화 모형은 자기인식, 개인적 책임, 정보에 근거한 선택 및 삶의 질에 관한 것이다(Feste, 1992). 역량 강화의 개념은 대처, 사회적 지지, 개인적 효능감과 자존감과 같은 개념과 연관되어 있다. Rubin과 Peyrot(1992)은 심리사회적 교육을 당뇨병 치료 및 교육의 일상적이고 중요한 구성요소로 통합하는 새로운 돌봄모형을 탐색해야 한다고 주장했다.

〈비평〉 문헌고찰이 당뇨병 교육의 이행도(또는 순응도)와 당뇨병 관리의 역량 강화 접근법에 집중되어 있다. 연구자가 주목한 바와 같이 건강과 삶의 질 증진을 위해 당뇨병의 유병률과 합병증의 심각성에 대한 고찰에 집중할 필요가 있다. 그러나 새로운 접근법을 설명하기 전에 제2형 당뇨병 환자에게 DCCT의 결과를 적용할 수 있음을 지지하는 참고문헌이 제시되어야 한다. 지난 20년간 이용된 이행도(또는 순응도) 접근법의 효과는 명확히 서술되지 않았다. 만약 이 접근법이 종속변수에 영향을 나타냈다면, 이를 역량 강화 접근법과 비교하여 역량 강화 접근법이 '일반적 치료'에 추가적 효과가 있는지를 규명하는 것이 타당할 수 있다. 또한 연구자는 개별 환자에게 맞추어진 다른 당뇨병 관리 접근법에 대한 연구는 검토하지 않았다. 그러나 본 문헌고찰에 일차 자료가 사용되었으며, 참고문헌이 잘 갖추어졌고 본 연구의 내용 전개에 잘 통합되어 있다.

가설

자가관리, 자기효능감과 역량 강화에 초점을 둔 당뇨병 교육은 :

- 긍정적 태도와 자기효능감을 증가시킬 것이다. : 당뇨병 태도 척도(diabetes attitude scale), 자기효능감, 당뇨병 관리 프로필(Diabetes Care Profile, DCP) 도구로 측정한다.
- 부정적 태도를 감소시킬 것이다. : DCP 도구로 측정한다.
- 혈당조절이 개선될 것이다. : 당화혈색소(HbA1c)를 측정한다.

〈비평〉 연구자는 변수측정 방법에 대한 적절한 조작적 정의를 통해 연구가설을 명확하게 확인하였다.

연구방법: 연구설계

이 연구는 실험설계이다. 환자는 중재군이나 대조군에 무작위로 배정될 것이다. 중재는 매주 2시간씩 6회의 집단중재로 계획될 것이다. 각 회기는 중재의 일관성을 도모하기 위해 당뇨교육 간호사와 영양사가 진행할 것이다. 6주가 종료된 후, 모든 연구대상자(중재군 및 대조군)는 두 번째 설문지를 작성할 것이다. 두 번째 설문지는 중재군에게 시행한 프로그램에 대한 효과를 확인하기 위함이다. 대조군도 6주간의 프로그램을 완료할 것이다. 12주가 종료된 후, 모든 연구대상자는 세 번째 설문지를 작성하고 혈액검사를 추가로 받을 것이다. 이 자료는 대조군의 사후평가와 중재군의 6주차 후속평가를 위해 실시한다. 대조군은 6주 후 후속검사를 위해 다시 설문지를 작성하고 혈액검사를 받을 것이다.

〈비평〉 이 연구의 강점은 실험설계이다. 연구설계는 실험군이 중재를 먼저 실시하고 6주 후 대조군이 연구를 시작하였음을 서술하였고, 이후 이들은 역량강화 프로그램을 받게 된다. 그러나 이 설계는 주요 결과변수의 12주 사전－사후 분석을 위한 대조군의 오염방지에 대한 기준을 제공하지 않고 있다. 이는 대조군에게 역량 강화 프로그램을 제공하지 않은 것은 연구설계상의 결함이다. 프로토콜이 작성된 대로 진행된다면, 실험군은 사전측정과 사후측정 사이에 12주 동안의 지연시간을 갖게 될 것이며, 대조군의 경우 18주가 될 것이다. 이 기간은 동일해야 한다.

연구방법: 연구대상자(표본)

연구대상자의 선정기준은 다음과 같다. 당뇨병 클리닉에서 제2형 당뇨병을 진단받은 모든 연구대상자는 연구 참여를 요청받을 것이다. 제2형 당뇨병은 제1형 당뇨병과 달라서 주로 고령 연구대상자에서 발생하며 인슐린 치료를 필요로 할 수도 있고 필요로 하지 않을 수도 있다. 연구대상자는 주로 식이조절, 운동, 경구용 혈당강하제를 통해 조절하고 일부 연구대상자만이 병용요법(인슐린 및 경구용 혈당강하제)을 받을 것이다. 선정기준에는 영어 또는 스페인어를 사용하는 성인, 당뇨병 진단 후 최소 1년 경과, 당뇨병 관련 주요 합병증 없음이 포함될 것이다. 시력장애, 말기 신장질환이나 하지 절단과 같은 심각한 질병상태 또는 주요 합병증이 있는 경우는 제외 기준에 속한다.

〈비평〉 연구대상자의 선정기준과 제외기준이 제시되어 있다. 그러나 연구표본이 적절히 정의되지 않았다. 예를 들면, 연령, 성별이나 교육 수준에 대한 정보가 나타나 있지 않고 이들을 어떻게 통제하는지도 제시되어 있지 않다. 마찬가지로, 연구대상자가 당뇨병 진단을 받고 최소 1년이 지났어야 하지만 첫 진단 후 유병기간에 대한 기준은 정해지지 않았다. 이 변수는 어떻게 처리되어야 할까? 영어와 스페인어를 사용하는 환자가 모집될 것이나, 중재군의 대표가 스페인어를 사용해야 한다는 사항은 연구에 나타나 있지 않았다. 스페인어 사용군을 별도로 구성해야 할지에 대해서도 명확하지 않다. 연구자는 표적집단이 전체 당뇨병 인구를 엄밀히 대표하는지에 대해서도 명시하지 않았다. 모든 연구대상자는 당뇨병 클리닉에 의뢰되어 진료를 받은 것인가? 그렇지 않다면, 의뢰된 연구대상자와 의뢰되지 않은 연구대상자는 어떻게 다를까?

연구방법: 자료수집 절차

기관에 소속된 당뇨병 전문 간호사가 당뇨병 클리닉에 다니는 환자 중 적합한 연구대상자를 선별하는 것을 도울 것이다. 모든 환자는 연구책임자로부터 연구 참여를 요청하는 초대장을 받을 것이다. 관심 있는 환자는 역량 강화 프로그램과 검사 종류에 대해 설명하는 오리엔테이션 참석을 요청받을 것이다. 참여에 동의한 모든 환자는 연구 서면동의서를 작성하고, 설문지를 작성하며, 당화혈색소(HbA1c) 검사를 위해 채혈을 받을 것이다. 환자는 중재군 또는 대조군에 무작위로 배정될 것이다.

〈비평〉 연구자는 역량 강화 프로그램에 대해 설명하는 오리엔테이션에 연구대상자를 초대할 것을 제안하고 있다. 모든 연구대상자가 참여하는 오리엔테이션의 목적은 명확하지 않다(동기부여를 위한 것인가?). 이런 모임이 나중에 대조군에 무작위 배정될 연구대상자에게 미치는 영향에 대해 의구심을 가지는 사람도 있다. 만약 오리엔테이션 모임이 대조군에 긍정적 또는 동기부여 효과를 미친다면 중재의 효과를 알아내기 더 어려워질 것이다.

연구방법: 연구도구

당뇨병 태도 척도(diabetes attitude scale, DAS). 당뇨병 환자의 태도는 DAS의 하위척도 및 당뇨병 관리 프로필(diabetes care profile, DCP)의 하위척도로 측정될 것이다. DAS의 하위척도는 (1) 환자의 순응도에 관한 태도, (2) 삶에 질에 대한 당뇨병의 영향 (3) 환자 자율성에 관한 인식을 측정한다. 2개의 DCP 하위척도는 당뇨병을 앓는 삶에 대한 (1) 전반적인 긍정적 태도와 (2) 전반적인 부정적 태도를 측정한다. DAS와 DCP 모두 여러 하부영역으로 구성된 자기기입식 설문지다. 환자는 각 설명을 읽고 가장 가까운 의견을 나타내는 말이나 단어 옆에 체크 표시를 기입하게 된다. 문항은 '전적으로 동의'에 5점, '동의'에 4점, '중립'에 3점, '반대'에 2점, '전적으로 반대'에 1점을 배정하여 채점된다. 각 하위척도의 내적 일관성은 Cronbach's alpha 상관계수로 측정되었으며 범위는 .69 ~ .86이다(Anderson, Donnelly & Dedrick, 1990). 환자 역량 강화 프로그램의 특정 내용에 초점이 맞춰진 효능감 측정도구가 개발되어 있다. 자기효능감 하위척도는 연구대상자의 당뇨병을 앓는 삶과 관련된 만족도를 지각하는 능력, 개인적으로 의미 있는 목표를 확인하고 달성하는 능력, 당뇨병을 앓는 삶의 감정적 측면에 대응하는 능력, 스트레스 관리 능력, 적절한 사회적 지지를 획득하는 능력, 자기 동기부여 능력, 그리고 당뇨병을 앓는 삶에 관련된 행동 변화에 대한 비용 편익 결정을 내리는 능력에 대한 인식을 측정한다. 당화 혈색소는 당뇨병 조절을 위한 생리적 지표로 지난 3개월 간의 평균 혈당을 확인하기 위한 일반적인 검사방법이다. 혈당조절이 양호한 연구대상자는 8.0% 이하의 HbA1c 값을 가질 것이다.

〈비평〉 결과 측정이 잘 서술되었으며 연구가설과 적절히 연관되어 있다. 하지만 하위척도의 타당도에 관한 정보가 없다. 도구로써의 활용이 적합한지에 대한 설명 없이 DAS와 DCP의 일부 하위척도만을 사용하고 있다. 이 하위척도를 왜 선택했는가? 점수는 무엇을 의미하는가? 자기효능감 측정도구에 관해서도 마찬가지로 심리사회적 측정속성에 대한 설명이 부족했다. 또한 혈당 조절 측정에 대해서도 누가 채혈을 담당하는지, 누가 자료를 분석하는지, 비용은 누가 지불하는지와 같은 부분이 더 논의되어야 한다.

연구방법: 자료분석

표본은 기술통계를 사용하여 서술될 것이다. 인구사회학적 변수는 빈도와 중심 경향값과 산포도가 측정될 것이다. 가설 1과 2는 t-검정으로 분석될 것이다. t-검정은 프로그램의 사전-사후(6주) 태도와 자기효능감의 평균점수 간의 차이가 있는지를 알아내기 위해 사용될 것이다.

〈비평〉 분석계획은 적절하지만 세부사항이 더 명확해야 할 필요가 있다. 비록 서술되지 않았으나, t-검정은 두 집단 사이의 전후 변화의 평균을 비교하기 위한 것으로 추정된다. 또한 자기효능감 하위척도를 DAS와 DCP의 하위척도와 모두 합쳐 분석한다는 뜻인지, 아니면 각 하위척도를 따로 분석한다는 뜻인지, 이러한 부분을 명확히 할 필요가 있다.

결과 및 결론

연구대상자의 인구학적 특성이 제시되었고 대다수의 연구대상자은 고령자, 남성, 과체중이었다. 세 가지 가설이 모두가 지지되었다. 중재군의 자기효능감의 하부영역(목표설정, 스트레스 관리, 지지 획득, 결정능력)의 점수는 대조군과 비교해 볼 때 현저히 높았다. 마찬가지로, 중재군의 대상자가 대조군에 비해 당뇨병에 대한 긍정적 태도가 더 높았으며, 당화혈색소 수준이 향상되었다. 연구결과는 Anderson(1995)의 연구와 일치했다.

〈비평〉 결과가 명확히 서술되었으며 제시된 자료에 의해 입증되었다. 그러나 연구자는 연구의 제한점을 논의하지 않았다.

〈종합적 강점〉 만성 질환을 가진 환자의 절반가량만이 치료요법을 따르므로, 당뇨병 교육에 대한 새로운 접근이 반드시 연구되어야 한다. 환자 역량 강화는 당뇨병 자가관리에 관련된 접근 중 하나이다. 인용된 문헌은 역량 강화와 당뇨병 교육에 관련된 주요 선행논문을 포함하고 있다.

〈종합적 약점〉 전반적인 세부내용의 부족으로 인해 본 연구가 새롭고 유용한 자료로 활용될지에 대한 가능성을 평가하기 어렵다. 제안된 역량 강화 프로그램이 당뇨병 환자를 대상으로 설계된 다른 교육 프로그램들과 어떻게 다른지, 본 프로그램이 연구대상자의 변화를 어떻게 '강화'하는지도 충분히 설명되지 않았다.

질적연구를 위한 비평

다음 내용은 질적연구 보고서의 각 부분에 대한 연구비평의 예시이다.

목적

당뇨병의 진단은 연구대상자의 일상과 생활양식에 중대한 영향을 미치는 치료요법을 함께 고려해야 한다. 본 근거이론 연구는 인슐린 의존성 당뇨병을 갖고 함께 살아가는 경험을 조사하기 위함이다.

〈비평〉 근거이론에 기초한 질적연구 목적이 명확하게 설명되었다.

확인된 연구문제

연구에 앞서, 본 연구자는 당뇨병 교육 프로그램, 연구대상자의 당뇨병에 대한 지식의 필요성과 긍정적 건강 결과를 위한 당뇨병 관리의 중요성을 고려하고 있다. 그러나 연구대상자에게 '이행도'라는 단어는 친숙하지 못하고, 당뇨병 연구대상자와 교육자 사이의 이행도/순응도 관계에 대해서는 명확하지 않다. 문헌고찰을 통해 현재의 당뇨병 교육 프로그램을 대표하는 이행도/순응도 교육체계가 당뇨병과 함께 살아가는 경험을 정확히 묘사하거나 설명하지 못한다는 것을 확신했다. 당뇨병 교육과 사회학습 중재에 대한 폭넓은 선행연구에도 불구하고, 그동안 치료이행도와 혈당조절은 달성되지 못하였다. 결과적으로, 의료종사자가 아닌 연구대상자의 관점이라는 새로운 시점에서 당뇨병에 관해 살펴보아야 할 근거가 존재한다.

〈비평〉 근거이론에서, 연구문제는 그것을 해결하기 위한 과정만큼이나 많이 발견된다. 연구자는 "인슐린 의존성 당뇨병(제1형 당뇨병)과 함께 살아가는 경험은 어떤 것인가?"라는 질문에서 보여 준 것과 같이, 구체적인 문제를 염두에 두지 않고 관심분야에 접근하였다.

연구대상자

연구대상자는 내분비내과 전문의에 의해 제1형 당뇨병 환자 중 혈당조절이 잘 되고 있는 성인 환자만을 모집하였다. 여성 2명과 남성 2명이 연구 참여에 동의하였다.

〈비평〉 표본추출 절차와 연구대상자에 대한 상세정보가 부족하다. 근거이론에서는 표본의 크기가 사전에 계산되지 않으므로 각 범주가 포화될 때까지 이론적 표집이 계속된다.

연구방법

연구방법론으로 근거이론이 선택되었다. 각 연구대상자와 여러 차례의 회의가 이루어졌다. 첫 회의의 목적은 친밀감 형성, 연구 설명, 질문기회 제공 및 서면 동의를 취득하기 위함이었다. 다음 회기에서는 개방형 질문을 이용한 인터뷰가 이루어졌으며, 이 인터뷰는 녹음된 후 말한 그대로 기록되었다. 마지막 인터뷰에서는 당뇨병에 관한 개인적인 기록과 3~5일 간의 일기를 작성하도록 했다.

〈비평〉 질적 연구방법이 명확히 제시되었다. 근거이론에 관련된 가정에 관한 정보가 추가된다면 독자에게 도움이 될 수 있겠다.

자료수집 절차

연구대상자의 당뇨병에 대한 포괄적인 경험은 인터뷰와 두 종류의 서면평가지를 이용하여 삼각법(triangulation)으로 수집하였다. 참여자들은 당뇨병에 대한 개인적인 경험과 당뇨병에 관련된 생각을 3~5페이지 분량의 일기로 작성했다. 각 연구대상자와 여러 차례의 회의를 가졌는데, 두 번은 공식적인 인터뷰였으며 여러 번의 비공식적인 회의를 통해서 자료를 수집하였다.

〈비평〉 자료수집 과정에 대한 더 상세한 논의가 필요하다. 종합적으로 연구 전체의 자료수집에는 얼마가 걸렸는지, 개인 인터뷰의 소요시간은 얼마였는지, 매회 녹음하였는지 등에 대한 구체적인 서술이 필요하다.

자료분석: 정리/분류/요약하기

당뇨병 진행과정을 확인하기 위해 인터뷰, 일기와 같은 당뇨병에 대한 개인의 기록이 검토되고 코딩되었다. 관련 있는 것으로 확인된 코딩자료는 범주로 분류되었다. 코딩과정 동안 인터뷰, 당뇨병 경험에 대한 서면자료와 일기에서 수집된 자료는 그 유사점과 차이점을 확인하기 위해 비교되었다. 자료 수집과 분석이 진행됨에 따라 범주는 '당뇨병 환자 되기'의 보편적인 범주로 좁혀져 갔다.

〈비평〉 연구자는 인터뷰 후의 자료코딩에 대해 설명하고 있다. 처음에는 얼마나 많은 수의 범주가 확인되었는지 주제 확인을 위한 자료요약 과정이 자세히 기술되어 있지 않았다. '당뇨병 환자 되기'의 근거이론이 언급되었지만 범주에 대한 문헌고찰이 없다. 근거이론 연구에서 문헌고찰이 문제 확인보다 앞서 이루어지지 않는다. 근거이론가는 각 분야에서 자료를 수집하고 이론을 형성하는 것으로부터 시작하여 이론의 근거와 발달이 충분해짐에 따라 해당 분야의 문헌을 조사하고 연구를 통해 전개되는 이론과 연결한다.

과학적 통합성(scientific Integrity): 신빙성(credibility)/전이가능성(transferability)/의존성(dependability)/확증성(confirmability)

〈비평〉 연구자는 과학적 통합성이 본 연구에서 어떻게 검토되었는지에 대해 전혀 언급하지 않았다. 자료의 삼각법(triangulation), 연구대상자 관찰, 연구대상자와의 지속적인 상호작용은 질적연구에서 자료의 가치를 높이는 중요한 요소이다. 연구자는 세 가지 자료의 삼각검정에 대해 설명하며 본인이 문제를 이해하기 위해 어떻게 연구대상자와 관계를 갖게 되었는지에 대해 짧게 설명하는 데 그쳤다. 표본에 대한 더 상세한 서술이 있었다면 결과의 신뢰성과 전이 가능성(외적 타당성)을 판단하기 더 쉬웠을 것이다.

연구결과

연구를 통해, 공감의 새로운 견해, 당뇨병 교육에 초점 두기, 대상자-교육자 관계라는 주제가 드러났다. 연구대상자는 그들을 공감하고 이해하려는 교육자의 능력에 대해 각기 다른 견해를 갖고 있었다. 연구대상자인 Laura는 당뇨교육 간호사는 당뇨를 가지고 있지 않은 사람이라는 의견을 표했다. 연구과정 중, 본 연구자는 공감이 그저 실존하는 것이 아니라 알아가는 것이라는 새로운 이해에 도달했다. 공감은 집단이 아닌 개인을 알아가는 과정인 것이며, 이는 당뇨병이 공통적 경험으로 여겨질 수 없기 때문이다. 다시 말하면 한 사람의 당뇨병에 대한 인식이 다른 당뇨병 환자의 경험으로부터 추측되거나 일반화될 수 없는 것이다.

당뇨병 연구대상자 교육의 초기에 교육자는 당뇨병과 함께 살아감에 있어 '정상'이라는 개념을 강조한다. 그러나 '정상'에 초점을 맞추는 것은 질환으로의 통합과정 또는 변화과정을 지연시킬 뿐 아니라 결과적으로 대상자에게 죄책감을 느끼게 할 수도 있다. 당뇨병 교육자는 그들의 업무를 객관적으로 살펴보고, 대상자의 경험을 통해 정보를 얻고, 자신의 행동을 비평해야 한다. 과학의 일반적 범위 내에서, 당뇨병과 함께 산다는 것을 무어라고 정확하게 정의할 수 없었다. Laura는 이 점을 "교과서대로 살 수 없다"라고 간결하게 요약했다. Laura, Matthew, Mike과 Sandra는 내 연구가정이 부정확했음을 깨닫게 해 주었다.

〈비평〉 결과를 얻는 과정이 명확하고 근거이론 접근이 적절했다. 연구자는 불필요한 편향을 최소화하기 위해 연구문제에 대한 본인의 지식과 가설을 함께 기술하고 있다.

결과에 대한 논의

근거이론에 의한 연구의 결과는 당뇨병과 함께 살아가는 경험, 당뇨병 교육의 초점화, 연구대상자-교육자 관계에 관한 이해를 제공한다. 본 연구는 당뇨병 교육자들은 이전의 전통적인 당뇨병 교육 실무에서 벗어날 것을 추천한다. 연구 초기에 연구자는 본인과 당뇨병 교육 간호사와 참여자 사이의 당뇨병에 대한 시각차이를 인식했다. 연구자의 메모에서 '나는 연구대상자의 당뇨를 보는 시각과 당뇨병 교육자인 나의 시각차이에 놀랐다. 나는 항상 당뇨병 치료요법 – 식이조절, 운동, 인슐린과 스트레스 감소 – 를 중점으로 보고, 이것들이 당뇨병 환자의 생활양식에 어떻게든 수용되어야만 한다고 여겨 왔다. 나는 이것들에 대해 집착을 가지고 접근해야 한다는 느낌이 들었다. Matthew는 이를 실천은 하고 있었지만, 얽매이지 않았다. 연구대상자인 Matthew의 초점은 그의 신체에 맞춰져 그 필요와 요구에 관심을 갖는 반면 우리 당뇨병 교육자는 '치료요법'에만 집중하고 있었다.

〈비평〉 연구결과에 대한 논의는 근거이론 접근과 일치했다. 본문은 연구자가 자료를 코딩하고 분석하던 중 본인의 생각을 기록한 점에서 메모하기의 적절한 활용법을 보여 주고 있다.

핵심요약

1. 연구비평은 연구보고서의 강점과 약점을 비판적으로 평가하는 것이다.
2. 연구비평은 명확하고, 간결하며, 잘 정리되고, 문법에 맞게 작성해야 한다.
3. 연구검토는 연구의 가장 중요한 부분의 서술을 제공한다.

학습활동

1. 양적, 질적 연구보고서를 선택하여 비평해 본다.
   a. 논문의 제목을 검토한다.
   b. 연구문제와 목적을 비평한다.
   c. 개념적 모형/이론적 기틀과 문헌고찰을 비평한다.
   d. 연구 질문/가설을 평가한다.
   e. 연구방법론(예: 연구설계, 연구대상자, 연구환경, 자료수집 절차 및 도구, 자료분석)의 요소를 비판적으로 평가한다.
   f. 결과를 비평한다.
   g. 연구 논의와 결론을 평가한다.

REFERENCES

1. Polit, DF, and Beck, CT: Nursing Research: Generating and Assessing Evidence for Nursing Practice, ed 9. Lippincott Williams & Wilkins, Philadelphia, 2012.
2. Burns, N, and Groves, SK: The Practice of Nursing Research: Conduct, Critique, and Utilization, ed 4. WB Saunders, Philadelphia, 2001, pp 663 – 681.
3. Wilson, HS: Introduction to Research in Nursing, ed 2. Addison – Wesley Nursing, Philadelphia, 1993.
4. Duffy, ME: A research appraisal checklist for evaluating nursing research reports. In Waltz, CF, and Jenkins, LS (eds). Measurement of Nursing Outcomes, vol 1: Measuring Nursing Performance in Practice, Education, and Research, ed 2. Springer Publishing Company, New York, 2001, pp 313 – 323.
5. Hernandez, CA: The experience of living with insulin – dependent diabetes: Lessons for the diabetes educator. Diabetes Educ 21:33, 1995.

INDEX

ㄱ

INDEX

ㅂ

INDEX

ㅅ

INDEX

INDEX